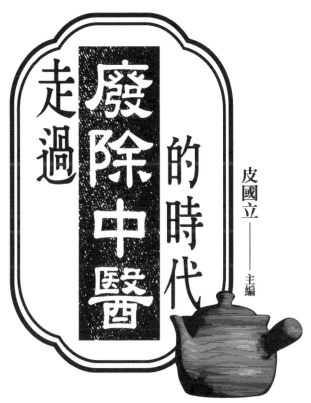

走過廢除中醫的時代

廢除中醫的時代

皮國立——主編

—— 近代傳統醫學知識的變與常 ——

Change and Unchange:
Through the Era of Traditional Chinese Medicine Abolition

民國論叢｜總序

呂芳上
民國歷史文化學社社長

1902 年，梁啟超「新史學」的提出，揭開了中國現代史學發展的序幕。

以近現代史研究而言，迄今百多年來學界關注幾個問題：首先，近代史能否列入史學主流研究的範疇？後朝人修前朝史固無疑義，但當代人修當代史，便成爭議。不過，近半世紀以來，「近代史」已被學界公認是史學研究的一個分支，民國史研究自然包含其中。與此相關的是官修史學的適當性，排除意識形態之爭，《清史稿》出版爭議、「新清史工程」的進行，不免引發諸多討論，但無論官修、私修均有助於歷史的呈現，只要不偏不倚。史家陳寅恪在《金明館叢書二編》的〈順宗實錄與續玄怪錄〉中說，私家撰者易誣妄，官修之書多諱飾，「考史事之本末者，苟能於官書及私著等量齊觀，詳辨而慎取之，則庶幾得其真相，而無誣諱之失矣」。可見官、私修史均有互稽作用。

　　其次，西方史學理論的引入，大大影響近代歷史的
書寫與詮釋。德國蘭克史學較早影響中國學者，後來政
治學、社會學、經濟學等社會科學應用於歷史學，於
1950 年後，海峽兩岸尤為顯著。臺灣受美國影響，現
代化理論大行其道；中國大陸則奉馬列主義唯物史觀為
圭臬。直到 1980 年代意識形態退燒之後，接著而來的
西方思潮——新文化史、全球史研究，風靡兩岸，近代
史也不能例外。這些流行研究當然有助於新議題的開
發，如何以中國或以臺灣為主體的近代史研究，則成
為學者當今苦心思考的議題。

　　1912 年，民國建立之後，走過 1920 年代中西、新
舊、革命與反革命之爭，1930 年代經濟大蕭條、1940
年代戰爭歲月，1950 年代大變局之後冷戰，繼之以白
色恐怖、黨國體制、爭民權運動諸歷程，到了1980 年
代之後，走到物資豐饒、科技進步而心靈空虛的時代。
百多年來的民國歷史發展，實接續十九世紀末葉以來求
變、求新、挫折、突破與創新的過程，涉及傳統與現
代、境內與域外方方面面的交涉、混融，有斷裂、有移
植，也有更多的延續，在「變局」中，你中有我，我
中有你，為史家提供極多可資商榷的議題。1949 年，
獲得諾貝爾文學獎美國作家福克納（William Faulkner）
說：「過去並未死亡，甚至沒有過去。」（The past is
never dead. It's not even past.）更具體的說，今天海峽兩
岸的現況、流行文化，甚至政治核心議題，仍有諸多
「民國元素」，歷史學家對民國歷史的回眸、凝視、觀
察、細究、具機鋒的看法，均會增加人們對現狀的理

解、認識和判斷力。這正是民國史家重大任務、大有可
為之處。

　　民國史與我們最是親近，有人仍生活在民國中，也
有人追逐著「民國熱」。無庸諱言，民國歷史有資料閎
富、角度多元、思潮新穎之利，但也有官方資料不願公
開、人物忌諱多、品評史事不易之弊。但，訓練有素
的史家，一定懂得歷史的詮釋、剪裁與呈現，要力求公
允；一定知道歷史的傳承有如父母子女，父母給子女生
命，子女要回饋的是生命的意義。

　　1950 年代後帶著法統來到臺灣的民國，的確有過
一段受戰爭威脅、政治「失去左眼的歲月」，也有一段
絕地求生、奮力圖強，使經濟成為亞洲四小龍之一的醒
目時日。如今雙目俱全、體質還算健康、前行道路不無
崎嶇的環境下，史學界對超越地域、黨派成見又客觀的
民國史研究，實寄予樂觀和厚望。

　　基於此，「民國歷史文化學社」將積極支持、鼓勵
民國史有創意的研究和論作。對於研究成果，我們開闢
論著系列叢書，我們秉持這樣的出版原則：對民國史不
是多餘的書、不是可有可無的書，而是擲地有聲的新
書、好書。

推薦序

林昭庚　中央研究院院士
中國醫藥大學中醫學院講座教授
財團法人中國醫藥研究發展基金會董事長

　　很高興看到皮教授主編的這本《走過「廢除中醫」的時代：近代傳統醫學知識的變與常》出版，也很欣慰我是頭幾位讀到這本書的讀者。我認識皮教授，是因為我們正在一起合編專書和期刊，我想，他這些年在中國醫療史領域的耕耘，研究成果豐碩，出版了不少好書，質量兼具，實為有目共睹。我是一位臨床中醫師，過去在中西醫學的領域耕耘，曾被譽為「針刺安全深度之父」、「中西醫結合之父」。不只如此，在臨床醫學外，我也很重視醫學史、中醫典籍的研究和推展，曾編寫過《針灸醫學史》、《中國醫學通史》、《台灣中醫發展史》和《中西醫病名對照大辭典》等著作，深感傳統醫學文獻研究與傳承的重要性。那些存在於醫學史中的醫者行誼、技術創造和各種醫者可能會面臨到的社會文化挑戰，要如何因應？乃至產生各種多元的思考和解決之道，都可以從醫學史中汲取智慧，尋求解答。

　　這本書的價值正是在於，其研究主軸圍繞著曾經對

中醫藥界產生重大影響的「廢除中醫案」的歷史和其他相關的各種醫學科技史，可以說該案本身就是一個跨領域的重大研究，牽涉歷史、政治、社會乃至文獻學。過去的醫史撰述只論到事件發生之梗概，卻沒有對各種現象和專門領域進行深入鑽研，皮教授的這本書可以說補充了學界這方面的空白，不僅對現今醫者有所啟發，更重要的是，若當初該案被「通過」，現在的中醫自然也將消失殆盡，可想而知其嚴重性，是現代中醫藥從業者不能遺忘的歷史事件。我也要對民國歷史文化學社願意出版這本書表達謝意，讓這段醫學史研究不會被湮滅埋沒，出版選題可謂慧眼獨具，甚感欽佩。

　　回首過往、思慮現在，更覺歷史借鑒意義之深遠，在心中迴盪不已。很謝謝皮教授編纂的這本專書，讓我感到自己的研究和努力，放在大歷史的架構中是有意義的。去年（2022），我當選第三十三屆中央研究院院士，是第一位本土的中醫學博士，更是第一位拿到院士榮銜的本土科學家，所以讀到這本書我更令我感到莫名的興奮與雀躍，若無當年中醫界的團結，集體努力用各種管道發出抗議，就不可能會有今日「中醫院士」的誕生。我的研究成果，不但要得到理工、生醫等組別的院士支持，當然也要得到人文及社會科學組院士的支持，我才能順利當選院士，大概自己努力於科學和醫學史研究之間，有得到雙方的認可，這真的要感恩很多人，也希望各方跨領域的專家們，能持續給予中醫學和中醫史關注，一如我對這本書的讚譽和期待那樣，希望醫學史能更為科學家所重視。

　　以上短短數語，為皮教授的新書祝賀，也表達我誠
摯的推薦之意。

中央研究院院士
中國醫藥大學中醫學院講座教授
財團法人中國醫藥研究發展基金會董事長

林昭庚

序於中國醫藥大學中醫學院

2023 年 2 月 24 日

推薦序

陳麒方　台灣中醫臨床醫學會（第十屆）理事長
台北／豐原天心中醫醫院主治醫師

知古觀今，了解中醫

本人很榮幸成為皮教授主編《走過「廢除中醫」的時代：近代傳統醫學知識的變與常》學術專書的前幾位讀者。在嚴重特殊傳染性肺炎（COVID-19）爆發後，許多民眾注意到了傳統醫學的存在，也關注起這個產業的源流演變。

東亞漢字文化圈的醫藥衛生體系，在上個世紀初之前，一直是以所謂的中醫藥為主。1929 年 2 月 23 日，時任行政院院長譚延闓（1880-1930）與衛生部次長劉瑞恆（1890-1961）、醫家伍連德（1879-1960）等十七人在南京召開第一屆中央衛生委員會，會中通過「廢止中醫與中藥」四項法案，包含廢止舊醫以掃除醫事衛生障礙案、統一醫士登錄辦法、制定中醫登記年限、擬請規定限制中醫生及中藥材辦法。此即近代史著名「廢止中醫案」。2 月 26 日上海《新聞報》首先刊登「廢止中醫」，上海中醫師群體致電南京政府衛生部，表示堅決反對，並在 2 月 27 日《新聞報》上發表文章反對此案。3 月 2 日，余雲岫（1879-1954）又出版《中央衛生委員會特刊》，正式公布「廢止中醫」政策。

　　此案一出，立刻引發社會輿論譁然，全國各地中醫藥團體及報社、商會等紛紛致電中央表達強烈反對意見。3月17日，來自全國十五省共一三一個中醫團體代表二六二人，在上海總商會大廳召開全國醫藥團體代表大會，經過三天會議，最後成功敦促政府撤案，暫緩廢止中醫，嗣後行政院訂立每年3月17日為國醫節，紀念這個重要的日子。同時期，臺灣總督府施行漢醫漸減策略，同步控管漢藥商之成長，逐步減少民間持有漢藥業執照之數目（但並未減少漢藥從業員數額），傳統漢醫藥之生存同樣面臨嚴峻考驗。至1930年2月，臺灣仕紳提案〈擬提出漢方醫術繼續試驗法制定請願書案〉被否決後，傳統醫藥重心遂移往漢藥店地下化發展。1932年7月24日，《臺灣日日新報》記載大稻埕乾元藥行寄贈平安散一千包，協治廈門大疫；1935（昭和10年）臺灣始政四十年博覽會，血清疫苗被大量應用；1937（昭和12年）臺南許水出版用臺語漢文書寫的《壹佰良方自療法》，提及不少疫病治療之法；1945年，臺北帝國大學熱帶醫學研究所（前身為1921年成立之中央研究所衛生部）由國立臺灣大學醫學院接管，設立熱帶衛生學、熱帶病學、化學、國藥（漢藥）學、營養學、細菌血清（疫苗）學共六科。可見中醫藥一直都是日治時期於西醫公衛手段之外，協助臺人療病保健最重要的功臣，但其維護臺人健康之功，過去同樣乏人關注。

　　一轉眼之間，到上個世紀末，思索海峽兩岸的中醫藥發展，在現代國家的定位中，中醫藥竟然都已進入

《憲法》中，受到保障。臺灣於 1992 年 5 月 28 日於第二次憲法增修條文時，有「國家應推行全民健康保險，並促進現代和傳統醫藥之研究發展」內容，現為中華民國憲法增修條文第十條第五項。中國大陸的中醫入憲，則是在 1982 年 12 月 4 日第五屆全國人民代表大會制定之憲法第廿一條規定「發展現代醫藥和我國傳統醫藥」。由此可見，中醫藥現在在華人世界的發展態勢，實在要好過上個世紀初太多了。

撫今追昔，莫忘百年來中醫藥發展之艱困處境。皮教授主編的這本專書，出脫於 2019 年國醫節九十週年的歷史學術研討會，從發表者精采的報告中，審核選編共十一篇專文與一篇附論。身為皮教授的學友，於公於私皆受到他大力幫助，非常欽佩他筆耕不輟、執行力十足，編寫各種書文在史界、醫界，都有相當大的影響力。麒方謹此推薦由皮國立博士主編《走過「廢除中醫」的時代：近代傳統醫學知識的變與常》寶書，無論是有心研究的醫家、史家，抑或各族群民眾，均能毫無負擔地閱讀與吸收，通透古今、了解中醫發展史的關鍵時刻。值該書付梓前夕，欣喜之餘，爰鄭重推介給您。

台灣中醫臨床醫學會（第十屆）理事長
台北／豐原天心中醫醫院主治醫師

陳麒方

2023 年國醫節前夕
序於中醫臨床研究室

推薦學者（按姓氏筆畫順序）

王文基　國立陽明交通大學科技與社會研究所特聘教授
　　　　兼人文與社會科學院院長

林文源　國立清華大學通識教育中心教授
　　　　清華學院「人文社會AI應用與發展研究中心」
　　　　主任

林昭庚　中央研究院院士
　　　　中國醫藥大學中醫學院講座教授
　　　　財團法人中國醫藥研究發展基金會董事長

孫茂峰　中國醫藥大學董事
　　　　中國醫藥大學中醫學院教授

高尚德　中國醫藥大學教授
　　　　中國醫藥大學附設醫院中醫副院長

黃怡超　衛生福利部中醫藥司司長

黃澤宏　長庚體系中醫醫療發展召集人
　　　　林口長庚紀念醫院中醫部部主任

郭文華　國立陽明交通大學科技與社會研究所特聘教授
　　　　兼圖書館副館長

陳光偉　馬偕紀念醫院中醫部主任

陳潮宗　台北市中醫師公會名譽理事長

陳麒方　社團法人台灣中醫臨床醫學會理事長

張永賢　德國漢堡大學醫學博士
　　　　中國醫藥大學榮譽教授

張哲嘉　中央研究院近代史研究所副研究員

張恒鴻　中國醫藥大學特聘教授兼中西醫結合研究所
　　　　所長
張閎運　財團法人張仲景文教基金會執行長
雷祥麟　中央研究院近代史研究所研究員兼所長
顏宏融　中國醫藥大學中醫學院院長
　　　　中國醫藥大學附設醫院中西醫結合科主任
羅綸謙　中國醫藥大學教授兼中醫學系主任
　　　　台灣中醫診斷學會理事長

目錄

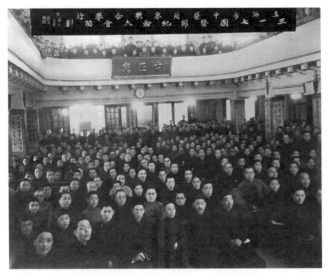

三一七國醫節紀念大會，編者提供。

導言

皮國立

國立中央大學歷史研究所副教授兼所長

　　1928 年，南京國民政府衛生部正式成立，大力推動衛生的現代性，意欲以現代西方醫學取代傳統中醫中藥。根據該部組織法，掌握話語權的西醫師，設立「中央衛生委員會」，以作為衛生決策的議決機關。第一屆委員會於 1929 年 2 月 23 日在南京召開，會議上以「中醫妨礙全國醫事衛生」為由，提出四項針對廢除中醫之提案，統稱為「廢除中醫案」，其目的在於採取漸進手段來限制中醫，最終達到完全消滅中醫之目標。雖然這次的提案並沒有通過，但由於該案攸關傳統中醫藥之存續，故不論是在開業經濟方面，或於技術傳承之意義，抑或是對於傳統醫藥文化的保存方面，都引發輿論界極大的震動。而自該案被提出之後，與後續的整個歷史發展，乃至中西醫界之迴響，都相當值得再細緻探究。試想，倘若該案成立，則「沒有中醫的醫療史」和「中醫仍存在的醫療史」兩者之間，意義絕對是大不相同的；今日之醫史探究，不完全是探究「陳跡」與「故事」，而具有那麼一些現實發展的意義，也當與此案高度相關，值得現在研究醫療史和以廣義中醫藥、民俗療法為業的從業人員，以及關心這個問題的讀者，加以重視。

　　2019 年，恰逢「廢除中醫案」九十週年，就在邁向一世紀之前，中醫的發展仍有許多值得努力之處。回顧中醫近現代史的發展，篳路藍縷、步步艱辛，從在醫界的「失語」，在民間逐漸流失其知識，反觀至今，中醫藥站上國際舞臺，這段由低谷爬起的歷程，實為近代中國文化與技術之發展少數能與西方文化抗衡的獨特例子。而目前在中國醫療史的研究中，經典醫書仍是主要被研究的對象，但還有大量的、隱藏或流失在民間的技術與知識，例如抄本醫書、民俗醫藥方、骨傷科、民俗療法、推拿等等技術的歷史，長期被研究者忽略，它們的知識生產及其與社會發生的各種關係，作為補充中國醫療史目前之研究，別有另一種價值和意義。可以說醫書文獻仍是研究醫史與中醫思想史的核心，中國歷史上曾出現大量的醫學文獻，是一個非常特殊的現象。即使本書以民國時期為主，但醫者所談論的文獻卻常常是跨越時代的，這也是筆者認為研究醫療史必須有跨領域和跨時代的視野，才能夠將中國醫療史解釋清楚。為此，我們舉辦了相關的會議，並徵詢這方面較有深刻見解的學者，一同來思考廢除中醫思潮和那個時代中西醫論爭的歷史意義，逐步構思議題，遂有這本書的誕生。以下將本書分成三大部分，來和讀者們進行簡要的介紹。

一、大時代中的醫者和文獻

　　魯萍的〈從國民革命到醫界革命：北伐前後中國醫界的「革命」訴求〉一文，可先提供讀者一個大的歷史背景介紹，當時醫學的改革，也不可避免地涉入民國以

來的「革命」語境。作者從北伐前後的「革命」概念來分析中西醫在當時的言論與改革理想，1926 至 1927 年的中國，正是國民革命時期，在持續的革命熱情下，醫界人士也興奮起來，欲乘此風氣來整頓醫學。中醫界有「中醫革命團」，西醫也有「醫界革命」之倡。然雖同為「革命」，具體內涵及意旨卻大相徑庭甚至截然相反。中醫革命不過是在延續清季開始的改良之路，欲借激烈的革命鬥志求得「重生」；西醫卻是要革中醫的「命」，在後者看來，採用立基於西方科學基礎上的現代醫學，才是適者生存之表現。這樣歧異乃至對立的「革命」觀，正好反映著傳統的轉化以及與現代的碰撞。雖然「革命」的內涵如此不同，甚至截然相反，但有一點卻是共同的，即以民族意識之激昂來思考醫學的革命道路。他們在「革命」的話語下，將醫學發展與民族、國家的命運緊密相連，均倡言革命是為了爭取萬國之林中的中國地位，是為了民族的未來。

張孫彪的〈裘吉生的藏書、出版以及其在民國中醫史的位置〉，則介紹民國時期浙籍名醫裘吉生（1873-1947）在行醫治病、組織醫社、創辦醫刊之餘，熱衷於醫書典籍的閱讀與收藏。他四處尋書購書，廣事交遊，與同時期曹炳章、何廉臣等藏書家來往互動密切，逐漸形成其醫書搜藏與品評鑑定文獻之交際圈。在藏書宏富基礎上，他營建「讀有用書樓」，做為貯書之所，重視藏書整理和利用。他抱持流通傳播之志，開民國中醫藏書家捐書之風氣，堪稱民國中醫藏書家之典範。作為學者型藏書家，裘吉生後半生孜孜以古書出版為己任，自

己成立出版公司並開設書局，先後主持出版《珍本醫書集成》、《三三醫書》、《皇漢醫學叢書續編》等套書，憑藉獨具特色的出版行銷策略，刊印的醫書質優價廉，銷售傳播甚廣，可幫助讀者認識與思考中醫古籍收藏整理出版與近代中醫學術轉型的面向。

王珂的〈必也正名乎——呂思勉《醫籍知津》與謝觀《中國醫學源流論》關係辨證〉，指出《中國醫學源流論》是一部學界公認的醫史經典之作，過去人們都認為該書作者是現代著名中醫學者謝觀。近年公布出版了一批史學大師呂思勉的著作及相關新史料，其中有一部題名《醫籍知津》的書稿，從總體結構與文字內容來看，均與前者大同小異。通過縝密的校勘和考辨，可以發現《中國醫學源流論》實際是謝氏依據《醫籍知津》增訂而成。基於尊重歷史事實的原則，作者認為有必要將《中國醫學源流論》的作者署名修正為：「呂思勉撰，謝觀增訂」。需要回答的問題是：呂思勉是否具備撰寫《知津》的能力？醫籍史在史學園地中一直是比較特殊的門類，絕非人人可以輕易置喙，呂思勉在《自述》中說：「予於中國醫書源流派別，略有所知。」這實在只是老輩的自謙之辭。誠如胡道靜先生所言：「先生讀過的古典醫籍之多，鑽研之深，是罕有倫比的。」1920 至 1922 年，呂思勉應邀遠赴瀋陽高等師範學校任教，在此期間，曾以「中國醫學的變遷」為題，做過特別演講，足可窺見其精湛醫史造詣之一面。故以客觀條件論，呂思勉完全具有撰寫一部中國醫籍史的雄厚實力。本文分析了呂思勉何以不署名的可能，並且對兩書

的內容進行了文獻學的深刻對照與評析。

皮國立的〈民國時期《黃帝內經》的出版、閱讀與學術轉型〉，從長時段的發展來思索中醫文獻的歷史意義。溯自明清以降，《內經》已成了醫者習醫的必讀醫書，其重要性不言可喻。但到了民國時期，中醫學面臨重大的轉型期，一方面反對中醫人士質疑由《內經》建立起來的中醫理論，時時予以抨擊；另一方面，中醫界也面臨統整學說、編製教材的壓力，必須正視他們愈來愈無法解讀且艱澀的中醫學經典文獻。該文圍繞《內經》一書的閱讀與出版現象，著重梳理當時中醫學者對閱讀與學習《內經》的經驗與感受，他們怎麼看待這個在外人眼中已經過時的經典？如何透過出版醫書、用新的科學化觀點來解讀經典？而最終用西方醫學分科的方式，重新來整理《內經》。當然，作者還梳理反中醫人士對《內經》的看法，以及新時代中醫的回應，來作為言論之對照，彰顯了當時整個中西醫界對該醫書看法的眾生喧嘩之群像。

二、中醫存廢與醫界論戰的再思考

此部分也收錄了四篇文章。

劉士永的〈「廢醫存藥」：1930年代「廢中醫」爭執下的妥協與進步〉一文，以俯瞰的視角，首先論述中、日兩國醫界對傳統醫藥看法之差異。對於該如何調適傳統醫學的功能與角色，日本比中國更早一步透過生藥學的引進跨出了第一步，讓日本傳統藥物成為現代化學與藥理學研究的對象，融入現代科學醫學的論域內。

而反觀中國，正當中醫界對「廢醫論」或「廢醫存藥」的做法大加撻伐的同時，卻沒有發現後者其實是一個折衷且創新的產物。劉士永的研究指出，1929 年除了廢醫案之外，國民政府頒佈了由劉瑞恒負責編纂的《中華藥典》初版，由於劉瑞恒對中醫與本草的排斥，使得這部《中華藥典》的參考基礎是 1926 年之《美國藥典》，而並非余巖、汪企張、趙燏黃等人所熟知的《日本藥局方》；其實，原本情況可能是更糟的。可以說，從這個角度而言，後來「廢醫存藥」概念的推衍與實踐，其實是一種更大程度的退讓，如此既滿足了西方科學研究的標準，也緩和了最初「廢中醫」的震撼。而仿效日本成功的經驗，促使中國傳統醫學脫去迷信（醫理）的牽絆，使有價值的物質（中藥材）能進入到現代醫學的場域中。

王尊旺的〈民國時期東南亞中醫界對廢醫案的回應與建構〉，則是指出對東南亞華人來說，中國雖遠在萬里之外，但在近代東南亞政治文化氛圍的影響下，廢醫案不再是單純的中國國內事件；當中醫成為全球華人社會共同的醫療資源時，廢醫案及其爭議便上升為全球性議題，獲致全球史的意義。東南亞中醫藥界對於中國內地的廢醫案幾乎是一致且同步的，他們對廢醫案中將中醫排除在教育系統之外，是反應最劇烈的部分。這個基礎在於，當時東南亞中醫藥團體成立時，都會和國內的中央國醫館密切聯繫，而且具有成立海外分館的強烈需求；並且，東南亞的中醫藥期刊，皆對中國中醫的報導有所掌握。在東南亞社會，管理者並不會刻意打壓中

醫，基本上是放任的、沒有壓力，何來抗議廢除中醫之
憂？東南亞中醫藥團體的反應，可以視為是一種對華人
與傳統文化的焦慮，而且擔心華人學習西醫者會來瓜分
傳統中醫的資源與市場，其背後蘊含著希望通過對中醫
學校制度和國醫分館的建立，來影響政府，將中醫納入
管理規範。亦即，中國的廢醫案帶來東南亞當地中醫獲
得國家認可的契機。他們所爭取的，不是在東南亞各國
自由行醫的權利，而是將中醫納入體制內來管理。可
惜，民國時期東南亞各國的殖民統治狀態，最終仍決定
了中醫界的期望和努力只能是徒勞無功的。

張田生的〈俞樾廢止中醫的形象是如何建構的〉一
文，說明了將俞樾的「廢醫論」視為民國廢止中醫運
動的源頭，是一種臆想。因為從清代醫療文化的歷史
場景來看，當時社會存在著諸多對醫家的負面認知——
例如「庸醫遍天下」、「行醫殺人」等批評聲音，俞樾
的「廢醫論」是其中之一，與後來西醫傳入後，受到科
學化影響之後的民國醫界，其於文化脈絡和語境上都有
著相當顯著的差異。只不過，這樣的認知被後人加以挪
用，作者因此推斷俞樾廢止中醫的想法是對歷史的一種
誤讀。民國時期以來中醫學者對俞樾廢止中醫形象的建
構，除了與他們缺乏史學訓練的知識背景有關，還有與
他們遭受廢止中醫運動創傷的群體心理和因果論史觀
有著密切的關係，作者希望透過史學的方法來澄清這些
舊說。

陳光華、皮國立、游智勝所寫的〈從中醫臨床探討
民國時期廢除中醫的論戰史——兼論合理評價中醫的淺

見〉，以中醫臨床醫學的角度，探討中醫臨床內涵（用藥為主）。作者分析魯迅、余巖二位「反中醫」重要人物的論述。該文認為，魯迅「反中醫」出於反對「迷信、傳統禮教」的意念、私人因素，但缺乏深入論證；而余巖「反中醫」則出於「追求真理」的信念，並能深入探討醫學問題。不過二人對中醫評論都不客觀且有失真的問題，文中提出了獨特的見解。此外，作者還考證胡適看待中醫的觀點，說明胡適明知中醫療效，卻不願意公開承認，顯示在當時的社會風氣，知識分子很難為中醫辯護。本文最後以臨床中醫的關懷，提出合理評價中醫的淺見，是本書較為偏重臨床醫者關懷的一篇作品。

三、中國醫學的藥品與技術

　　此部分包含了三篇文章和最後一篇附論。

　　吳國聖的〈俄藏黑水城西夏文寫本 Инв. No. 6476《溯繼虦虦双蓗》熱病治療方法中女科藥方一則之再解讀〉，指出了西夏文文獻之中，保存了大量古代漢地醫學之醫方。部分來自現今尚存的古代漢文典籍，其餘則多為已佚藥方之西夏譯本，或西夏人自行編纂的醫籍，富含珍貴的醫史資訊，是非漢文文獻中難得的中醫醫學寶藏。作者以俄藏黑水城西夏文寫本 Инв. No. 6476（熱病治療方法）中一則女科藥方為例，對照前人既有研究，再次加以解讀。從西夏文文字辨識與語法分析的歷史語言文獻學（philology）出發，根據相關文獻並參考以及其他西夏文藥方，重新釐正藥味、劑量，

討論藥材的處理與炮製方法等方面的重要記載。作者從西夏原文的記載，成功找出漢文醫籍相互對應的解讀方案，例如具有水蛭和大黃的方劑，即可以對照並確認其與中原醫學的關係十分密切，大幅提升對這些難解藥方之記載，對於理解古代藥方、語言學有所助益。吳國聖指出，對於實際療效的研究，必先建構在「正確的解讀」古代文獻上，可印證史學的解讀對於中醫文獻學之深化，是具有正面意義的。

曾宣靜醫師發表的〈熱者寒之？——從冰敷法之使用看近代中、西醫療觀念之歧異〉一文，緣起於作者在梳理近代中、西醫療糾紛的過程中，觀察到「冰敷法」這個看似簡單的治療方式，卻因為醫者與病患接受的醫學文化脈絡不同，而造成中、西醫者及病患三者間極大的矛盾。其實，冰敷法是中醫理論中早已存有的治療方法，但使用時機不多，且有其他方式可以取代，故隨著時間逐漸消逝。直至近代西醫傳入後，西醫闡發此法之種種好處，認為可以運用於各種炎症的治療，並於報刊中不斷推廣此法，於是這在中醫眼中轉而成為「用之不當即容易致危」之冰敷法，在中國民眾間不斷被提出檢討，使得冰敷法招致民眾多方質疑，甚至因此興起醫療訟案。從冰敷法的例子可看出，西醫看待此治療技術時，常傾向譴責中醫落後之存在，而較少反省自身醫學理論的缺陷，造成其行動的方針在於強勢地想藉由行政力量，根除中國本地傳統中國醫學之觀念與醫療習慣，來解決民眾與醫界間之紛亂；如此反而造成中、西醫壁壘分明，無法相互溝通、了解與互相學習之弊端。作者

身為臨床醫師，提出中、西醫若在當時能平心靜氣相互
研究、討論，了解彼此對特定技術之歷史脈絡與看法，
協助引導民眾正確的醫療觀念，或許可以讓民眾減少診
察、治療時的疑懼，也能降低中西醫對於彼此的成見。

　　張亮亮的〈從「奔馬草」到「丹參滴丸」──丹參
應用史考探〉一文，從現今「丹參」普遍被認為「活血
化瘀」之治療面向提出疑問，提出了梳理古代藥物療效
的建議。她先反溯至漢唐時期的丹參應用，其實並不如
後世所認為的那樣簡單。在漢唐時，該藥並沒有活血化
瘀的功能，主要是治療腰腳軟、腳弱、痺症、瘡癬、胎
前養胎、破癥除瘕和少量的皮膚病（治宋代以後又增
多）；此外，早期本草類著作均強調了丹參針對「心
腹」的作用。明清時期的丹參在應用上開始轉型，而且
能治療的疾病也跟隨轉型。作者提出解釋，早期治療瘡
癬，是因為優先關注所處時代對生命威脅最大的疾病。
誠如鄭金生所言，很多藥物的走紅，並非都是醫療實踐
檢驗的積累，而是有其深刻的社會背景。每個時代的特
定藥物，可能都存在與我們現今認知上有所差異的另一
些功效。宋金元以前一些已失傳的應用，值得重視，其
經驗對於實際應用而言，雖然時代已改變，但長期積累
的積累下來的經驗並非無用武之地。如丹參可療瘡癬這
一最古老的應用，雖然隨著抗生素的普及，傳統的瘡癬
發病率和致死率已減少，但周圍血管疾病、慢性難癒性
潰瘍、糖尿病性足病、各種手術後竇道、瘻管的發病率
卻有增無減。對於這些疾病，早期中醫學積累了相當豐
富的經驗，都值得去重新審視，加以利用。丹參實際上

只是中醫學發展過程中一個平凡而普通的例子，實際上大量的中藥流傳至今都存在與丹參類似的經驗失傳、功效被單一化的問題。要解決這一問題，需要臨床和和史學工作者的通力合作，過進行審慎的文獻回顧和考查，發掘歷史傳播過程中那些失傳的功效，繼承前人經驗，客觀審視可能存在的，或可以被應用、提升療效之藥物，來突破中藥藥理學的局限，為中藥的合理與發展應用尋找新的突破，這也是研究醫史文獻的重要意義。

　　附論收錄的則為李健祥（中國醫藥大學中醫學系兼任副教授）的〈臺灣手抄本醫書內容初探〉。作者分析臺灣手抄本醫書之大略情況，其起源大約在清朝中晚期，現存的臺灣手抄本醫書估計當在數百種以上，其中還有不少文獻藏於私人之手，未經整理，非常可惜。有些手抄本醫書內容雖互相傳抄，難免雷同，但仍然保存了上萬種以上的方劑、藥物、傷科甚至祝由的民間醫療史料。這些資料對於研究醫療史、社會史、文化史，以及植物學史的領域，都有極大的參考價值。不僅如此，手抄本醫書中所出現的諸如骨傷科手法，民間草藥的應用，在實際臨床使用上，也同樣具有很高的參考價值。因此，對於臺灣手抄本醫書的研究和解讀，亟需努力進行、投入人力來加以整理。作者認為，應可包含以下兩個部分：其一，繼續努力蒐集更多的手抄本醫書，需要有計畫與步驟的來加以徵集。其二，集合不同領域的學者專家，甚至民間人士，對於手抄本醫書的內容，做更多全面且詳細的解讀。

*　　　*　　　*

　　本書出版，要感謝民國歷史文化學社的支持，包括社長、編審委員與編輯等人辛苦的審查與整稿。從蒐集文章、辦理會議到審查出版，過程非常不易，有一些文章因為已於國內刊印，抑或是主題與本書主旨不符、完成度不高等因素，經審查後未予收入，也顯見這本專書的專業與原創性是相當具有水準的，遠非一般論文集全部都是蒐集已發表論文，再重覆出版一次可比。總之，在這個過程中只有感謝，拖延之罪當由主編一肩承擔。最後，本書還須感謝以下單位的支持，包括中央研究院人文社會科學研究中心亞太區域專題中心衛生與東亞社會研究計畫，協助於前期辦理會議和解讀文獻的單位，還有科技部補助舉辦國際學術研討會、科技部補助「傳統醫學在東亞的開展與分疏」學術研究群、中央研究院歷史語言研究所「生命醫療史研究室」、臺灣中醫醫史文獻學會、中原大學通識教育中心等單位，皆在各方面支持了本書的誕生。衛生福利部中醫藥司司長黃怡超與國家中醫藥研究所所長蘇奕彰也都在相關會議中致詞，寄予高度期望，可見這個議題不但是歷史議題，也對當下的中醫發展，具有非常重要的啟發。值此回顧九十、邁向一世紀的關鍵時刻，更期待歷史學界之醫療史研究可以持續，在臺灣整體冷門的科技史研究領域中，留下一盞微光；醫學界的專業人士也能發掘歷史與文獻對於實際教學與研究上、培育學生臨床思路上，皆有真實的

貢獻，這就是本書編者與作者撰文最大的收穫，僅以數千綴語，獻給本書的讀者，是為序。

皮國立

2022 年 12 月 20 日

序於國立中央大學歷史研究所

第一部　大時代中的醫者和文獻

從國民革命到醫界革命：北伐前後中國醫界的「革命」訴求 *

魯　萍

蘇州大學歷史學系講師

1926-1927 年的中國，正是國民革命時期，南方政府的北伐出人意料的獲得了勝利，革命氣氛一時高漲。在持續的革命熱情下，醫界人士也興奮起來，欲乘此東風整頓醫學。這幾乎是中西醫者的共同心聲，雙方均開始倡導醫學的「革命」。然細觀之下，兩者的「革命」指向卻截然不同，甚至對立，可以說是「一個革命，各自表述」，不過是借「革命」的話語權表達自身的訴求和理想。矛盾的立場下，中西雙方的思考實際仍有趨同處，其倡「革命」均是因外力而起，是在現代醫學對照下發展中國醫學的應對。主張雖不同，希望中國醫學能夠成為「現代醫學」的理想卻是一致的。如此「革命」觀下，醫界革命含義豐富，其走向也愈加複雜。

近代中西醫學之爭並非一個新題，廢止中醫案[1] 也

---

* 本文曾於 2018 年 4 月 20 日在華中師範大學歷史文化學院及 2018 年 12 月 6-7 日臺北「流失在民間的中國醫療史暨廢除中醫案 90 周年」研討會上宣讀，與會諸君及華中師範大學周月峰、清華大學李欣然提出諸多寶貴意見，謹在此一併致謝。

1　這方面的研究很多，礙於篇幅，僅列出趙洪鈞，《近代中西醫論爭史》（合肥：安徽科學技術出版社，1989）；郝先中，〈近代中醫廢存之爭研究〉（上海：華東師範大學博士論文，2005）；何小蓮，《西醫東漸與文化調適》（上海：上海古籍出版社，2006）；Sean Hsiang-Lin Lei, "When Chinese Medicine Encountered

頗受人關注，然這一中西紛爭仍有不少可以探究的面
相。如中西醫雙方為何大約同時開始提倡意態激烈但內
容不一的「革命」，是革命話語的影響，還是各自形勢
發展所致？中醫如何從提倡改良革新過渡到「革命」？
西醫一方又為何必行破壞之「革命」？中西雙方的醫者
都是如何思考與行動的？其中都有哪些縱橫捭闔之處？
或許都值得一探。本文即擬考察北伐前後的醫界「革
命」，關注醫者思考，初步探索在向現代社會的轉化過
程中，中國醫界乃至醫者所受的激蕩與調適。

一、由國民革命而倡中醫「革命」

　　1925 年底，北京政府教育部以「不合教育原理」
駁回了中醫請求加入學校系統的提案。[2] 雖然中醫人士
一再呼籲重議，然或因國內政治情形不堪，或因世風慕
西，此案終是束之高閣，未能再議。抗議無果，中醫界
多少有些意氣消沉。

　　1926、1927 年，國內革命形勢高漲，中醫界似也
受到感染。稍後南京國民政府成立，時人頗有煥然一新
之感。上海中醫程迪仁即有「重見天日」之感。他說：

The State:1910-1949 ", The dissertation of Doctor, Chicago : University
of Chicago,1999. 張鳴，〈舊醫，還是中醫──七十年前的廢止中
醫風波〉，《讀書》，第 6 期（2002），頁 136-142。左玉河，〈學
理討論，還是生存抗爭── 1929 年中醫存廢之爭評析〉，《南京
大學學報》（哲學‧人文科學‧社會科學），第 5 期（2004），頁
77-90。

2　魯萍，〈1925 年中醫爭取加入學系的努力〉，李謀、吳傑偉編，
《亞洲區域合作與文化傳承》（北京：中國社科文獻出版社、中
國世紀出版集團有限公司，2011）。

在北政府「偏重外醫」的政策影響之下，「國醫」為被
壓迫之人群久矣；今者國民政府成立，壓迫吾「國醫發
展」之障礙終掃除，故吾人「除以滿腔熱誠向我犧牲生
命而奮植青天白日旗之革命軍表示感謝外」，應「速即
組設強有力之同志團體」規劃並進行改革。[3] 中醫楊志
一也指出這正是「國醫發展之時機」，「青天白日飄揚
之下，正人民方慶來蘇之時，亦我國醫界自求發展之日
也」。他說，革命目的，「在求中國之自由平等」，而
當時的中醫卻正受著「不自由之痛苦」，教育部學校系
統「只有西醫」，摒「中醫于學序之外」，且軍閥「任
意剝奪醫權，實行斂錢主義」。因此正應借革命所倡導
的「自由平等之機」努力奮進，既然「革命予我以自由
平等之機，苟不自求發展，是直自殺。」[4]

　　許半龍也借國民革命所倡之「自由平等」立說。他
指出中醫近年倍受排擠，在醫校教學、醫院設施、社會
宣傳、政法規定等方面，無一不受外來醫藥侵略，以致
利權外溢。如今國民革命既是「求中國之自由平等、
解放全國同胞之苦痛」，是「為多數被壓迫民眾而革
命」，自然也應為中醫謀平等地位。中醫本體或有暇

3　程迪仁，〈改革國醫之我見〉，《醫界春秋》，第11期（1927），
　　頁2。按，他並提出了具體的發展建議，如允許國醫加入教育系
　　統、獎勵國醫國藥發展之專條等等。

4　楊志一，〈國醫發展之時機至矣〉，《醫界春秋》，第11期（1927），
　　頁1。按，楊志一也提出了具體方案，如對內「統一團體之急宜
　　組織也，學校課本之急宜編輯也，醫生考試之急宜實行也；對外
　　則要求國民政府允將中醫加入醫科也，社會各公共機關之中西醫
　　並重也」，凡此種種，「皆刻不容緩之要圖，而國醫同志所當共
　　同負此責任，以求達到目的者也」。

疵，但並非「學術之咎」，若「廢學不講，何以固革命之基礎？」因此他一方面呼籲中醫界同志「以革命化、集體化、科學化、建設化，求達中國固有醫學之獨立，解救同胞之疾苦」；另方面則冀政府接收民眾要求，「明定中醫教育法規及保障之條例，並得與外來醫術同一待遇」。[5]可以看到，許半龍倡中醫謀發展不僅是因其倍受國內勢力壓迫，更有「外來醫藥侵略」致中國「利權外溢」這一隱憂。由此，中醫的發展便不僅僅是醫學本身的問題，還可能與民族國家的前途息息相關。

　　徐紹熙也有類似認知，指出「醫學進步與否」所關甚大，醫學事業「一方面固能促成革命之發生及成功，一方面亦能使革命之失敗及完全消滅。」因此，他便希望醫界能盡其責任改革，以自身的成功輔助革命工作。[6]這大概是中醫將自身和國民革命聯繫的最緊密的時候，一方面固是國民革命追求的「自由平等」確給他們帶來了希望，另一方面也頗有點敦促新政府的意味，他們希望新成立的國民政府能夠平等對待中西醫學，予中醫以發展之機。在他們看來，中醫革命與國民革命的目標本無二致，二者皆有對內對外兩方面訴求，中醫界求平等地位正需「反帝反封建」。

　　由是，在國民革命的東風之下，中醫界頗欲有所作為，各種要求一時紛紛，正如醫界春秋社的觀察，「國

5　許半龍，〈國民革命與中醫〉，《衛生報》，第 11 期（1928），頁 85。
6　徐紹熙，〈革命中之醫界（續）〉，《醫界春秋》，第 18 期（1927），頁 3。

醫界前之噤若寒蟬者，至此敢作合理之要求矣」。[7] 醫者也多以國民革命為後盾，特別強調「革命」的精神。中醫「革命」也漸成一流行的話語。江廣智就直接提出中醫革命，並解釋道：「革命者，劃除一切惡現狀，而使人人得享幸福者也。……我中醫革命為何？無他，亦即劃除一切惡現狀而使其有生生之氣焉」。在他看來，今之中醫已頗有革命思想，然宛如辛亥革命，「軍閥封建之思想未除，徒有共和之名，而無共和之實」。今「醫校雖已開辦，病院亦已建設，而內中之設備，尚有不脫陳腐保守之政策者，徒襲革新之虛名，而無革新之實際。」這遠未達到具有「生生之氣」的階段，故其引中山先生「革命尚未成功，同志仍須努力」一語道「今國民革命，一而再，再而三矣，吾中醫革命為何如耶？」激勵中醫界繼續努力，以達革命之實。[8] 吳虎指出中醫革命亦如是，他說「我們中醫的地位，同革命黨的地位，可以說完全一樣」，如今中醫雖「清醒了」、「覺悟了」，「整整中醫、改革中醫」的聲浪也可「微微底聽見」，可算是「進步的時期」；可是「還有許多惡勢力未曾打倒，不良份子未曾劃除」，因此也同國民革命一樣，需要繼續奮鬥。[9]

　　1927 年 6 月，在「革命」思想的激盪下，堪稱「中

7　〈本社呈國民政府文〉，《醫界春秋》，第 11 期（1927），頁 15。
8　江廣智，〈中醫為何須亟亟革命〉，《醫界春秋》，第 11 期（1927），頁 4-5。
9　吳虎，〈中醫的新標語〉，《醫界春秋》，第 12 期（1927），頁 17。

醫界之喉舌」的醫界春秋社擬成立「中醫革命團」，以完成「中醫在學術上之革命工作」。[10] 該社認為，在當時的大環境下，若要改進中醫，「非實行革命不可」，故召集「慨然以革命為己任者」加入「中醫革命團」，並在「中醫革命團大綱」中，提出了具體的革命步驟，如「本團先決問題，首須加入黨部，請其允許增設中醫一部，共同努力革命工作，將來關於中醫事業，得歸中醫部辦理，庶幾權不旁落，中醫教育亦收事半功倍之效。」在獲得辦事權後，便致力於改善中醫學校、中醫公共機關、整理中醫學說等。同時，「中醫革命團」組織宣傳部，對「中醫革命之必要，作強有力之宣傳」，最後則「組織請願團，要求政府明定中醫教育法規，加入中醫于學系中」。具體到學說之整理，該社認為「中醫學說，汗牛充棟，精粗渾合，以致雖有特長精深之處，終不免為新學所詬病」，故不得不「革命」。且若「欲保存其精之學說，非汰其粗不可；欲發明其精之學說，非採西說不可，此為整理中醫學說，必經之手續也」。[11]

可以看到，醫界春秋社所倡導的「中醫革命」不僅有組織機構、辦事權上的訴求，更具體到中醫理論部分。值得注意的是，在學說革命部分，並不固守舊說，而強調「採西說」。在排斥外醫勢力的同時主張借鑒西

---

10 〈醫界春秋社歡迎新職員就職紀〉，《醫界春秋》，第 13 期（1927），頁 17。

11 〈本社組織中醫革命團大綱〉，《醫界春秋》，第 13 期（1927），頁 17。

說，或正是時代賦予「革命」的新意。

二、走向行動的中醫「革命」

稍後，醫界春秋社即身體力行，向國民政府呈文，為國醫請願。此番請願從發展國醫學術、實現民生主義、國家人民安全三方面立言，希望國民政府能夠給予國醫應有的關注與扶植。這基本仍是老調，不過此次重彈卻是拉上了「革命」、「總理」的大旗。呈文並表明趁國民政府東遷南京之際為國醫請願，正是以為新政權將超越北洋政府，故對之寄予厚望。[12]

同時，中醫界也再度提出加入學校系統，這正是「中醫革命團」的目標之一。顧實曾指出中醫之所以渴求加入學系，實在是「政府而多方壓迫中醫，使之遏滅不能存在」，故「我中醫不得不更進一步而確執先總理之民權主義以與政府爭持」，否則「中醫學校者，學至於為中醫而止，自由營業，南面王不以易也，是固無學可升，豈有嵌入學校系統之必要哉？」[13]《醫界春秋》特約撰述員余擇明至上海開會時也曾提到此事，指出「假使西醫最初不壓迫中醫，那末，中醫也決不會有反動力，無故欺人的」。[14]

1927 年 12 月，徐相任修改舊稿，撰文闡釋國醫學

12　〈本社呈國民政府文〉，《醫界春秋》，第 11 期（1927），頁 15-16。

13　惕生顧實，〈顧序一〉，《醫界春秋》，第 25 期（1928），序言頁。

14　〈本社歡迎特約撰述員余擇明君記〉，《醫界春秋》，第 20 期（1928），頁 21。

的價值，向政府請願要求大學院學校系統加入國醫一
科。[15] 據說王一仁也以《中國醫藥問題》就正以胡適，
並冀轉商蔡元培，以「謀舊醫加入學校系統」。[16] 一位
自稱隴西布衣者也指出「方今政府維新，與民更始，正
吾儕建議之時，而創設之候也」。中西醫互相攻擊，禦
人以口給，「終不若起而為根本之圖」，此根本之圖即
「呈請當局，增列中醫學校于學校系統之內」，「苟賢
明之當局，能邀允准，則政府維持，根本穩固，無或虞
歐風美雨之摧折矣」。[17] 1928 年 2 月，蔣文芳在神州
醫藥總會開會時提出「請求大學院將中醫學校加入學系
之議案」。會議由此議決此事由上海各醫團合作進行，
並推徐相任、謝利恒、蔣文芳為請願代表。[18] 5 月，神
州醫藥總會正式向大學院院長蔡元培請願，從歷史成
績、學術價值、國計民生、預防將來的危險等幾方面闡
釋了中醫存在的必要，並希望蔡發交全國教育會議討
論，以將中醫一科列入學制統系。[19]

　　然而，這一次加入學校系統的請願仍是失敗了。並
且，正是在這一次全國教育會議上，西醫汪企張提出了

---

15 徐相任，〈請願中國大學院學校系統加入國醫書〉（1927 年 12 月），
　徐相任，《在醫言醫》（上海：漢文正楷印書局，1933），頁 59。

16 胡定安，〈舊醫謀加入學校系統之近聞〉（1928 年 1 月），《中
　西醫藥》，第 3 卷第 6 期（1937），頁 384。

17 隴西布衣，〈上海七個中醫學校的教程及興亡〉，《醫界春秋》，
　第 20 期（1928），頁 1。

18 蔣文芳，〈記中醫校列入學系之失敗及其善後〉，《醫界春秋》，
　第 24 期（1928），頁 18。

19 神州醫藥總會，〈呈國民政府大學院蔡院長文〉（1928 年 5 月），
　《中西醫藥》，第 6 期（1937），頁 391-392。

「取締舊醫學校之議案」，並被納入議程。[20]雖然此案最終被保留未被通過，但中醫界的壓力卻始終都在。余擇明稍後悲歎道：「我們國醫界的地步，現在何等的危險！政府裡不准國醫加入學校系統，西醫界要銷滅國醫。……全國的中醫界，大多數還是睡夢中。當在這存亡危急之時，只有上海這地方，還有有數的幾個團體，來與西醫爭這最後的勝利。」[21]

《醫界春秋》外埠特約撰述員李壽芝由此反思，指出一次次加入學校系統的失敗，固有西醫方面的壓迫，卻實在也與中醫自身的「退化與墮落」相關，「這個可憐的絕境——中醫的末日——都是自己造成的」，便是如今「十萬火急的生死關頭」，各省各縣各醫會的空氣，卻還是「沉寂的在那裡做名利的夢」，哪裡「有什麼團結力，有什麼後盾？」然其仍要「支持殘局」，故大聲呼籲「這時候任何醫會的那一個，都不能再抱灰色態度」，定要「猛醒」，「在新暴力壓迫之下來竭力掙扎」，否則，「不抵抗亦不表示，帶病延年拖下去，終久有斷氣的一日，也還是自殺政策」。[22]套用那時的時髦語來說，就是要用「革命」的精神打破困局。

張贊臣也認為中醫受「帝國主義者的壓迫、西醫的

---

20 據蔣文芳的講述，此次失敗，主要因為同仁意見的不合。蔣文芳，〈記中醫校列入學系之失敗及其善後〉，《醫界春秋》，第 24 期（1928），頁 18。

21 江蘇阜寧擇明醫院余不平，〈雙十節中的孤軍〉，《醫界春秋》，第 28 期（1928），頁 8。

22 李壽芝，〈新暴力壓迫下之中醫〉，《醫界春秋》，第 24 期（1928），頁 3-4。

排擠」，被「擯棄於教系之外」是「自取其咎」，是一般腐化、惡化的分子「以偽亂真、人自為師、故步自封、喜作空談」致形象不佳而致。故其主張先要「剷除腐化、惡化的份子」，然後把「國醫的固有之學說洗刷一番，去其糟粕，取其精華」，不要讓「惟恐中國不亡的西醫來打倒消滅」，不要讓那「帝國主義式的西醫，來侵奪我們神聖的醫權」。針對現狀，他並提出一「根本的辦法」，即「把外來的長處補助我們的不足」，立足中醫本身進行改進。[23]

　　可以看到，在中醫的「革命」行動中，革除被壓迫之命正是題中之意。且這壓迫本有多重，國內西醫、外來醫藥以至「帝國主義者」均可謂「革命」的對象。[24] 這本也是國民革命的時代主題。然在屢屢受挫的情況下，中醫又當如何革命？李、張二人之言無疑提示出中醫革命的雙重性，即中醫若要革除被西醫、外來醫藥、帝國主義壓迫之命，必得進行自身的改革與完善。正如國民革命有國家建設的一面，中醫革命也有自我建設的需求。換言之，中醫們呼籲的「革命」落實到行動層面，便不可避免走向自我革命之路。唯有自我革命，才能革除被壓迫之命。

　　張贊臣並指出了中醫自我革命的根本辦法，即前述「把外來的長處補助我們的不足」，這也正是此前「中

---

23 張贊臣，〈本刊與雙十節〉，《醫界春秋》，第28期（1928），頁3。
24 按，前述張贊臣言即分別出「帝國主義者」和「西醫」這兩重勢力。「西醫」也可區分，既指國內西醫，亦可指外來醫藥。張此處所言「西醫」或更多指國內勢力。

醫革命團」所主張的汰粗存精、「採西說」。然而，「採西說」或也可致危境。

　　楊太和即在「反帝反封建」的革命氣氛中針對留學生說，若從外洋回來就要打倒原有，那中國的「物質經濟、風俗人情，連帶而及於政治」豈非都要「變成為外國的征服國家不止，那時候中國還能夠獨立麼？這樣不是革掉中國的性命是什麼呢？」他仍主張「吸收西醫長處」，不過，並非襲人皮毛，革掉自己的命。他提醒中醫們千萬不要因「在歷史上有悠久的時間性，在國家間有完整的空間性，便就十分的粗心大意」，也「千萬不要以為能中西合參便完了事，便故步自封」，仍要「潛心研究，競相發明」，如此方可達到「醫學上真革命的目的」。[25] 可以說，楊太和對於「吸收西醫長處」是警惕的，他擔心出現邯鄲學步、反失其故的情形，故而提出「真革命」之說，引導革命方向。

　　秦伯未也有類似的隱憂。在他看來，中醫革命本是「要把中醫原有學術，加以切實的研究，分別精粗，予以存在或淘汰；存在的吾人應當明白的宣佈出來，淘汰的也須指出他的劣跡，如此革命方有價值，也許將來得到美滿的結果」。可是「現在一般所謂中醫革命者，不能用切實功夫，而徒相表面攻訐。……甚者一味求新，對於中醫學術，有無紳不劣、無土不豪之勢」，如此言中醫革命，恐「助西醫搗亂則有餘」。因此當「中醫革

25　楊太和，〈雙十節鍼革命的中醫〉，《醫界春秋》，第28期（1928），頁5-6。

命的聲浪，愈唱愈高」後，他不免擔心這「究竟是中醫
的光明，還是中醫的黑暗？」[26]

取長補短、汰粗存精本是值得提倡的學習之道，但
這「長」若是外國的、西方的，就不能不令人緊張、憂
慮。中醫界本是因西力壓迫而走上「參西」的自我革新
之路，在「取長」的過程中，如若本身學問根基不深或
不自信，恐怕真會丟了自己一方的長處而不自知，最終
革了自己的命。由此看來，「採西學」、「取長補短」
也非易事，前述楊、秦二位的擔憂未必無據。事實上，
中醫在自我革新的路上，所揚所采確也致紛爭不已，悠
悠眾口，是非難定！[27]

即便有著上述的問題，中醫界也不得不走向「革
命」。民國以來，中醫界本在積極應對西力之侵，改進
改良正在進行，亦多爭平等地位。反帝反封建的國民革
命恰逢其時的切合了中醫革除被壓迫之命的理想，「外
抗強權，內除國賊」的口號亦正切合中醫所欲對抗者，
中醫界於是順理成章的站在民族國家的立場上借這東風
倡行「中醫革命」。然單純的反抗並不足以競存，中醫

---

26 秦伯未，〈因國慶而想到中醫革命〉，《醫界春秋》，第 28 期
　　（1928），頁 6。

27 此後，也有醫者思考如何「參西」。醫界春秋社羅瓚就指出「實
　　行國醫革命，固當中西匯參，哲科並采」，卻「不可以無擇焉」，
　　如病理、診斷，「當以國醫為經，西醫為緯」；細菌、解剖則「當
　　以科學為主，哲學為輔」；「他如治療，當以《傷寒》、《金匱》
　　為依歸」；「藥物，當用化學提煉為炮製」；生理、衛生當「中
　　西而互參」，物理、處方「當哲學而並采」，而且「科學所不能
　　分析者，則哲學以演繹之；哲學所不能考證者，則科學以實驗之。
　　國醫典籍所缺者，不妨求之於西醫；古人學說不完者，不妨採之
　　於今人」，如此擇而從之，國醫之改造進化或才有望。羅瓚，〈醫
　　藥與哲科〉，《醫界春秋》，第 62 期（1931），頁 2。

革命最終仍是落實在「自我革命」之上。既是「自我革命」，則更多還是改良革新，並非真正意義上的「革命」。不過，從依靠望聞問切治病的傳統社會進至現代世界，中醫改變不謂不少，有時甚至是顛覆性的變化，稱那是一場「革命」或也並不過分。

三、廢「舊醫」：面向社會的「醫學革命」

自 1925 年中醫請求加入學校系統後，中醫方面固然因為失敗而更謀團結革新，西醫方面卻也看到了中醫此次努力所顯示的能量，由此不敢小覷，其後的行動更有針對。1925 年 11 月，在反對中醫的共同志向下，余巖、汪企張、蔡禹門、龐京周、徐乃禮等走到了一起，發起成立了上海醫師公會。[28] 根據趙洪鈞的說法，當時西醫界有三大全國性的學術團體，即博醫會、中華醫學會、中華民國醫藥學會。三會均有期刊發行，但多為學術文章，限於討論西醫，對中西醫論爭持慎重態度。故上海醫師公會成立後在團結廢止中醫派、製造輿論方面甚為著力，其後成為上海反中醫色彩最濃的組織。[29]

余巖及上海醫師公會諸醫認為中國社會「醫學知識幼稚甚矣」，民眾常「無明鑒、無定識，易於誘惑，而輕於盲從」，因此同人們「怒焉憂之」，更「知社會醫事教育之不可或緩也」。《新醫與社會》便在這樣的背景下誕生了。余巖明言發行此刊是希望「導之以純正之

---

28 張憲文、方慶秋等主編，《中華民國史大辭典》（南京：江蘇古籍出版社，2001），頁 94。

29 趙洪鈞，《近代中西醫論爭史》，頁 108-109。

科學，廣之以世界之眼光，以增益病人之程度，而為正清本源〔按：正本清源〕之計，使人人具正法眼藏，得知神奸而禦魑魅」[30]可以看到，余巖等人實是意識到了醫學與社會的聯繫，欲從「社會」入手，即通過增進民眾科學認知的方式，推動「新醫」的發展。

此後，上海醫師公會諸醫便陸續發表「正本清源」之言論，兩年後更編成彙刊出版。同時，又有《社會醫報》的發行。余巖以為這正是「新醫事業展開於社會之初步也」，諸醫「崇論宏議、名篇鉅製，足以醒社會之迷夢，發世俗之聾聵者」。[31]

這一面向社會的努力，實際反映了「新醫」事業發展頗有滯礙艱難之處，民眾的慣性認知正是其阻力。如何突破阻力？在余巖看來，正需「革命」。當中醫界在 1920 年代的時勢之下倡導「中醫革命」時，余巖也揭起了「醫學革命」之旗，目的卻與「中醫革命」背道而馳。中醫本欲通過「革命」新生，余巖等卻欲徹底革其命。

實際上，余巖較早即思慮這一具有破壞性的「醫學革命」。1917 年，余巖留學甫歸，即發表《靈素商兌》質疑中醫學說。在他看來，《靈樞》、《素問》「虛無恍惚」，所載臟腑知識在現代解剖的對照下大有謬誤，惑人四千餘年。當時雖「真理日明」，然「蓬曲拘滯之士，猶復據守殘喘，號召於世」，國人心理又多「重

---

30 余巖，〈新醫與社會發刊詞〉，《新醫與社會彙刊》，第 1 期（1928），頁 1。

31 余巖，〈序一〉，《新醫與社會彙刊》，第 1 期（1928），序頁 1。

古而輕今，篤舊而疑新，避實而遁虛，惡中庸而喜高
玄」，以致「積數千年而國勢不長，學術不進」。因
此，欲求我國醫學之光明前途，「惟有撲滅一切不根之
虛說，導來者以入科學實驗之途。」[32] 此後，他即倡言
「醫學革命」，並將與中醫論爭的文章收編成《醫學革
命論集》，明言其「所欲破壞者，舊醫一切荒唐誕怪、
非科學之論」。[33] 余巖自是希望由此打開「醫學革命」
的大門，但《靈素商兌》在當時的影響並不大，中醫
界人似並未關注及此。直到 1922 年，惲鐵樵才有所回
應，著成《群經見智錄》批判該書，對余巖做一正式的
辯駁。[34] 或可表明，余巖所拋之磚在當時並未砸中中醫
之要害，也不曾引致中醫界的驚慌。

余巖的「革命」態度是持續的。此後他仍一再指
摘「陰陽五行、十二經脈、五藏六府」之妄，希望可以
使「學士大夫、擁皋比、坐堂皇，號稱教育指導之輩，
得恍然于岐黃學說之非是，不至妄引曲護以誤後學；
而有志學醫者得恍然知岐黃學說乃自欺欺人之事，絕
無學術上之價值」，從而不致「誤用心力、開倒車、逆
潮流、昧事實、廢法則，以學習必在淘汰劣敗天演中之
謬學」，更希望喚醒「世之盲從荒唐誕怪、迷信二千年
來術士薪傳之玄論者」之「醉夢」，使他們「恍然於

---

32 余巖，〈余氏醫述卷一・靈素商兌・引說第一〉，《醫學革命論集》
　（第二版）（上海：社會醫報館，1932），頁 1-5。
33 余巖，〈我國醫學革命之破壞與建設〉，《醫學革命論二集・卷一》
　（上海：社會醫報館，1933）。
34 趙洪鈞，《近代中西醫論爭史》，頁 88。

舊說舊術之毫無根據、不可為訓，而贊成醫學革命」之
舉。[35] 在余巖看來，正是這些「號稱教育指導之輩」、
「有志學醫者」以及盲從「玄論者」認知不清，中醫學
說才仍有市場，所以「醫學革命」必從社會入手，也必
須從改變國人頭腦入手。如其所言，國人若「皆有學術
之頭腦，則醫學革命之舉，已可如吹枯振落，迎刃而解
矣」，不至於遲遲「不能肅清，尚須奮鬥」。

　　面對社會仍傾向中醫一面，余巖解釋這是由於在世
俗方面「皮相問題熒其識」；在舊醫方面「則飯碗問題
昏其智」。他詳細解釋了皮相、飯碗等諸問題，指出
「舊醫」若欲保存國粹，必須「實事求是，以科學眼光
搜討醫藉」，若拘守「陰陽、五行、六氣、十二經，絕
對無新發展之希望」。針對攻擊西醫爭奪飯碗的聲音，
他說，「革命有革命之目的，破壞有破壞之意志，而
學術上之革命，尤以真理為目的。研求真理，必以科
學為根基」。「醫學革命上之破壞，皆以其非真理、非
科學」，並非「漫然舉措，以快目前之意」。他自己是
個「真理的踏實信徒，反玄學的激烈分子」，只「服從
真理，憑信科學」，「見了信口胡言，憑空臆說」，便
「兩眼冒火星，非是打倒他不行。」[36]

　　他一再強調這並非要和舊醫們「奪飯碗」、「爭門
戶」、「鬧意見」，只是因為自己服膺科學，追求真
理，故才疾呼「整理舊醫、改造舊醫、陶鑄舊醫」，以

---

35 余巖，〈我國醫學革命之破壞與建設〉，《醫學革命論二集‧卷一》。
36 本段及下段參見余巖，〈余氏醫述‧自序〉（1928 年 9 月 21 日），
　　《醫學革命論集》（第二版），頁 2-5。

達到「醫學之科學化」。因為只有「用科學的醫術，方能夠把疾病得了真正認識。從這真正認識點出發，方才能夠真正治療他、真正調查他、真正統計他、真正發明他；對於個人、對於社會，方才能夠研究真正善後法，真正預防法」。他說自己並非「怙過不悛，強詞奪理的卑鄙漢」，所言「都是引經據典，或是根據科學」，一點兒沒有冤屈、誣陷「舊醫」。如果「他們果真有精確嚴密的理論，可以壓倒世界的醫學」，他也真心「願意投降」。在他看來，「屈于真理、屈于正義，是天下第一等英雄，何等磊落光明，不是可羞恥的事情。」可以看到，「科學化」是余氏「醫學革命」的指向之一。亦可看到，余巖此際尚未有徹底廢止「舊醫」之意，至少他還建議「舊醫」走整理、改造之路。

余巖心中還有更遠大的關懷，即現代醫學乃至現代國家的發展。他有一種強烈的民族危機感，並因危機而生責任，欲急起直追，謀炎黃子孫、種族之地位。他說，西方「在科學的醫學立腳點上，已建築了『民族衛生學』、『優生學』，拼命的改良國民的品性和體質作為民族生存競爭的根本政策，我們卻還在新舊衝突，玄學和科學戰爭的風潮裡。彼此相較，距離要差得十萬八千里以上。對於民族前途，真不堪設想，這是何等可憂的事情。」[37] 在他看來，醫學與民族前途關聯甚大，列強「謀強種優生」，對醫學的建設，「事事可畏，在

---

[37] 余巖，〈我所希望於新聞界〉，《醫學革命論二集·余氏醫述二集卷二》（上海：社會醫報館，1933），頁 154-155。

在可以驚心怵目」，即使「急起直追，倍道兼程，而猶恐不及」。他深痛「舊醫之不由科學，醫政之不統一，衛生設施之多窒礙，而東方病夫之誚之不能滌除，神洲〔按：州〕華胄之日就淪喪也。」因此不得不「提倡醫學革命，垂涕而告國人」，且經年不變。否則，「滅種亡族之憂，不在目前，而在百年之後。茫茫神洲，恐不復能見黃帝子孫，熙攘往來於其間矣！」[38]

可是，「我國人對於科學思想，簡直還在夢裡。尤其是醫學，真是莫名其妙，大部分還不能脫離野蠻民族的氣味」，於是他在辦刊辦報、編撰《醫學革命論集》時「辭意不免激烈，筆鋒不免尖銳」，目的就是要叫醒社會，成為「救現代中國醫學的晨鐘暮鼓」，[39] 從而「早點追上世界各文明國的腳跟」，以裨「民族之前途」。[40] 由此，廢「舊醫」的「醫學革命」與民族前途緊緊聯繫在了一起，西醫一方的破壞具有了正面的價值。

余巖的聲音得到了汪企張、胡定安等一眾同仁的支持，《社會醫報》更由此成為「醫學革命」的陣地，面

---

38 余巖，〈序一〉，《新醫與社會匯刊》，第 1 期（1928），序頁 1。

39 余巖，〈余氏醫述‧自序〉，頁 3-4。

40 引文原是余氏對新聞界所言。他說，「到了今日，新舊兩醫，惡戰劇鬥到許久。這個事體非常重大，是民族民生的根本問題，不單單是新醫舊醫的飯碗問題」，故其希望新聞界和新聞記者，「萬萬不能輕易看過」，而應該要起一種感情，「要把世界潮流觀察得清楚，醫學內容討究得明白，然後下了一個決心，加入任何一方，共同站在戰線上來實行新聞界的抱負、責任和工作。使得全國醫事衛生方面，減少抵抗力和摩擦力，趕快一直向前奔去，或者可以早點追上世界各文明國的腳跟。」（余巖，〈我所希望於新聞界〉，頁 154-155。

對民眾發表各種普及學說。震澤惠林病院的朱潛也在
西醫一方立言。他說中國正處於中西雜陳的「混亂年
代」，「中國的新醫學，漸漸的由幼稚的時代，步入正
規的趨勢」，但前途卻有「無量數的障礙物，阻著真確
的新醫學的進行，以致造成紛紛混亂的時代。連累一般
民眾，莫辨其所以然。」故其也主張「喚起醫學的革
命」，並指出應「以宣傳為醫學革命唯一的武器」。[41]

　　致力於民俗研究的江紹原這時也贊成「廢舊醫」的
「醫學革命」。他認為淘汰舊醫確為「中國醫學革命過
程中必不能免的」，並特別針對最「富於進取精神」的
青年黨員，要求他們去瞭解「醫學革命的意義」以及
「醫學革命的對象物舊醫學是怎樣的荒謬」，從而即可
知曉「淘汰舊醫乃是中國醫學革命的第一步」以及「醫
學革命在中國必須早日完成」。如果對醫學革命尚有懷
疑的話，則應將「醫學革命」諸文通看一遍。[42]

　　反對的聲音自然有，特別是中醫界人士。在眾多的
反對聲中，王宇高是借助「國民革命」的話語並從社會
影響方面提出質疑的一位。他指出「國民革命是為國
民而革命的，國民政府是為國民而行政的」，而社會上

---

41 朱潛，〈混亂時代的中國醫學〉，《廣濟醫刊》，第 6 卷第 3 期
　　（1929），頁 1-2。
42 江紹原，〈為醫學革命告青年黨員〉（1929），上海醫師公會，《新
　　醫與社會彙刊》，第 2 期（1934），頁 95。按，江紹原認為「醫
　　學革命中也可以分為左派右派和反動派，以保存國粹拒絕新學為
　　目標的右派，以為新舊醫學應各行其是，各有地盤的；而左派則
　　主張澈底的全盤的輸入近代世界醫學，憑這個醫學去破壞、重建、
　　建設、統一。政治革命上，如果不注意學術上的這個局面和運動，
　　貿然與醫學革命中的右派或反對派聯合，那不但是個絕大的損失，
　　而且也是個大笑話。」頁 96。

信仰中醫中藥者仍多，若西醫一面蓄意摧殘，「豈不是
違反國民的公意？違反國民的公意，豈非就是違反國民
政府的政綱？」[43] 這一反駁自有其理。不過，余巖等並
不在意，在他們看來，即使「舊醫」在民間還有一定市
場，但「對於衛生行政，有百害而無一益」，故「不得
不廢」。[44]

於是，胡定安就更加強調要以「革命之精神，革命
之手段，革命之策略，來解決中醫藥存廢問題。」其言
「中醫藥之在今日，何者應存，何者應廢，乃自然之趨
勢，但必以革命手段，起而糾正之。」[45] 猷先也有類似
的強調，指出「對於這全國的醫藥問題，國家理應整頓
提倡。但是須預先用科學的眼光，和澈底革命的精神」
努力去做。[46] 就這樣，訴諸於「革命」的手段解決中醫
藥問題漸為更多西醫認同。「醫學革命」漸漸走向實際
的層面。

雖然，余巖一再表明其倡言革命是「專就學理方面
言之」，是希望「促進醫學之進步，喚醒社會之迷夢」。
但醫者間「意氣之決鬥」仍不免發生，不乏「咆哮叫
囂，徒知罵山者」。[47] 廢「舊醫」之下，中國傳統醫學

---

43 王宇高，〈質問杭州市公安局何以公然侮辱我中醫中藥妄稱為舊
　醫舊藥〉，《中醫新刊》，第 5 期（1928），頁 4-5。
44 余巖，〈再致時事新報滄波先生書〉，《醫學革命論二集．余氏
　醫述二集卷二》，頁 202。
45 胡定安，〈以革命手段來澈底解決中醫藥存廢問題〉，《社會醫
　報》，第 180 期（1929），頁 21-22。
46 猷先，〈尊古與調劑〉（1928 年 10 月 10 日），《醫學週刊集》，
　第 12 期（1929），頁 254-255。
47 余巖，〈時事感言一〉，《醫學革命論二集．余氏醫述二集卷一》，

之「命」即將被革，醫者飯碗也將打破，國計民生皆會動盪，理性何其難也！

　　這或即是「革命」的意態。革命以摧枯拉朽之勢橫掃一切，逸出常規也是必然，且必伴以破壞及反抗。錢惠倫在談到醫學革命怎樣進行才好時，就曾指出必定要經過「破壞時期和過渡時期」，然後方「能達到建設完成時期。」而其時正處於「破壞時期」。他進而提到「在此時期，要借政治手腕，以新醫同志擔任打破舊醫之封建思想和荒謬之說，掃除社會之皮箱問題和感情作用。這樣去辦理，始克有濟。」[48] 這一「政治手腕」的提出實暗示了「醫學革命」的走向，中西醫雙方之爭已不可能只是學術之爭。

　　1929 年，余巖、汪企張等西醫學者在中衛會上提出的「廢止舊醫案」正表明了「醫學革命」走向行動。雖然這一提案因中醫界的強烈反對並未成功，但「醫學革命」之聲倒也不逕而走。此後，西醫方面仍一再倡言「醫學革命」，1931 年堅匏就指出醫學革命仍有「非常必要之趨勢」，醫界不可「旁觀而放棄責任」。因為「反科學之醫者，用縱橫捭闔之鼓動與鑽營諂奉之卑技，不為一民族之學術著想，不為一國之醫學著想，而徒為生存計著想。在科學立場，處處是障礙物，處處是充滿反科學勢力。」[49] 故仍須通過「革命」掃除通往

頁 27-28。

48 錢惠倫，〈從我國醫學革命方面說到新醫內部必有階級戰爭的發生〉，《醫藥評論》，第 15 期（1929），頁 2。

49 堅匏，〈醫學革命尚未成功〉，《社會醫報》，第 141 期（1931），

「科學」路途的障礙。同時，他們也越來越多的行「政治」之舉，如《醫師條例》與《西醫條例》，爭奪衛生署中醫管理權等等。[50] 亦可看到，中醫的生存競爭也漸漸的走向了政治解決。

四、餘論：趨向「科學真理」的為國革命

1929 年，馮冠群曾根據醫史將中國的醫學革命分為四期，指出當時中國的醫學「已到了革命的第四時期，要求新的真理，來打破腐化的舊習」。這「新的真理」就是各國先哲發明的「微菌學、病理學，生化學等種種真理」。也就是說，學習他國發明的「微菌學、病理學、生化學」等知識已是中醫革命的必然要求。可是這些真理來自他國，取為己用頗有點向競爭對手學習的意思，醫者心態未免尷尬。馮冠群因此特意聲明「我們服從真理，並不是投降外國。真理，是人類共統的，無論那一國人，都不能竊據，更不能違抗。」[51] 這特別的強調實表明彼時中醫對學習西方知識的憂懼，「微菌學、病理學、生化學」等本是西醫基礎知識，若完全趨從，恐怕中醫真就被革了命。然若這些知識是超越於國別的普世真理，醫者便可放心拿來、坦蕩學習，而不覺

頁 1889。

50 參見 Sean Hsiang-Lin Lei, "When Chinese Medicine Encountered The State:1910-1949 " 魯萍，〈1930 年代的中醫管理權之爭〉，《澳門理工學報》（中文版），第 2 期（2018），頁 181-189。

51 冠群，〈世上所謂中西醫問題〉，《醫藥評論》，第 3 期（1929），頁 15-16。按馮的劃分，醫學革命前三期為上古本巫醫共存，至《靈素》出是醫學革命第一期；隋唐為第二期，開始注重實際問題；明為第三期。

有損自身及國威。

那時，世風慕西，「科學化」甚囂塵上，西醫挾此倡「醫學革命」，中醫實無法回避。廢止中醫案後，潘兆鵬就一再倡言中醫革命，指出保存「國醫」便須「革命」，進化至科學的地步。可以看到，他之「中醫革命」即「科學化」。潘氏也考慮到科學化對中醫本體的影響，故特別強調現下是「以中醫來革中醫的命」，是「本著固有而革命」，是「保存漸入消磨滅亡的國醫」，而不是「根本取消國醫，去從新建設」。他並提出了具體步驟，即「採納進步方法，研究改良」，「一步一步向前走，走到現在科學裡面」，使「從前國醫學」改良到「現在國醫學，從前在漢朝、在清朝時的國醫，應該進步到現在的國醫」。[52] 由此看來，潘之「革命」更多還是趨向科學的溫和改良。

趨從真理、走向科學的「中醫革命」與余巖等西醫提倡的「醫學革命」實有相通之處。余巖初倡「醫學革命」之際即明言自己是追求真理、奔「科學」而去，所欲革者不過是中醫「一切荒唐誕怪、非科學之論」。[53]在他看來，中國傳統醫學理論可謂滿紙荒唐言，診斷治

---

52 潘兆鵬，〈且慢談所謂國醫〉，《醫學週刊集》，第 4 期（1931），頁 190-192；潘兆鵬：〈讀完丙寅醫學週刊集第三卷後二點感想〉，《醫學週刊集》，第 4 期（1931），頁 299。

53 余巖雖激烈反對中醫，卻並不反對中藥，不僅在臨床上使用中藥，還分析研究中醫的處方、藥理。1933 年後，甚至開始中醫病名的整理工作。這樣矛盾的現象頗令人玩味。由此也可知，余巖的「醫學革命」只是針對醫而言，並不涉及中藥的方面。且其革命的意態可能也隨著時間慢慢緩和下來。中華醫學會上海分會醫史學會：〈余巖先生傳略和年譜〉，《中華醫史雜誌》，第 2 期（1954），頁 82。

療等皆模糊不確，實難存于尚科學的現代社會。故欲求
民族醫學的進步，使其立於世界醫學之林，就不得不廢
除這應入博物館的「舊醫學」。可以說，他的革命理
想便是使中國醫學成為科學的「現代醫學」。這一美
好的理想與中醫界的「革命」理想實際相距並不遠，
成為「科學的」、「現代的」中國醫學那時也正是傳
統醫學的努力方向。不待西醫派的大力破壞，中國醫
界已然開始趨向科學的改造。這是一個頗有意思的現
象，「革命」的中西醫界目標開始趨同。只不過，中
醫方趨向科學是希望通過「革命」競存於現代世界，成
為獨立的民族醫學；西醫方則是希望通過廢「舊醫」的
革命避免「滅種亡族」，進而「早點追上世界各文明國
的腳跟」。

　　進而言之，在這場「革命」的對峙中，中西醫雙方
均借助了「國民革命」的聲威。不同的是，中醫方似更
側重「國民」一詞，對蘊含其中的民族主義、自由平等
頗有發揮；而西醫一面則更多吸收了「國民革命」中摧
枯拉朽、革故鼎新的一面。國民革命也在這裡影響了醫
界革命。

　　不過，中西醫雙方借助「國民革命」的側重雖有不
同，但就根本上而言，雙方都站到了民族國家的立場
上。北伐之後的中國，或是現代世界的發展催生了急
迫，或是「國民革命」的觸動，中西醫雙方均適時提出
自己的「醫學革命」。雖然「革命」的方向如此不同，
甚至截然相反，但有一點卻是共同的，即民族意識。中
醫面臨著國內西醫為代表的西方醫學的壓力，而國內西

醫同樣面臨著趕超西方醫學的緊迫，雙方面對同一個或
實有或虛懸的衝擊，有著相通的反應。他們在「革命」
的話語下，將醫學與民族、國家的命運緊密相連，均倡
言革命是為了爭世界之林中的國家地位，是為了民族的
未來，亦可謂殊途同歸！

裘吉生的藏書、出版以及其在民國中醫史的位置

張孫彪

福建中醫藥大學中醫學院副教授

一、前言

裘吉生[1]（名慶元，筆名激生，1873-1947），一生經歷豐富且傳奇，早年投身於推翻清王朝統治之革命事業，先後參加光復會、同盟會，與秋瑾、蔡元培、陶成章等革命黨人交往頗深，亦創辦各類實業和教育機構。辛亥革命之後，因無意於革命事業，遂逐漸隱退於醫界之中，終於「以政治家、實業家而轉為醫學家矣」。[2] 1914 年，他從東北返回家鄉紹興掛牌行醫，人生軌跡至此發生巨幅轉向。

三年之後，裘氏在《紹興醫藥學報》刊登近照，在旁撰文自題：「今年四十五，髮未蒼蒼，視未茫茫，正為也。奈何國家鼎革後，五、六年不出裡居一步，幾不

---

[1] 關於裘氏生平事蹟，其後人陸續撰有紀念文章及著作加以呈現，參見裘詩路，《國醫巨擘裘吉生》（北京：當代中國出版社，2004）和裘詩庭，《民國奇人裘吉生史跡考》（北京：中醫古籍出版社，2015）。兩書相較，後者採用的史料更加豐富，且考證更為翔實可信。裘詩庭尚編纂《近代名醫裘吉生醫文集》（北京：人民衛生出版社，2006）、《一代名醫裘吉生臨證醫案》（北京：中國中醫藥出版社，2008）兩書，為後世全面深入理解裘氏其人及醫事活動提供充足文獻史料。

[2] 湯士彥，〈《珍本醫書集成續編》序〉，《中國醫藥研究月報》，第 1 卷第 9 期（1937），頁 3-4。

知再有世外事。終日相周旋者，求醫之病人也；應期相聚會者，談醫之學友也；揮毫寫意，醫話而已；把卷凝眸，醫書而已。知我者，僉謂我已隱於醫，我亦自知以醫而息影矣。」[3] 可見門診治病、談醫論道、讀書撰述是其後半生之志趣所在。裘氏因愛書而讀書藏書，轉而出版醫書，最終在民國中醫歷史長河中留下獨特個人印記，亦是其人生濃墨重彩之一筆。正如其同鄉徐榮齋對其評價，極為貼切：「吾越吉生裘丈，醫界先進，道德學問，為時所重，凡生其後者，靡不仰之若泰山北斗，固不僅以治療技術見長也，而又關心國醫文獻，蒐藏甚富，對於傳播先賢名著，老而彌勤。」[4]

有關裘吉生藏書及出版醫書的研究，過往中醫醫史文獻研究者早有關注，並有相關成果問世。[5] 只是他們關注的面向較為狹窄，史料遺漏亦多，行文大都簡單描述裘氏藏書事蹟，一一列舉裘氏出版了什麼醫籍，對於裘氏藏書的細節，以及藏書與出版兩者的聯繫互動，缺乏全面的審視與洞察，如裘吉生對於藏書整理研究如何謀劃，他在出版發行醫籍中使用的經營策略及遇到何種困難等等。本文擬結合民國中醫存廢的時代背景，試圖

3　裘慶元，〈吉生最近之小影自題〉，《紹興醫藥學報》，第 7 卷第 11/12 期合刊（1917），頁 2。

4　徐榮齋，〈《珍本醫書集成續編》序〉，《光華醫藥雜誌》，第 4 卷第 7 期（1937），頁 34。

5　華祝考，〈近代中醫出版家裘吉生〉，《浙江中醫學院學報》，第 16 卷第 1 期（1992）；田峰，《裘吉生整理出版中醫文獻的成就研究》，中國中醫科學院碩士論文（北京，2008）；羅健，〈近代名醫裘吉生藏書特色研究〉，《甘肅科技》，第 31 卷第 2 期（2015）。

回答這些問題。

二、裘吉生的藏書活動

（一）費心搜集醫籍

　　1934 年，裘吉生學生董志仁回憶追溯老師藏書活動，介紹裘氏搜集珍藏醫籍的動機：「裘師，紹興籍也，三十餘年前，在奉天供職交涉署時，兼治醫務，並在該處大南關內設立仁濟藥局，聘請南北名醫常駐局內，同時因感南北人體質之懸殊，治療方法之各異，即擬搜羅各地醫書，融會貫通，以期達到救人濟世之目的，不料即此一點動機，竟覓得各地私家藏書中之祕本珍集不少，而成為國醫界唯一之藏書家焉。」[6] 董氏描述略顯粗疏且不準確，其實裘氏搜集醫籍的起點，早在避走東北之前。他在紹興期間，即利用紹興籍人士充任全國各地師爺幕賓的獨特優勢，「分托各地師爺戚友等，每月向書鋪抄寄醫目，並轉懇購置」，委託遊幕各地的紹興同鄉以重金購買中醫藥書籍，或委託抄寄各地書目再匯款陸續購買。在奉天行醫期間，他目睹日人大肆搜羅中醫典籍，感慨古醫籍散失之多，開始大量收購散落各地之中醫典籍，又恰逢「結識一日人名原口聞一者，其兄漢醫也，於是請伊搜採日本版籍。故予所藏之書，不但有各地不同之版本，而日本版籍亦不少數。」其後在主持紹興醫藥學社和三三醫社期間，利用《紹興醫藥學

6　董志仁，〈裘吉生先生之搜藏醫書紀實〉，《中國出版月刊（國醫圖書專號）》，第 2 卷第 4/5/6 期合刊（1934），頁 86。

報》、《三三醫報》媒介平臺，長期刊載尋書啟示：
「海內外藏書家鑒：我國醫書汗牛充棟，各家藏刻流通
者少，致日久歸於淹沒。此豈先人著作時初願所及耶？
本社竭力求凡藏有各種醫藥書籍，搜者務祈開明書目、
卷數、版本等示知，本社當出重資相求並可代為流傳發
行。」[7] 終裘氏一生，因酷嗜醫籍，沉迷其間，雖然「經
濟雖不甚充裕，而購醫書，未嘗一刻或忘。聞有藏書出
售消息，即正在饍食，亦必停箸出外，似恐為人捷足先
得者，結果有四庫所未收，各家目錄所未載者，亦數見
不鮮。」[8]

　　搜書並非易事，有時碰到藏書者不願出售或借鈔，
他亦不輕言放棄，絞盡腦汁地想出各種辦法。譬如《三
三醫書》收錄之第一種《溫熱逢源》一書三卷，原稿係
清季柳寶詒先生未曾刊行之遺著，裘吉生多方探訪，得
知該書「存於伊戚某氏處，擬商請價賣，或借抄，而某
氏堅執不可，於是裘師將歷年搜集之重本，及自刊之醫
書，陸續饋贈以感化之，冀其將稿寄抄。如是數載，某
氏果感裘師之厚誼，願犧牲其家藏之祕，錄副以贈。」[9]
通過自行尋訪、托人代購、公開徵集、書籍交換、商借
鈔錄等多種方式，裘吉生所藏醫書日漸充實，版本佳良，
蔚然可觀，最終「國內外言珍藏善本醫書者，咸推先

7　紹興醫藥學報社，〈海內藏書家鑒〉，《紹興醫藥學報》，第 7 卷
　　第 1 期（1917），頁 1。
8　董志仁，〈裘吉生先生之搜藏醫書紀實〉，頁 86。
9　董志仁，〈裘吉生先生搜藏醫書紀實〉，頁 86。

生為巨擘」，[10] 時人將其與曹炳章、陳存仁視為民國三
大中醫藏書家。一生珍惜藏書，耗資為藏書營建棲息之
所，取「讀有用書樓」名號，其藏書蓋有「讀有用書樓
藏書之章」及「紹興裘氏」兩枚印章。1934 年，杭州《醫
藥新聞》記者採訪裘氏，詢問其所藏醫籍數量，那時他
的藏書「約三千餘部，計失傳孤本十之三，未刊稿本十
之二，經名家珍藏批閱之本十之二，餘為普通本。」[11]

（二）初步整理研究藏書

　　搜書固然不易，當藏書數量與日俱增之後，如何對
藏書進行管理編目亦是棘手之事。據筆者初步文獻調研
查證，未見裘氏編撰藏書目錄傳世，不過爬梳相關史料
可知，他確有開展藏書編目工作。1923 年，醫家任伯和
寄函於裘吉生，開列醫事清單十八條，其中期冀裘氏利
用自身所藏豐富醫籍，撰寫一部超越丁福保《歷代醫學
書目提要》的醫書目錄。裘吉生回復道：「目錄之學，
本屬專科，醫家一類，尤非易易……然即使廣備群書，
羅致眾力，猶恐吾國醫籍搜覓為難。僕曾在醫報徵求四
方藏書目錄，然所得無幾。自己家藏者三千餘種，雖將
簡目刊入第四集叢書中，曰《讀有用書樓藏書醫家類簡
目》（將印行），並讀書所得及友朋傳述所聞所見者，
輯為《古今醫書聞見錄》（當陸續刊於醫報），然亦是

10 湯士彥，〈《珍本醫書集成續編》序〉，頁 4。
11 〈杭垣名醫訪問記：毅力成事之裘吉生〉，《醫藥新聞（杭州）》，
　　第 6 期（1934），頁 1。

滄海之一粟耳。」[12]裘氏自述曾編撰《讀有用書樓藏書
醫家類簡目》，謙卑地認為自身所藏醫書只不過是浩大
中醫典籍的「滄海一粟」，以此為基礎撰寫中國醫書目
錄，彼時條件尚未成熟。不過他也須臾不忘編撰一部經
典中國古代醫籍目錄的志願，曾廣泛調查和閱讀各類公
藏、私藏目錄，整理手抄有《各家公私醫藏書目》六
十種。[13]

　　到了1934年夏，「裘師視該藏書因一再遷移房屋，
次序略見紊亂，囑不佞（注：其學生兼助手董志仁）重
輯書目，藉資整理，同時記其版本提要，以便輯錄中國
醫學歷代書目提要之初步，並據裘師言，如能將此藏書
之精華加以整理，可以編成下列巨著：一、古今醫方
考，二、中國病名考，三、藥物異名錄精華，四、各種
治療法索引，惟是此項工作，裘師雖蓄志已久，而歷年
為國醫界奔走營呼，及因相當之多數助手一時不易物
色，致延擱至今。事實未果，誠憾事焉！」[14]由董氏的
描述可見，裘吉生極其重視藏書目錄編撰，並希望在此
基礎上，開展相關文獻分類研究，只是礙於自己孤身力
量有限，願景最終未能實現。其實早在1924年，裘氏
考慮自己孤掌難鳴，曾廣邀醫家參與合作，受邀醫家
沈仲圭曾將裘氏「久梗胸臆之三種要籍」，披露於報

12 裘吉生，〈敬答任伯和君〉，《三三醫報》，第1卷9期（1923），
　　頁7。
13 王古民編纂，《中國醫史文獻展覽會展覽品目錄》（上海：中華
　　醫學會醫史委員會，1937），頁24-26。
14 董志仁，〈裘吉生先生搜藏醫書紀實〉，頁87。

端〔按：〈敬請海內同志分輯醫學要書〉[15] 一文〕。裘氏一生著述其實不多，但通過此文，大略窺見裘吉生在中西醫學雜糅背景之下擬欲採用的治學路徑。他擬編寫《中國醫書考》，「本書上起本經素靈，下逮時賢新著，咸著錄焉」；擬編撰《中國醫方考》，計畫「此書上自內經數方，下迄賢哲專籍以及散見於各書者，胥收輯之，務使軒岐以迄今茲所有之方，咸包羅於一書之中」；第三種《藥物異名考》，乃針對「吾國本草，異名甚多，著家與醫學家多沿用之，以致每遇一藥之異名，雖多方考求，仍不可得」[16] 之弊端。

（三）寓讀書於藏書之中

裘吉生非但重視醫書搜羅，更加在乎「藏以致用」，強調藏書一定要與讀書結合起來，這也是他額其藏書樓為「讀有用書樓」的用意，在在彰顯藏書和讀書追求實用的心志。平日門診治病之餘，「把卷凝眸，醫書而已」，曾諄諄告誡門生「讀書最忌囫圇吞棗，不加推敲，往往反為書誤，所以古人有盡信書不如無書及讀書不可死於句下之戒。蓋欲吾人讀書必須望文生義、舉一反三，讀古經書尤不可不旁引博采，以資考證」。他更樂於將自己的讀書經驗心得與人分享，曾在自編講義《學醫方針》中，叮囑門生弟子重視閱讀醫書的價值與作用，因為「學得司命之命，在一年半載工夫，焉能盡

---

15 沈仲圭，〈敬請海內同志分輯醫學要書〉，《三三醫報》，第 1 卷 28 期（1924），頁 2。

16 沈仲圭，〈敬請海內同志分輯醫學要書〉，頁 2-3。

窺全豹。故畢業後還要時刻讀書，因一書有一書之長
處，所謂開券有益是也。不過到得彼時，胸中已有讀書
可以分別書中之學說邪正，不為被書所誤。然後由博返
約，淘沙取金，將各書中可采之精華，以補我所學之不
足也」，[17] 特意強調廣泛閱覽和甄別精讀的結合，以為
二者不可偏廢。他囑咐學員即使懸壺開業之後，「在診
餘有暇時間，即應博覽群書，偶有心得，隨即記之，
遇著機會亦可登報，亦可印書。自己果獲益，他人亦得
互益。」[18]

（四）與藏書家廣泛交遊

　　由於江浙地區歷來有藏書傳統，中醫界熱衷藏書者
亦頗多，裘吉生與該地區中醫藏書家志趣相投，尤其是
曹炳章和何廉臣二人，來往極為密切，彼此交流藏書資
訊，互借鈔錄藏書，品鑒醫籍優劣，彼此切磋醫道，
徜徉於古籍故紙，盡享讀書之樂。他「於此書〔按：
《三三醫刊》〕未定發刊之先，尚在紹興，彼時早夕聚
首者，曹君炳章、何君廉臣。曹君之好收羅醫書，與僕
有同嗜焉。凡遇一書，必節省他項之用費而購得之。曹
君藏書曾被火一次，凡孤本及手著之稿悉遭焚如，惟友
人所借出者或已借抄者，得物歸故主。故曹君得一書，
必津津樂道，深願同志之借鈔，或設法刊行之。至何君
則年逾花甲，老眼昏花，藏書本來不少，胸中又且飽

---

17 裘吉生，〈學醫方針〉，《近代名醫裘吉生醫文集》（北京：人
　　民衛生出版社，2006），頁 44-45。
18 裘吉生，〈學醫方針〉，頁 49。

學，然一見僕等獲一古籍，猶必一讀以為快，足徵學問之來，端在書籍，書籍之不易收羅，亦可相見。」[19] 裘氏透過其他藏書家的介紹或幫忙，羅致不少市面上極少見到的珍稀醫書。

尤其在他由紹興遷居杭州之後，主持《珍本醫書集成》等古籍叢刊編纂出版，聲聞頓著，其交遊圈子已不僅限於浙江一隅，逐漸與國內諸多中醫藏書家因書結緣，成為知己好友。滬上名醫秦伯未「于七年前〔按：1929年〕因有古本醫學叢書之輯，就精刻本之失傳者，影印二集。苦庋藏有限，見聞又隘，不能窮泄昔賢之秘，輒引為憾。邇者裘君吉生有編輯《珍本醫書集成》之舉，都若千種，視吾書逾十倍，而名貴不可值計。不僅為吾道慶獲瑋寶，亦私喜所見有略同焉。君藏書纂富，名重東南。僕嘗趨訪于武林寓次，大屋十餘間，盈室皆古今典籍，幾無立足地。退而座談，初沉默而不欲語，既而侃侃不能抑。蓋有志於醫，而醫人之外，且欲醫醫，複欲復興整個中醫於衰頹之中，乃環視國人，瞢睡未醒，無可與語者，所謂傷心人別有懷抱也。繼因全國醫聯會，相逅於滬瀆。再因中央國醫館，把晤干白下。風塵奔走，雙鬢漸斑，而豪氣不遜疇昔。憶會議時有各執意見，相持至烈，君責以正義，至痛哭流涕，眾人鹹為感動息爭。嗚呼，僕奔走醫事一十六載，何幸而獲與君交，抑何吾道中如君之不多

---

19 吉生，〈創刊三三醫書瑣談〉，《三三醫報》，第1卷第27期（1924），頁5。

靚也。」[20]

三、裘吉生的藏書理念

（一）大力提倡流通醫籍

1916 年，裘氏撰文《論提倡中醫中藥首宜流通書籍》，呼籲：

> 凡建立醫院，必先創設學校。創設學校，必先編輯教科。編輯教科，尤須自蒐集群書以為材料始，此次序之所在，而事理之當然者也。夫吾國之醫藥學，發明最早，其時雖無科學之解釋，不分生理學、解剖學、診斷學、病理學、治療學、藥物學等科之名稱，而各科之精神，含蓄於簡編者，開卷皆是也。可惜片金碎玉，散在各書，鉤其元而提其要，要非廣搜博採不為功。然中國之醫藥書籍，素有汗牛充棟之譽，其實能購得者幾何？周秦以前之書籍無論矣，宋金元明之作，已無多種。滿清一代，名賢輩出，著述等身，未刊者，秘於私家，已刊者，囿於一隅，先人手澤，盡湮沒於無形。後學者，徒記誦其名詞也，良可慨已。……吾國醫藥書籍之出版者，近二十年中，幾無所聞，蓋即學術不進化之明證。推原其故，即無人研究中醫中藥之學術，致有善本出版，購者亦無人焉。滬上書肆林

---

20 秦伯未，〈《珍本醫書集成》序〉，裘詩庭編，《珍本醫書提要》
（北京：中醫古籍出版，2010），頁 229-230。

立，架上獨少醫書，全國醫生約二十萬人，醫報消
數不滿二千。著作者，絞腦耗心，脫稿即防覆瓿；
發行者，料金集本，出版旋須束閣。是故中醫中
藥，雖無教育部之主張廢棄，亦將為之自然淘汰也
必矣。……試問吾中醫中藥界之言，提倡中醫中藥
者，將已刊之古籍覓得而供諸會中，或介紹會中備
資購得以印行之，未刊新著及遺稿，收集以謀刊行
之，各在本地之存版，調查報告之，以盡其流通之
法者，幾何人哉？一己私藏，祕如拱璧，他人印
品，吝不願購，是豈提倡之道也耶？……今中醫中
藥，為固有之學術也，中醫中藥之書籍，為固有之
書籍也。無待新發明、新刊佈，而但求設法將固有
者流通之。事半功倍之舉，猶不能實踐行之，則吾
中醫藥界之能力，可不再言提倡矣。[21]

　　裴氏這篇洋洋灑灑的長文，認為學術進化仰賴書籍
出版，書籍是學術知識傳播的重要媒介，環顧當時國內
中醫典籍出版狀況，他憂心忡忡，批評中醫界一眾人等
只會空喊口號，而並無多少人願意投身中醫典籍出版，
對於醫界購書、讀書氛圍淡薄也大加指摘。裴氏堅持從
傳統中挖掘新知，雖然「學術隨時代以進化，誠屬至
言，然不諳古時陳迹，安能發明新知，各學如是，醫學
亦然。輓近頹風，數典忘祖，而醫家尤以淺近從事，致

---

21 裴吉生，〈論提倡中醫中藥首宜流通書籍〉，《紹興醫藥學報》，
　　第 54 期（1916），頁 79-82。

醫學古籍，湮沒殆盡。」[22] 深知出版典籍費錢費時，他還是篤定「以流通醫書為職志」。

（二）慷慨出借捐贈藏書

裘吉生雖然極其愛惜藏書，卻又不居奇守祕，「復能不自私其子孫，以宣導學術、發揚文化為己任」，對於自己所藏醫書抱持開放流通之態度。因為他「深信中國醫學有重新研究之一日，故現在宜各盡心力，流傳書籍為必要。……故鄙人將家藏醫書三千餘種，擇卷數不多、較易印刷者，已刊《三三醫書》；凡大部卷數較多者，任人鈔閱，除親自或派人到社不必保證外，如須出借郵寄，以三十三天為限，加保證洋三十三元，匯存社中。還書之日，但聽來往，郵費原洋當日寄還。書目陸續匯入《三三醫報》及《三三醫書》中。」[23] 他將家藏醫書目錄資訊簡單整理，逐期在《三三醫報》刊載公布，歡迎眾人前來閱讀借鈔，並且提供通信借書服務，為醫界熱忱服務之心由此可見。

1930 年，浙江私立流通圖書館創辦者陳獨醒「有感於國醫之價值，及急切發揚光大之必要，乃又發心致力於古今醫書之羅致，與詳細醫目之編行」，遂登門「商懇於吉生先生，果然善人善懷，不惟許吾主持其事，且願將渠數十年來苦心搜藏，三、四十箱，價值巨

---

22 裘吉生，〈醫學古籍序目纂要〉，《三三醫報》，第 4 卷 12 期（1926），頁 14。

23 裘吉生，〈出借書籍〉，《三三醫報》，第 1 卷 31 期（1924），頁 22。

萬之名貴醫籍，在整理以後，悉數贈予敝館，俾增設備、兼廣流傳。先生之苦心與熱誠，誠令人感激無已也！」[24] 陳獨醒對於裘氏慷慨贈書之舉，大為欽佩感動，認為其「既非擁有巨資之富翁，亦非無嗣堪以承襲此項寶藏者，實因先生宅心濟世，更慨於國醫學術之不振，與國醫命運之顛危，故不惜巨大犧牲，願為眾人之倡，且以示大公之無私也。」[25] 為了表彰裘氏開中醫藏書家捐贈風氣之先，私立流通圖書館在創辦的《中國出版月刊》雜誌上專闢《國醫圖書專號》，以示紀念宣導。

1934 年，杭州《醫藥新聞》記者在採訪中詢問裘吉生對於「畢生心血搜藏寶貴之醫籍，將如何處置耶？」裘氏的答覆是：「浙江流通圖書館館長陳獨醒氏，對於中醫頗有維護提倡之熱忱，予擬將藏書贈與該館，惟經友人之建議，亟宜自組醫學圖書館，俾諸同道得暇把卷，較為便利，故除已致送該館一部分外，關於此項問題，正在計劃中。據陳氏謂可能範圍，當在最短時間，籌設國醫流通圖書館，附入該館，俾於管理方面，有所熟手云。此說果成事實，予甚樂予全部捐贈也。」[26] 此處提及「友人之建議」，乃 1923 年任伯和投書建議其開辦醫學圖書館。任氏建議他「於尊寓另闢一室，將書肆中所有之古今中外各科醫學書籍全數購置齊全，置於

---

24 陳獨醒，〈我們用什麼貢獻國醫〉，《中國出版月刊（國醫圖書專號）》，第 2 卷 4/5/6 期合刊（1934），頁 5-6。

25 陳獨醒，〈我們用什麼貢獻國醫〉，頁 6。

26 〈杭垣名醫訪問記：毅力成事之裘吉生〉，頁 1。

此室，並隨時搜求新出之新本、絕版之孤本、未刊傳鈔
之秘本，陸續聚藏此室，以供醫界及各界隨時入內閱
覽，並許其派人來此傳鈔，藉以流通醫籍、振興醫學於
醫界中，極有裨益，斯亦不可不辦之要務也。」[27] 對此
裘吉生頗為贊許，其後復函言：「極願從事此舉，擬將
現藏各書籍編成書目，規定章程，公諸同好，定期公
閱。雖未稱之曰醫學圖書館，要亦與先生同意也。」[28]
其後考慮到資金和管理人員的匱乏不足，裘氏最終放棄
自建圖書館的念頭，轉意付諸公藏，消息甫一散出，各
地藏書家紛紛登門或來函接洽議價，均被裘氏一一回
絕。他推辭道：「私家藏書不過供一己書室之飾物而
已，若置於圖書館或醫學集團，則公開展覽，能為大眾
謀幸福者，亦不負一番搜采之苦心，故寧以□價付諸公
藏，而不願厚利售於私人也。」只不過付諸公藏的計畫
最終也未實現，乃因中日「戰事發生，杭州損失甚重，
裘君所藏之書，大部散失，一部份由陳存仁君購得，一
部則已四散，深為可惜。」[29]

四、裘吉生的中醫古籍出版流通事業

晚清以來，西醫東漸及在國家衛生行政體系中獨占
話語權，中國傳統醫學遭遇到前所未有的挑戰和困境。

---

27 任伯和，〈條陳醫事清單〉，《三三醫報》，第 1 卷 7 期（1923），
頁 7。
28 裘吉生，〈敬答任伯和君〉，頁 8。
29 〈中醫界元老杭州名醫裘吉生逝世〉，《中醫藥情報》，第 4 期
（1947），頁 3。

進入民國，由於國家衛生行政體系漸趨西化，中醫生存發展空間進一步被壓縮。面對此種情勢，中醫界很快便認識到出版流通醫籍的重要性，然而「無人研究中醫中藥之學術，致有善本出版，購者亦無人焉」，出版醫書實在利潤效益不高，因此大小書局對於中醫典籍刊行興趣寥寥，以致醫家吳去疾專門去函商務印書館：「甚望該書館能以老大哥之資格，出而主持其事，以屬海內外人士之望，不謂消息沉沉」，[30] 失望之情溢於紙面。民國綜合性書局對於中醫典籍出版呈現態度消極，與其相反，私人及醫學團體反而成為中醫典籍出版的主力，裘吉生及其紹興醫藥月報社、三三醫社即是其中的佼佼者。裘氏堅持出版中醫古籍叢書的緣由何在？在出版發行醫書利潤微薄乃至不敷成本情況下，裘吉生通過何種經營策略來加以化解？

（一）堅持出版中醫古籍叢書的緣由

裘吉生因愛書而藏書，因藏書而出書，將其畢生大部分時間精力投入於中醫古籍叢書的出版，由其編輯和刊印的醫書數量極龐大，令人歎為觀止。裘氏觀察自從民國以來，思想、社會與學術發生巨變，中西學術話語權逐漸轉移，「惟車軌既通，歐法輸入，喜新厭古之流，固以古書為陳腐，未嘗寓目。即從事於國醫學之輩，亦多因陋就簡，對於古書，未加勤求。欲有人用科

---

30 吳去疾，〈為商務印書館進一言〉，《神州國醫學報》，第 5 卷 8 期（1937），頁 2。

學法印證於本書，自必戞戞乎難哉。」[31] 有鑑於此，內
心憂慮傳統醫藥學術之消亡，他在《論提倡中醫中藥首
宜流通書籍》文中高聲呼籲：「今中醫中藥，為固有之
學術也，中醫中藥之書籍，為固有之書籍也。無待新發
明，無待新刊佈，而但求設法將固有者流通之」，而將
古書集中出版就是最好的流通方法。他在《珍本醫書集
成》凡例中，自述其耗費心力出版中醫古籍的期望：
「一、編者蒐求醫書四十餘年，積三千數百種，茲於
三千數百種中，選定九十種，輯成本集，名曰《珍本醫
書集成》。二、珍本包括孤本、精刻本、精鈔本、批校
本、稀有本、未刊稿。當時蒐求一書，有費時累年，費
銀四五百金者，皆海內不可多得之書。其中土已佚者，
往往從日本求得之。……八、編者藏書尚多珍本，仍
當陸續選輯，以餉學者。區區提倡國醫之意，幸鑒及
焉。」[32] 裘氏以出版醫書「提倡國醫之意」感召醫界諸
多好友，此宗旨更是成為其創設的紹興醫藥學報社、三
三醫社使命所在。「今紹興醫藥學報社本此意旨，所刊
行者皆前賢所述或近人名著，要皆有益於醫藥學者也。
然發前賢所未刊之著述，及已刊而失傳者，一一舉行，
其功不纂大歟。語云：藏書不如讀書，讀書不如刻書。
讀書祇以為己，刻書可以澤人，上以壽作書之精神，下
以惠後來之沾溉。紹社同人聞此言，當愈增其魄力決心
而毅然不稍退懈，即吾全國之同志，亦當流通書籍為己

---

31 裘吉生，〈《金匱廣義》序〉，《近代名醫裘吉生醫文集》，頁 26。
32 裘吉生主編，〈《珍本醫書集成》凡例〉，《珍本醫書集成》（上
　　海：世界書局，1936），頁 1-2。

任，則醫學庶幾蒸蒸而日上，而發國學之瑞光焉。」[33]

此外，裘吉生推動出版醫籍亦有東瀛重視中醫典籍收藏出版的刺激因素，這在其編纂《皇漢醫學叢書續編》上得以淋漓盡致地體現。裘氏好友曹炳章為《皇漢醫學叢書續編》作序，序文寫明：「凡先賢名著珍本、孤本、未刊稿本，國人多不甚注意，而日人不惜重資購歸，精校刻印，故我中國失傳之古籍，往往日本多有佳刻足本。如本草一類，中國各省特產之藥，日本各有標本精圖，且注明中國某縣何時採製，而吾國所產地之人，反不知之。其研究漢醫藥，能歸納眾說，比較其得失，鑒別其是非，余敬佩其特識卓見，為吾國人所不及。且其所引各書，每多我國絕版佚本，實為我國醫可恥可歎之事。今裘君與余同具此心，歷年搜集國醫藥孤本珍本而為亡羊補牢，一面校刊供世，以副國醫界之研究。際此中醫朝野上下僉云研究改進甚囂塵上，如以日本先我歸納國醫學說及校刊我國已佚孤本，實為現代研究國醫所需要，已屬當務之急。」

（二）靈活的出版經營策略

1923 年，醫家任伯和建議裘吉生搜刊祕本醫書，理想化地認為醫籍「陸續校印流通，俾古書不致逐漸湮沒，全體醫界亦得以閱覽秘笈，己身又獲經濟之發展，實一舉而數善，皆備有功於醫界，實非淺鮮，誠

---

33 周逢儒，〈刊行醫籍為光揮國學第一要義〉，《紹興醫藥學報》，第 11 卷第 8 期（1921），頁 43-44。

何樂而不為也？」[34] 但是對於裘氏本人而言，通過刊印
醫籍「己身獲經濟之發展」，只是鏡中水月。他曾在
《三三醫報》第 1 期刊登啟事，坦露在紹興八年期間
「刻書刊報，墊款至三千二百九十餘金」，[35] 可見出版
書籍的收入不足以支付刊印成本。為了出版《珍本醫書
集成》，裘氏犧牲甚大，據其長子裘詩新所述：「先父
擬刊印《珍本醫書集成》，但乏資力，乃與同鄉世界書
局總經理沈之方相商，由先父供稿，由沈的世界書局出
版，……條約十分苛刻……約中訂定由我方供稿，不給
稿費，出版後給予出版之書若干部作為報酬，此後版權
即歸世界書局所有。先父則志在推廣醫術的流傳……故
對沈所提條件坦然受之。編輯時因原書寶貴，若以之付
梓，必遭損壞，乃雇眾多人手，抄錄原書，然後付交排
印，為此耗資甚巨。」[36] 由此可見裘氏出版醫書，受資
金、人手不足掣肘頗大。

　　裘吉生能夠成為民國時期中醫古籍出版大家，除了
矢志不渝地提倡國醫之熱忱，與其採用靈活的出版經營
策略更是息息相關，這可能與他早年從事實業經營所積
累的經驗相關。他在主持紹興醫藥學社時，即發覺單憑
一己之資源，無法長期支援和維繫醫書出版事業進行，
遂召集醫界志同道合之士，發起成立流通醫藥學書有限

---

34 任伯和，〈條陳整頓醫書清冊〉，《三三醫報》，第 1 卷 4 期
　　（1923），頁 14。

35 裘吉生，〈裘吉生啟事〉，《三三醫報》，第 1 卷第 1 期（1923），
　　頁 1。

36 裘詩新，〈關於近代名醫裘吉生數事補正〉，《湖北中醫雜誌》，
　　第 4 期（1983），頁 56。

公司。他與張汝偉商議擬定醫藥學書有限公司章程，其中：「第一，本公司專收海內外不流通之醫藥學書籍及孤本鮮見，用以轉相翻印，以冀流通而廣學士之識為宗旨；……第三，本公司暫定額一千股，每股五元，以五千元為限，各股東認股之後，自繳費日起，每年即付於八厘之股息。」[37] 積極利用紹興醫學社員遍佈全國各地之利，廣泛徵求醫藥學書目，懇請「各地同志務求擔任調查各地書店、刻字店及藏書家與圖書館，鈔錄醫藥學書目，且不必限定其書普通與否，總以所有者盡錄之，俾知各地流通醫藥學書之概略，並得將他處所有者而濟其所無，他處所無者購其所有。各書目下尤須注明冊數、板樣及定實價目，寄到本公司，必當重以酬答，惟來函宜寫明詳細地址」，[38] 此舉極大保證了高品質醫書的獲取來源。

公司成立之後，不定期刊載《流通醫藥學書有限公司進行事略》，除了對出版醫書廣而告之，亦使股東及時瞭解公司運行狀況，更在捐書者、出版公司和校注者之間架設溝通平臺。在公司資本金募集不足之時，除了自身籌資墊款之外，亦及時調整股份認購獎勵方案，如「每股五元，無論自認或向代招上五股者，當以紅股一股為酬勞，招股章程在五十五期報首，原須上十股方酬紅股，茲為推廣招股，亟待成立起見，故改定之。」[39]

37 裘吉生，〈論提倡中醫中藥首宜流通書籍〉，頁1。
38 〈醫藥學書有限公司徵求醫藥學書目〉，《紹興醫藥學報》，第54期（1916），頁3。
39 〈流通醫藥書籍有限公司進行事略（十二）〉，《紹興醫藥學報》，

此外，裘吉生亦重視與出版機構保持良好的合作關係，
在編纂《珍本醫書集成》及《續編》過程中，約定「世
界書局以是項叢書出版後，應售最低廉之代價，庶使有
志研究醫藥者得不以紲於力而能人手一編，惟此為請，
他無所求。世界書局主人體先生嘉惠後學之心，亦毅然
允之。」[40]

　　在發行《三三醫書》期間，「為推銷本書、互謀公
益起見，特於每部售出書價中提出洋三角，規定下列三
項稿酬：1.本集出版匆促，校勘未免不精，凡購書人能
將全書誤字列表郵示，當登《三三醫報》外，再在第二
集書目提要發表，凡校正字數最多之一位，酬洋三十三
元；2.本集之內容，凡購書人能加以學理上的批評，隨
時郵寄，當登《三三醫報》外，再在第二集書目提要中
編輯刊入，凡批評理論最優之一位，酬三十三元；3.本
集雖印刷不多，然期第二集早日出版，必仗熱心者竭力
推銷，銷出之數，隨時記入《三三醫報》外，再在第二
集書目提要紀實，凡代銷數目最多之一位，酬洋三十
三元。」[41] 通過稿酬獎勵的措施，從而起到糾正醫書錯
訛、喚起醫界關注討論和增加書籍銷售量等效果。

（三）傾聽讀者回饋建議
　　裘吉生刊印發行中醫古籍，十分重視購買者的閱讀

　　第 11/12 期合刊（1918），頁 4。
40 湯士彥，〈《珍本醫書集成續編》序〉，頁 3-4。
41 三三醫報社，〈購三三醫書第一集的意外利益〉，《三三醫報》，
　　第 1 卷 24 期（1924），頁 4。

體驗，認真傾聽讀者的回饋意見，及時調整醫書的出版方式和樣式。最初紹興醫藥學報刊印醫藥叢書，為了節約成本起見，常有一書隔絕於兩集現象，即有購書者抱怨「貴處所刊之醫學叢書，其缺點在於含有報章性質，頗不便於購閱者。報章性質維何？即每集所刊之書均不刊竣，至次集再行刊登，次集仍不刊竣，留至第三集再行刊登之類，購者購書至三四集仍不能獲一首尾完全之專書，豈非憾事？……如卷頁稀少者，每集不妨多收數種；卷頁浩繁者，每集何妨只收一種，無論每集多收數種或僅收一種，必須一次刊竣，使每集俱成首尾完全之專書，萬不可延至次集。以後編刊叢書，必須永遠照此辦法改良，毅然革去報章性質之缺點，方足以嘉惠社會，便利讀者。」[42] 裘吉生聽取該項建議，在其後《三三醫書》《珍本醫書集成》刊印中做到一書完整收錄整集，「革去報章性質之缺點」。

又《三三醫書》出版發行三集九十九種之後，「頗荷醫學界、藏書家所贊許，惟書式洋裝，紙用舶品，一般顧主責以未易久藏，不合刊行古書之例，又限單本小部，則大部多卷之秘笈，將永歸湮沒」，裘吉生「爰徇眾意，於本集起，改為白連史紙石青面、賽連史紙栗殼面兩式，均以四開大板，中國裝訂，選收世所未刻之先賢遺稿，及不見流傳之珍藏古籍，繼續印行，更換名稱曰《讀有用書樓醫書選刊》，仍以三十三種為一集，惟每種不限卷數與冊數，並定各種價目，得以分種

---

42 任伯和，〈條陳整頓醫書清冊〉，頁 13-14。

單購。」[43]

五、結語

　　湯士彥為《珍本醫學集成續編》作序，追溯裘吉生之生平行事，「至謂既辭利祿，而復能不嘯嗷煙霞，放情山水，以獨善其身，獨享其樂，而仍孜孜矻矻，以濟人利物為懷者，則我更未之前聞焉。然而今竟有其人也，出乎我所未見聞之外，是不可不謂為曙後孤星，足耀末俗者矣。伊何人？則吾界紹興裘吉生先生是。」[44] 高度讚揚裘氏一生為保存、出版和流通中醫古籍所付出的艱辛努力和價值貢獻。《珍本醫書集成》、《三三醫書》等古籍叢書在後世不斷得到整理和刊印，就是對裘氏歷史功績無言的見證。他熱忱搜藏醫籍的精神、讀書以致用的態度、宣導流通醫書典籍的追求、慷慨捐書的義舉，在在彰顯民國中醫學人處中西雜糅競爭情勢下，勇於探索中醫藥傳統文化延續傳播的路徑方法，足為當下中醫藥典籍整理和利用提供寶貴的歷史借鑒。

43〈三三醫書第四集出版及更換名稱改良印訂之廣告〉，《三三醫報》，第 4 卷 14 期（1926），頁 25-26。

44 湯士彥，〈《珍本醫書集成續編》序〉，頁 3-4。

必也正名乎──
呂思勉《醫籍知津》與謝觀《中國醫學源流論》關係辨證[*]

王　珂

西華大學文學與新聞傳播學院副教授

一、一樁羅生門式的學林公案

　　無論是在醫史領域，還是在中醫學界，《中國醫學源流論》（以下簡稱《源流論》）都被視為必讀之作。該書篇幅不大，僅六萬字左右，但內容周備，倫脊分明，對中國傳統醫學的來龍去脈與利病得失均有十分深刻且通達的認識，並給予了扼要而中肯的評價，堪稱一代經典。

　　《源流論》最初於 1935 年被收入中醫名家謝觀（字利恒）先生的全集，書前有謝氏弟子秦伯未之序，序文開宗明義地寫道：「武進謝利恒先生，於編輯《中國醫學大辭典》後，復著《中國醫學源流論》……脫稿業經十載，曾於《國醫公報》《醫界春秋》刊佈，海內醫家，歎為絕作。近日及門諸子，為先生編印全集，復以此篇冠其首」，[1]非常清楚地交代了《源流論》的作

---

* 本文刊佈於《華東師範大學學報》（哲學社會科學版），2019 年第 1 期。此次發表，僅文字略有修訂，其餘一仍其舊。
1 謝觀著，余永燕點校、王致譜審定，《中國醫學源流論》（福州：福建科學技術出版社，2003），頁 7。按，此書標點錯誤甚夥，且頗有魚魯豕亥之訛，使用時應多加注意。

者及撰寫緣起。由於謝觀先生與史學大師呂思勉（字誠
之）先生有同鄉之誼兼世交之情，故謝氏邀請誠之先生
為其作傳，並將傳文弁諸書首，以增光彩。觀縷傳主的
主要著述是一篇合格傳記的題中應有之義，此傳自不例
外，而位列第一者正是《源流論》。另外，呂先生在
1953 年完稿的《隋唐五代史》中徵引了《源流論》第
八節《〈神農本草經〉考證》中的一段文字，亦寫明作
者為「謝利恒」。[2] 職斯之故，無論學界還是公眾，都
視謝觀先生是《源流論》當仁不讓的作者，從無異議。
但風起於青蘋之末，早成定讞者，竟因一部遺稿的出
版，在七十四年後變成一椿羅生門式的學林公案。

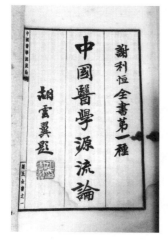 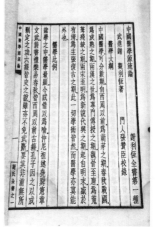

圖 1 初版《源流論》內封　　圖 2 初版《源流論》首頁

---

2 參見呂思勉，《隋唐五代史》，第二十二章《隋唐五代學術》，第六
　節《自然科學》（上海：上海古籍出版社，2005），頁 1139-1140。

　　2009 年，上海古籍出版社推出《呂思勉文集》系列之《中國文化思想史九種》（以下簡稱《九種》）。顧名思義，是書收錄了誠之先生有關中國文化思想史的九部論著。《九種》中列於最前者，題作《醫籍知津》（以下簡稱《知津》），並附有呂門高弟著名文獻學家胡道靜先生所作《呂誠之先生〈醫籍知津〉稿本題記》（以下簡稱《題記》）[3]。編者李永圻、張耕華先生在全書《前言》中對呂先生這份遺稿的撰寫背景及整理出版的經過做了扼要說明：

　　《醫籍知津》寫於一九一九年夏，是年呂先生由謝
　　利恒（觀）先生介紹進上海商務印書館任編輯，協
　　助謝先生編纂《中國醫學詞典》，撰《中國醫籍[4]
　　源流論》一篇，系統敘述中國古代醫學典籍及其源
　　流派別。《中國醫籍源流論》後未收入《中國醫學
　　詞典》，由謝先生私人木刻印行少許冊分送同行友
　　人。《醫籍知津》手稿一冊，五萬餘字，即《中國
　　醫籍源流論》的底稿。上世紀八十年代，《醫籍知
　　津》經呂先生的女兒呂翼仁先生抄錄，並與楊寬先
　　生一同校對、補正、分節並加標題。胡道靜先生審
　　閱後，撰寫了《題記》。此次刊出，以抄本為底
　　本，並校以原稿，胡先生的《題記》用作附錄，以

3　按，此文原載於《社會科學戰線》1987 年第 2 期，發表時刪去了
　　文末三段文字。
4　按，「醫籍」當是「醫學」之訛。

供讀者參考。[5]

　　兩位《呂集》編者提出了迥異於通行觀點的意見，認為《源流論》的真正作者應是呂思勉先生。不過很可惜，他們的話說得比較委婉含蓄，且一筆帶過，未做進一步的解釋。2012 年，上海古籍出版社出版了李、張二人編撰的《呂思勉先生年譜長編》（以下簡稱《呂譜》），這段文字略經修改後亦被收入其中，同時隨文附有一幀《知津》原稿的高畫質照片。該照所攝係手稿首頁，豎欄，半葉十行，楷書，間有塗抹圈改，其首行頂格題：「醫籍知津」四字，下署「武進程芸」。「武進」常州舊稱，「程芸」則是呂先生常用筆名之一，結合筆跡判斷，《知津》一稿確係誠之先生手書。但細檢《呂譜》之文，並無呂先生曾在手稿上注明書寫年月的記載，故「《知津》寫於一九一九年夏」當是別有所本。據《呂譜》所引文獻，其依據實源自 1952 年「三反」期間誠之先生撰寫的《自述》。

5　李永圻、張耕華，見：呂思勉，《中國文化思想史九種‧前言》（上海：上海古籍出版社，2009），頁 3。

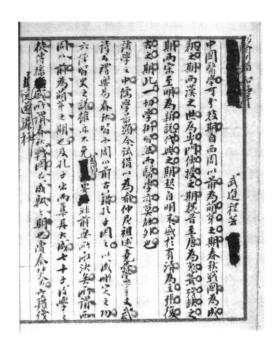

圖 3 《知津》手稿首頁 [6]

　　這篇文章中，呂先生對平生事業和思想做了詳細而又坦誠的總結，[7] 具有極高的史料價值。先生在敘述昔日經歷時，談到了與謝觀先生的一段交遊往事：

　　一九一九年，入商務印書館，助謝利恒君編輯中國醫學辭典。予於醫學，本無所知，而先外王父程柚

6　圖片翻拍自李永圻、張耕華，《呂思勉先生年譜長編》（上海：上海古籍出版社，2012），頁 205。

7　此文原名《三反及思想改造學習總結》，今改題作《自述》，收入《呂思勉論學叢稿》（上海：上海古籍出版社，2006），頁 741-757。

> 谷先生，先舅氏均甫先生，先從舅少農先生，皆治
> 漢學而兼知醫，故予於中國醫書源流派別，略有所
> 知。謝君本舊友，此時此書亟欲觀成，乃將此一部
> 分屬予纂理，至暑假中事訖。[8]

　　細審此言，儘管呂先生透露了自己曾在 1919 年暑假，代謝氏撰寫《中國醫學辭典》中有關中國醫書源流派別的部分，但畢竟沒有明言這部分文稿就是《知津》，而且《自述》通篇無一字提及此作，所以用嚴謹的邏輯來考量，李、張二人逕定《知津》手稿寫於 1919 年實有牽強之嫌。又據前引秦序推算，《源流論》殺青當在 1925 年。在無法判斷呂先生《知津》遺稿書寫時間的情況下，也就不能確定兩者寫定時間孰先孰後，故僅以誠之先生手稿與《自述》為據，尚難分辨《知津》究屬呂氏原創，抑或僅是抄錄刪改謝書而成。可是《知津》手稿的公布與整理出版，使我們必須面對這樣一個疑問：《源流論》的作者到底是誰？

　　近現代以降，學術研究日趨專業化，不同學科甚至不同方向的研究者彼此之間往往十分陌生。具體到歷史與中醫學界，這種術業有專攻的情況也相當突出。中醫學者平日很少涉獵史家論著，大多數歷史學者對傳統醫學亦不甚了了。因此，當久湮不彰的《知津》公之於眾後，在很長一段時間內，並未引起相關領域學者的注意。2013 年 3 月 20 日，《中華讀書報》刊發了流

8　《自述》，見《呂思勉論學叢稿》，頁 744。

行病學專家祖述憲教授的一篇文章：〈《中國醫學源流論》真正的著者是誰？——史學家呂思勉的《醫籍知津》顯露真相〉。祖先生對比閱讀了《知津》與《源流論》，發現兩者「基本內容相同，只是編輯不同，標題各異」，經過探尋分析，認為後者實際是在前者基礎上改頭換面而來。[9] 此結論不可謂不重要，但奇怪的是，學界依舊波瀾不興。研究者在徵文引獻時，凡涉及《源流論》處，仍徑視謝觀為該書作者，對成書背景不做任何辨析與討論。[10] 究其原因，除了上文提到的學科壁壘外，恐怕還與祖文論證比較粗疏有一定關係。祖氏在文中坦承：「我對中國歷史只有一點零星的常識。」[11] 由於並非文史專業出身，祖先生的考據實在難稱當行。不僅資料搜集得很不完備，如不曾利用《呂譜》等論著；考證亦頗欠周密，多憑臆斷之辭，甚至誅心之論來證明

---

9 參見祖述憲，〈《中國醫學源流論》真正的著者是誰？——史學家呂思勉的《醫籍知津》顯露真相〉，《中華讀書報》，2013 年 3 月 20 日，第 7 張第 1 頁。

10 此類論著頗多，僅吾人流覽查詢所知者即指不勝屈，茲略舉數例：張瑞，〈疾病、治療與疾痛敘事——晚清日記中的醫療文化史〉（天津：南開大學博士學位論文，2014）、李楠，〈民國時期（1912—1949）中藥文獻及其學術考察與研究〉（北京：中國中醫科學院博士學位論文，2011）、韓毅，《政府治理與醫學發展：宋代醫事詔令研究》（北京：中國科學技術出版社，2014）、韓毅，《宋代瘟疫的流行與防治》（北京：商務印書館，2015）、陳昱良，〈明清學術視野下的傷寒學研究〉（北京：中國中醫科學院博士學位論文，2016）、劉金鵬，〈陳直《養老奉親書》研究〉（浙江：浙江大學碩士學位論文，2016）、李建民，《從中醫看中國文化》（北京：商務印書館，2016 年）、胡頔，〈《金匱要略正義》訓詁研究〉（北京：北京中醫藥大學碩士學位論文，2017）、熊秉真，《幼醫與幼蒙——近世中國社會的綿延之道》（新北：聯經出版公司，2018）等等。

11 祖述憲，〈《中國醫學源流論》真正的著者是誰？——史學家呂思勉的《醫籍知津》顯露真相〉，第 7 張第 1 頁。

自己的觀點。這些不足在很大程度上削弱了其結論的說服力，讓人難以採信。

　　《知津》與《源流論》的複雜關係牽涉到兩位前賢大家的著作權，尤其需要我們實事求是，審慎辨析。故吾人不揣譾陋，嘗試另闢蹊徑，全面利用已公布的文獻材料，對這樁難解公案重加考證，徹底解決其中的疑點，以期恢復事情的本來面目，求得一個客觀公允的答案。

二、《知津》、《源流論》內容比較

　　從章節結構來看，《知津》共分三十節，《源流論》則由六十五節組成。不過，前書的分節出自整理者之手，故無比較之意義，可存而不論。應該說，其同異處主要還是集中在內容方面。比勘二書，可以發現後者末尾尚有「民國醫學」、「時代病」、「地方病」與「結論」四節，[12] 約計四千餘字的篇幅，為前者所無；除此之外，則基本相同。換言之，《源流論》全書近九成的文字與《知津》差別不大。當然，這部分大同中也有不少小異之處，主要分為三類，一是具體字詞的出入，數量甚夥，有近五百處。茲舉兩例，以概其餘：

（甲）蓋醫理深邃，非盡人所能知，方藥則事足便民，

12　參見謝觀著，余永燕點校、王致譜審定，《中國醫學源流論》，
　　頁113-121。按，祖氏並未認真比讀兩書，誤認為：「謝書比呂著
　　多了最後的六節——中西匯通、東洋醫學、民國醫學、時代病、
　　地方病和結論」，實則「中西匯通」、「東洋醫學」兩節內容，《知
　　津》中亦有。

好蒐輯之者較眾；又格物之學不明，徒知蒐輯成方以治病，而不復能研求藥性，所謂知有術而未足語於學也。[13]（《知津》八〈宋以後醫方之蒐輯傳播〉）

蓋醫理深邃，非盡人所能知，方藥則事足便民，好蒐輯之者較眾，**而流傳亦易**，但格物之學不明，徒知蒐輯成方以治病，而不復能研究藥性，所謂知有術而未足語於學也。[14]（《源流論》十四〈宋明間醫方〉）

(乙) 其晚年高弟為羅天益，嘗承師命作《內經類編》一書，書不傳，序見劉因《靜修集》中。實居張景嶽《類經》之先，蓋舉一切治病用藥之法，而悉歸本於《內經》，實至東垣而大成其說也。[15]（《知津》九〈宋代醫學新說之興起〉）

而其晚年高弟為羅天益，嘗承師命作《內經類編》一書，書不傳，序見劉因**所著**《靜修集》中。實居張景嶽《類經》之先，蓋舉一切治病用藥之法，而悉歸本於《內經》，實至東垣而**集其大成**也。[16]（《源流論》十七〈李東垣學派〉）

　　顯而易見，甲、乙兩組引文都只是措辭有些細微差

---

13 呂思勉，《醫籍知津》，見：呂思勉，《中國文化思想史九種》，頁 20。

14 謝觀著，余永燕點校、王致譜審定，《中國醫學源流論》，頁 33。按，為醒目計，凡文字出入處，字體均作黑體加粗，下同。

15 呂思勉，《醫籍知津》，《中國文化思想史九種》，頁 25。

16 謝觀著，余永燕點校、王致譜審定，《中國醫學源流論》，頁 40。

異，文義則幾乎一致，與之相似者在此種類型的異同中占絕對多數，故量雖大，卻並未造成質的迥別。觀點略為不同者，僅見一處：

> 凡事創始最難，今日醫家有能引此端緒者，篳路藍縷之功，固足以沒世不忘矣。若如今日中醫奉為枕中祕之《中西醫經匯通精義》等，一味牽強附會，及近今治西國醫學者，動以今日之學術繩古人，一味深閉固拒，均無當也。[17]（《知津》三十〈醫史醫案醫話與醫書〉）
>
> 凡事創始最難，近今醫家有能引此端緒者，如**唐容川之《中西醫經匯通精義》之類，雖不免有**牽強**附會之處，然**篳路藍縷之功，固足以沒世不忘矣。今日治西國醫學者，動以今日之學術繩古人，**而深於中醫舊學者，又一味深閉固拒，均無當也。**[18]（《源流論》六十〈中西匯通〉）

對讀這兩段文字，分歧點主要是對唐著《匯通精義》的評價，前者貶，後者褒，但這樣的小結裡實與全書宏旨無關，故也毋需強調。

其二，是《知津》無，但《源流論》有的一些論述，約計二十餘處。必須說明的是，此類論述並非簡短的句子，而是首尾完具，意義周備的段落。具體言之，又分

---

17 呂思勉，《醫籍知津》，《中國文化思想史九種》，頁 67。
18 謝觀著，余永燕點校、王致譜審定，《中國醫學源流論》，頁 110。

兩種情況：一種是兩者所要表達的基本觀點相同，但行文各有側重；另一種是後者較前者做了更多的發揮。茲各舉一例：

（甲）種痘之在今日，自當採用西醫最新之法，前此種痘之書，不過藉以考見源流而已。然中國今日，種痘不能普遍，患天痘者仍隨在有之，且中醫諸疹治法，皆與治痘相出入，故醫家於前此治痘之書仍不可不究。[19]（《知津》十七〈女科與幼科〉正文夾註）

種痘之在今日，自以採取西醫新法為便，然胎毒重者，對於天痘仍不能免，即成人方面，亦有因流行性而感受者。往年治痘專家，對於溫涼攻補，大都純熟，應付變化，如珠走盤，其治效實非西醫所及，今則通都大邑，種痘盛行，於是治痘之法漸晦，甚為可惜，故醫家對於此層，仍宜研究也。[20]（《源流論》四十〈痘疹學〉）

（乙）《源流論》四一〈推拿學〉末尾較《知津》十八〈推拿〉多出一段話：

近年滬上盛行推拿法，於不運動之膏粱身體最宜，幼科推拿亦甚效，其著於書者，則有駱如龍溧陽人。《幼科推拿秘書》商務書館出版。等書。[21]

---

19 呂思勉，《醫籍知津》，《中國文化思想史九種》，頁50。
20 謝觀著，余永燕點校、王致譜審定，《中國醫學源流論》，頁83。
21 謝觀著，余永燕點校、王致譜審定，《中國醫學源流論》，頁85。

其三，《知津》和《源流論》二書雖然章節劃分各異，但整體框架是基本吻合的，僅有少數章節的段落順序有所不同，如討論晉唐間針灸學、宋以後醫學新說之代興及清代醫家等問題的部分。這些局部結構的顛倒變化就好似「朝三暮四」和「暮四朝三」，對全書的立意與宗旨實際並無影響。限於篇幅，此處不再徵引比較，且亦毫無必要，因為兩書具在，一檢即得。

通過以上比較，我們已可確定：《知津》、《源流論》兩書的內容大致相同。顯然，出於不同作者之手的著作絕不可能存在這樣的巧合。那麼，就只剩下二種可能，要麼前者是在後者基礎上刪改而成，要麼後者是前者的補訂升級，非此即彼，必居其一。

三、在《知津》基礎上成書的《源流論》

根據前文的考辨，僅憑外證，我們無法對《知津》與《源流論》的關係做出符合事實的判斷。職是之故，吾人嘗試從內證入手，另尋線索，以求得問題之解決。

首先，需要回答的問題是：呂思勉先生是否具備撰寫《知津》的能力？醫籍史在史學園地中一直是比較特殊的門類，絕非人人可以輕易置喙。誠之先生在《自述》中說：「予於中國醫書源流派別，略有所知」，這不過是老輩的自謙之辭。誠如胡道靜先生所言：「先生讀過的古典醫籍之多，鑽研之深，是罕有倫比的。」[22]

---

22 《呂誠之先生〈醫籍知津〉稿本題記》，見：呂思勉，《中國文化思想史九種‧醫籍知津》，頁 69。

1920 至 1922 年，呂先生應邀遠赴瀋陽高等師範學校任教，在此期間，曾以「中國醫學的變遷」為題，在孟晉迻群社做特別演講，[23] 這足可窺見其深湛的醫史造詣之一斑。故以客觀條件論，呂先生完全具有撰寫一部中國醫籍史的雄厚實力。

前提既可成立，更進一步的考察也就能夠展開。誠之先生一生著述巨宏富，作品中有不少與醫學相關的文字，取之與《知津》對讀，可以發現相似處甚多，我們不妨對其仔細分析，看看能否從中找尋到《知津》作者究竟為誰的可靠證據。《知津》二〈最古醫經：《素問》、《難經》、《靈樞經》〉言及張仲景《傷寒雜病論集》時，以小字夾註的形式對「論集」加一按語：「言論所以集此書之意，宋本如此。後世刻本改為自序，非。」[24] 1919 年，呂思勉先生曾以筆名「駑牛」在家鄉常州的報刊《武進商報》上發表了一組題名《論醫》的文章，[25] 其中第六則有一句話：「《論集》言論所以集此書之意，宋本如是，俗刊本改為自序，非。」[26] 比較兩句話，不僅觀點相同，連文字也幾乎一致，而後者的發表時間又正好與呂先生受謝氏委託撰寫《中國醫學大辭典》中有關醫書源流派別部分的時間重

---

23 李永圻、張耕華，《呂思勉先生年譜長編》，卷 2「1912-1925 年（29-42 歲）」，頁 265。

24 《醫籍知津》，見：《中國文化思想史九種》，頁 6。

25 李永圻、張耕華，《呂思勉先生年譜長編》，卷 2「1912-1925 年（29-42 歲）」，頁 224。

26 李永圻、張耕華，《呂思勉先生年譜長編》，卷 2「1912-1925 年（29-42 歲）」，頁 210。

疊，這絕無巧合的可能。對此唯一合理的解釋是《知津》一稿確實撰成於 1919 年，較《源流論》脫稿要早六年之久，前者不可能是據後者刪改而成。

　　尤有意思的是，《知津》四〈《傷寒雜病論》與《金匱要略》〉在討論《傷寒》卷帙數時說：「《傷寒雜病論》論集自言凡十六卷。」[27] 結合上引同書第二節的按語，可以看出誠之先生行文相當謹慎，用字前後照應，無粗疏草率之病。這兩句話在《源流論》中，第一句與《知津》完全相同；[28] 第二句則有微妙的出入，作：「《傷寒雜病論》序文自言凡十六卷。」[29] 此處，謝氏似乎不明就裏，輕率採用了前文所批評的俗本妄改之文。仔細揣摩，只有在《源流論》是據《知津》增訂而成的情況下，才會出現這種自相矛盾的錯誤。何以言之？因為增訂者並非原作者，雖照錄了有關「論集」的那條夾註，但由於不是自己研究所得，故很難留下印象。當其讀到後文「傷寒雜病論論集自言」一語時，因「論集」一詞較為生僻，遂輕疑為文字衍誤，而據平常所用之俗本《傷寒》徑改兩字作「序文」，渾然忘記了前面那條不起眼的按語，替後人留下了追蹤《源流論》來龍去脈的痕跡。

　　《知津》一書的內容與觀點同呂氏著作中涉醫部分

27 呂思勉，《醫籍知津》，《中國文化思想史九種》，頁 12。
28 謝觀著、余永燕點校、王致譜審定，《中國醫學源流論》第 5 節〈《素問》考證〉，頁 15。
29 謝觀著、余永燕點校、王致譜審定，《中國醫學源流論》第 9 節〈《金匱要略》考證〉，頁 26。

高度相似者，不是僅此一例，而是數量眾多。比如，在
《知津》開篇，誠之先生就比照儒學的發展，對中國醫
學史進行了分期：

> 中國醫學，可分數期：自西周以前，為萌芽之期，
> 春秋戰國為成熟之期，兩漢之世為專門傳授之期，
> 魏晉至唐為搜葺殘缺之期，兩宋至明為新說代興之
> 期，起自明末，盛於有清，為主張復古之期……
> 若《靈樞經》，則黃帝針灸一派也，若《本經》，
> 則神農本草一派也，若《難經》，則素女脈訣一派
> 也；其筆之於書，蓋亦在周秦之際，皆專門學者所
> 為也……其傳承派別可以推見者，華元化為黃帝針
> 灸一派，張仲景為神農本草一派，秦越人為素女脈
> 訣一派……此其專家授受，各有師承，猶兩漢之有
> 經師也……其中絕不知何時，然亦必當漢魏之際，
> 故後此治醫學者，若皇甫士安，若陶弘景，皆無復
> 口說可承，而徒求之於簡編也。其蒐討掇拾之功最
> 巨者，於隋則有巢元方，於唐則有孫思邈、王燾。
> 此醫家義疏之學也。北宋以後，新說漸興，至金、
> 元而大盛，張、劉、朱、李之各創一說，競排古
> 方，猶儒家之有程、朱、陸、王，異於漢而又自相
> 歧也。至明末而復古之風漸啟，清代醫家多承之，
> 則猶儒家之有漢學矣。[30]

---

30 呂思勉，《醫籍知津》，《中國文化思想史九種》，頁 3-5。

　　這是一個高屋建瓴的總結，極具見地，堪稱《知津》的核心論點與總綱，深受呂先生重視，全稿多處皆有申述與闡發。而在 1933 年 10 月由上海世界書局初版刊行的先生著作《先秦學術概論》第十章〈方技〉中，也有一段非常近似的話：

> 中國醫學，可分三期：自上古至漢末為一期……此期醫學，皆有專門傳授，猶兩漢經學，各有師承也。魏晉而後，專門授受之統緒，漸次中絕。後起者乃務收輯古人之遺說，博求當世之方術……此一時期也，務綴拾古人之遺逸，實與南北朝、隋、唐義疏之學相當也。北宋時，士大夫之言醫者，始好研究《素問》，漸開理論醫學之端。至金、元之世，名醫輩出，而其業始底於成。直至今日，醫家之風氣，猶未大變。此一時期，蓋略與宋、明之理學相當。清儒考據之學，於醫家雖有萌蘗，未能形成也。[31]

　　對比兩說，關於中國醫學的分期如出一轍，不同之處僅是後出者的文字更為精煉整齊而已。類似若合符節的地方並非僅見，在呂氏著述中還有不少，如關於「五運六氣說」的討論就是一個比較典型的例子。《知津》九〈宋代醫學新說之興起〉有云：

---

31 呂思勉，《先秦學術概論》，《中國文化思想史九種》，頁 569-570。

中國醫學，至宋而新說肇興，非得已也。天下之物莫不有理，必得其理，然後可以應用於無窮。古代專門授受之醫學，魏晉而後既已寖失其傳，其為後人所輯存者，皆不免於殘闕不具。夫古代之醫學即使書存於今，其理亦未必可據，況其所存者又皆殘闕不具之說乎？！然學術之真必存於事物，後世解剖之學既已絕跡，形下之學又日湮晦，欲明醫理，果何所據以資推求哉？於是冥心探索，而其說轉遁入於虛無，而五運六氣之說興矣。[32]

趙宋之時，五運六氣說與醫學的合流，標誌著中國傳統醫學思想的巨大轉折，影響了此後近千年的中醫發展軌跡。誠之先生獨具隻眼，指出了其中隱伏的脈絡，令人有豁然開朗之感。這樣的創見，自然是學者的得意之論，故先生於此亦三致志也，在不同著述中都有闡發：

自五代以前，習醫者多守其專門之業以相傳授，其人多今草澤鈴醫之流，士大夫之好斯事者甚少，則亦安於知其然不知其所以然而已。自宋以後，士大夫之研究醫術者始多，始欲求得其原理。然古代相傳之說，本止有其術而無其理，加以人體生理日以湮晦，藥物化學又無門徑，術之不明，理於何有？

---

32 呂思勉，〈宋代醫學新說之興起〉，《中國文化思想史九種‧醫籍知津》，頁 24。

於此而欲強立一說焉以會諸說之道，則愈籠統汗漫
不著邊際之說，愈適於用，此中國醫家之所以好譚
陰陽五行也。[33]

又：

北宋以前，醫經、經方兩家，皆偏於治療之術，罕
及病之原理。雖或高談病理，乃取當時社會流行之
說，如陰陽五行等，以緣飾其學，非其學術中，自
能生出此等理論也。宋人好求原理，實為斯學進化
之機。惜無科學以為憑藉，仍以陰陽五行等，為推
論之據。遂至非徒不能進步，反益入於虛玄矣。[34]

又：

醫學至宋而一變。自唐以前，醫家多講治法，罕言醫
理，宋世乃多言理，而五運、六氣等說興焉。然其轉
變之原，亦在唐世。何者？前此視醫為賤業，士大
夫弗為，至唐乃漸為之，士大夫為之，斯言理矣。[35]

上所舉「中國醫學史分期」、「宋代醫學新說的肇

---

33 《論醫》（七），見：李永圻、張耕華，《呂思勉先生年譜長編》，
卷 2「1912-1925 年（29-42 歲）」，頁 210。

34 《先秦學術概論》第十章〈方技〉，《中國文化思想史九種》，
頁 570。

35 呂思勉，《隋唐五代史》第二十二章《隋唐五代學術》第六節，《自
然科學》，頁 1137。

興」都是《知津》中非常重要的觀點。除此之外，不少局部甚至細節方面的論斷，也能夠在呂氏的其他論著裏找到相似的表達。茲舉兩例，以概其餘。對於中醫的獨門之技「診脈」，誠之先生有著迥異流俗的見解：

> 脈學原起亦甚古。近人多詆其術之不足恃，然古言四診，切本居末，後世醫論，遇有證脈相違者，亦多主舍脈從證，間有主舍證從脈者，則必逆知此證將有變動，不當徒泥目前之證以施治，而此證究竟將有變動與否，則藉脈象以參之，非徒恃切脈遂可治病也。故切脈者，診察之一術而未足語於診察之全也。然世之知醫者少，皆視醫為神妙不可測之事，以證為人人所共見，脈為醫家所獨知，遂謂醫之於脈，別有不可言傳之妙，而醫家亦借此自炫，以欺愚昧，其流失幾謂專憑脈象，便可治病，此流俗人之言，非學人之論也。[36]

在先生數量龐大的讀史箚記中有一條立論和措辭都很近似的文字：

> 中醫多以善診脈自詡，甚者謂能診脈，則不待問而可知所患，此乃欺人之談，少明事理者不之信，即醫家之少明事理者，亦不以此欺人也……脈學之

---

36 呂思勉，《醫籍知津·脈經與脈學》，《中國文化思想史九種》，頁14。

興，蓋本診察之一術，所以補但憑證狀者之不足，以求詳慎，非謂恃此遂可忽視證狀……後世醫家，遇有證脈不合者，多舍脈而從證；以證固明白有據，脈究徒憑探索也。間有舍證從脈者，乃經驗多，知目前之證將有變化，不宜徒據之以為治，乃逆測未來以立法，實無所謂從脈也。[37]

誠之先生曾謙虛而又自信地說：「少時讀史，最愛《日知錄》、《廿二史箚記》，稍長，亦服膺《十七史商榷》、《癸巳類稿》。今自檢點，於顧先生殊愧望塵，於餘家差可肩隨耳。」[38] 這絕非泛泛之言。對中國學術史稍有常識者，都應該清楚地知道此話的分量。自古有成就的中國學者皆很重視讀書箚記的撰寫，非獨得之見不存，去取甚嚴。此條有關「診脈」的箚記，如果暗合他人舊說，呂先生當會刪去，以示無意掠人之美，但並未摒棄，可知是個人創獲。《知津》有與之相合的論述，顯然也不會只是出於巧合。至於相似的細枝末節式的觀點更是在在皆有，比如《知津》十六〈明清間諸醫學名家〉對清代醫家徐大椿的醫學造詣推崇備至：

其卓然可稱大家者，實無過徐靈胎。靈胎於各科古書，靡不攻究，實足當博大精深之目。[39]

---

37 呂思勉，《呂思勉讀史箚記》丙帙「魏晉南北朝」第547條「脈法」（上海：上海古籍出版社，2005），頁989。

38 〈自述〉，見《呂思勉論學叢稿》，頁756。

39 《醫籍知津》，《中國文化思想史九種》，頁46。

　　品藻人物，往往仁者見仁，智者見智，由於容易帶有主觀色彩，反倒較能見出月旦者的真實身份。上引之言在《論醫》（十三）中恰巧亦有一段孿生式的表述：

> 中國近世醫家，予最服膺徐靈胎，以其讀書最多，於各科多所通曉，且持論最謹嚴，在近世醫家中較有軌範故也。[40]

　　眾所周知，但凡嚴肅負責的學者，對於自己通過獨立思考研究得出的結論，都不會輕易動搖改變。上所舉《知津》中的部分觀點，在呂氏其他相關著作中均有不同程度的體現，可謂一以貫之，說明這些創見最有可能是由誠之先生提出的，再結合前文列舉的各種證據來判斷，則吾人可完全肯定《知津》確係呂思勉先生親筆之著。

四、結語

　　祖述憲先生對呂思勉先生為什麼贊同《源流論》署謝觀之名，很感費解，其實類似的事情早有先例，甚至在清代就已蔚然成風。清人汪中，高才博學，然命途屯蹇，坎坷無所遇，一生主要以遊幕維持生計，其傳世之著《述學》中就收錄了不少捉刀代筆之作。當時，幕主和幕僚皆習以為常，後世對此亦抱理解之同情。與之

---

40 《呂思勉先生年譜長編》卷 2「1912-1925 年（29-42 歲）」，頁212。

相比，目錄學經典《書目答問》作者署名之爭則更為有
名。該書究竟是出自張之洞手筆，還是南皮命士繆荃孫
代撰，晚清以降，學界聚訟閧然，迄今仍無定論。這同
《源流論》的成書頗有相似之處。雖然謝、呂二人的關
係並非主從或者師生，但前者介紹後者進入商務印書館
任編輯，以助己編纂《中國醫學辭典》，就此事性質來
講，不能說沒有絲毫主客之別，故誠之先生才有「屬予
襄理」之言。從這個角度看，謝氏視《知津》為己作，
亦非全然無據。

呂先生本是「一位樸質恬淡，循規蹈矩，不揚露才
學，不爭取名位的忠厚長者」，[41] 其半生堅持執教光華
大學，就深為世人敬佩稱頌。據呂門弟子黃永年先生回
憶：「在抗戰前，呂先生早已是一位在史學界負有盛名
的學者了，胡適想請他到北京大學去。論理當時北大文
科是全國頭塊牌子，而呂先生所在的光華大學則是排不
上號的私立學校。但呂先生拒絕了，理由是：光華的文
學院長錢子泉（基博）先生是我多年的老朋友，我離開
光華，等於拆他的台，我不能這麼做！」[42] 在〈自述〉
中，呂先生亦曾提及此事，不過道出了另一番理由：
「人有問予：在光華二十餘年，他校相招者甚多，條件
多優於光華，何以終不遷改？其大原因，亦在懶惰，憚
於遷改而已。」[43] 兩條理由都出自呂先生之口，卻截然

---

41 嚴耕望，《治史三書》（上海：上海人民出版社，2008），頁 180。
42 黃永年，《回憶我的老師呂誠之（思勉）先生》，見《黃永年文史
　論文集》第 5 冊《文史雜論》（北京：中華書局，2015），頁 248。
43 〈自述〉，見《呂思勉論學叢稿》，頁 752。

不同，似乎自相違背。不過，竊以為兩者實際各說出了事實的一半，合而觀之，應該才是真相之全體。所謂不願拆老朋友之台，乃重然諾之義；而懼怕遷改，則是返求諸己之仁。受友人之托，必全力以赴，不計個人得失，功成之後更不矜炫於世，這與本文所討論的問題適堪連類。因此，我們也就能夠理解呂先生為何不僅終生不提《知津》書稿一事，而且還認可《源流論》出自謝觀之手了。

　　客觀地講，謝氏所做補充刪改亦自有其價值，故吾人認為《知津》與《源流論》不妨竝行於世，供讀者參考比較。但君子愛人以德，既然兩書的關係已經得到澄清，那麼我們就當遵先聖「必也正名」之訓，還後者署名之本來面目，將其改題作：「《中國醫學源流論》，呂思勉撰，謝觀增訂」。

民國時期《黃帝內經》的出版、閱讀與學術轉型

皮國立

國立中央大學歷史研究所副教授兼所長

一、前言

在中國醫療史的視野下，醫學經典無疑佔著極其重要的位置，[1]而《內經》一書無疑是目前公認最古的中醫典籍，惲鐵樵謂：「醫書浩瀚，必通《素問》，然後得其綱領」。[2]而《中國醫學源流論》談到該書簡史：

> 《素問》非古代醫家之金科玉律也。……仲景《傷寒》自言撰用《素問》，而書中曾未引及《素問》一與，可知證脈方藥，醫家自有真傳。如《素問》之注重學理者，不過借資參證耳。自宋以後，言《素問》者始漸多。明以來，乃更奉為天經地義，而又益之以《靈樞》。……蓋自明以來，《素》、《靈》二書，成為醫家之至經賢傳，凡著書幾無不節鈔二書以冠其首，單行之節本尤多，皆不足與於著述也。[3]

1　李建民，《生命史學——從醫療看中國歷史》（臺北：三民書局，2005），第一章「正典」的概念。

2　惲鐵樵，《群經見智錄》，收入余巖、惲鐵樵，《《靈素商兌》與《群經見智錄》》（北京：學苑出版社，2007），頁80。

3　謝觀，《中國醫學源流論》（福州：福建科學技術出版社，2003），頁48-49。

　　一言以蔽之，自明代以下《內經》已成為醫家必讀之醫書。而目前有關《內經》的古代版本、傳播、學說的研究已經很多，[4] 唯獨對其在民國以來的刊刻情形、在中西醫界興起圍繞該書的相關論爭，例如反中醫者欲攻擊中醫的源頭，必從該書攻起；而中醫界欲復興中醫、改革中醫，也必須上溯源頭，從該書談起等等。過去通論式的研究，缺乏對整體《內經》書籍刊刻的分析，而僅摘錄一些論爭話語，各說各話，看不出具有縱深的學術變化，這其中還牽涉民初以來研究、論述該書所彰顯的學術轉型等面向，現下仍缺乏細緻的史學研究，此即本文欲梳理的核心問題。本文以《中國中醫古籍總目》中的統計為基礎，[5] 製表並論述意義、[6] 兼論醫者言論。期待透過本文的努力，一面探索論爭、一面也探索出路，能使學者對《內經》一書在民國時期的整體發展與近代中醫之學術發展史，有更深一層的認識。

二、對民初《內經》出版情況之分析

　　即使經過晚清西方醫學的衝擊後，民國時《內經》依舊是中醫的命根。晚清浙江世醫凌德（字嘉六）就指出，他的孫子開始讀醫書時，問及何者為要？凌認

4　例如張燦玾，《黃帝內經文獻研究》（北京：科學出版社，2014）。陳麒方，〈靈樞版本源流簡述〉，《中醫藥研究論叢》，第17卷第2期（2014），頁139-155。王瑞來，〈《黃帝內經素問》版本源流考〉，《國家圖書館館刊》，第86卷第1期（1997），頁169-192。

5　統計參考：薛清錄主編，《中國中醫古籍總目》（上海：上海辭書出版社，2007）。

6　參考文後附表：〈民國時期《黃帝內經》類醫書刊本編年〉。

為：若專為謀利，則各種湯頭歌訣是最容易上手的，但要追本溯源、自壽壽人，則要先讀醫者六經：《內經素問》、《內經靈樞》、《難經》、《傷寒論》、《金匱要略》、《神農本草經》等書。[7]直至清末，錢培蓀指出：西方人「精思偶合」，自以為創新發現，其實早已存在於經典之中，但是古法失傳，「儒者不復通其說」，所以才會錯愕，驚訝於西醫理論之新奇。[8]這類說法中最具代表者，乃唐宗海以《醫經精義》回應西方醫學，已站穩中醫的基本立場。[9]但至民初以後，西醫衝擊力量更大，反中醫者如余巖，更是直攻《內經》，以廢中醫為目標，《內經》地未遂顯動搖。

　　分析民國醫書，必須對當時出版的狀況作一鳥瞰式的分析。根據本文統計（見附表），大範圍來看，其實各代的刊本普遍都不多，跟傷寒、溫病類的著作比起來，動輒十幾甚至二十版，不可相比。[10]當時人認為，要研究好《內經》，第一就是要確定最正確之底本，再來談後人之說是否正確，[11]但就難在：「今之《素問》（指唐以後）是否為上古之《素問》？猶有

7　凌德，《靈樞文句》，收入陸拯主編，《近代中醫珍本集─醫經分冊》（杭州：浙江科學技術出版社，1990），頁325。

8　顧觀光，《素問校勘記》，收入陸拯主編，《近代中醫珍本集─醫經分冊》，頁629。

9　皮國立，《近代中醫的身體觀與思想轉型──唐宗海與中西醫匯通時代》（北京：三聯書店，2008），頁37-119。

10　皮國立，《「氣」與「細菌」的近代中國醫療史──外感熱病的知識轉型與日常生活》（臺北：國立中國醫藥研究所，2012），頁329-359。

11　許半龍，《《內經》研究之歷程考略》，收入陸拯主編，《近代中醫珍本集─醫經分冊》，頁511。

疑義，而《靈樞》更是北宋中期後才出現定本，[12] 何況「《素》、《靈》二書，互相複重，又有自相矛盾者。」[13] 雖然有如此多的疑問，但民初醫者所重之古本，仍以王冰之《重廣補注黃帝內經》為主，前後刊刻有十七版之多，[14] 以全本《內經》文字而言，最為風行。而宋、元、明時代的醫書刊本其實不算多，《內經知要》可謂一枝獨秀，民國時多達十七版。然該書屬重點節錄本，也可看到當時的出版市場需求可能有一大部分醫者只讀簡單的節本，這一點值得注意。[15] 至於謝觀則論：「《素》、《靈》二書，實皆有訛亂，《靈樞》尤難讀，諸家之言《素問》者孔多，而能治《靈樞》者，卒無其人也。」[16] 可見《靈樞》注本之少、理論之難，實為歷代醫家不敢輕言論述之書，從表中也可以看出，《靈樞》全文和發揮的部分，民國時沒有學者單獨解讀，只能挑選講述。

　　到了清代，整個的《內經》研究應該到了極致，張志聰（隱庵）的集注，大概是最詳盡的，張是清代維護《內經》文字之代表，其書在民國時（包括和其他書一起刊印）也有十二版，這是屬於比較完整《內經》文字

12　何舒撰，《靈素階梯》，收入主編，《湖湘名醫典籍精華—醫經卷、溫病卷、診法卷》（長沙：湖南科學技術出版社，2000），頁175。應為南宋紹興年間定本，《中國醫學源流論》載：「宋紹興中，史崧乃以家藏舊本《靈樞》獻之。」參考謝觀，《中國醫學源流論》，頁19。

13　謝觀，《中國醫學源流論》，頁49。

14　薛清錄主編，《中國中醫古籍總目》，頁4-5。

15　薛清錄主編，《中國中醫古籍總目》，頁7-8。

16　謝觀，《中國醫學源流論》，頁49。

探討之大成。[17] 另外像高士宗的《黃帝素問直解》，竟一個民國版本都沒有，清代頗有名的黃元禦醫書《素靈微蘊》，整個民國也同樣沒有刊本，[18] 可見民國時醫者重視張注之一般。[19] 不過，惲氏從歷史出發，不全然相信《內經》的文字，他說當以「懷疑」的眼光讀《內經》，他認為像是張志聰著書，就是信仰太過，必有流弊。[20] 也有不做他想的，像張錫純就指出：《內經》很重要但卻較難讀懂，張志聰的註釋可以參考，但是誤謬之處仍多，應該再參看徐靈胎和陳修園的註釋，如果還是遇到深幽難解之處，「亦可不求深解，蓋益我神智諭我性靈之處，恆在一目了然之處也。」[21] 張認為只要多參考其他著作，自然就會心有所得，這是讀書方法上的差異。清代諸師註解《內經》，還多在文字音義上下功夫，例如《黃帝內經素問校義》，在民國時僅有一版，[22] 作者胡澍並非專業醫者，但喜好買書藏書，又精通聲音訓詁之學，留心醫書，認為考證《內經》是一種學術興趣，所謂「以漢學考據之法，而施之醫事者也」，[23] 並非當作實用的目的。[24] 沈祖綿認為胡的註

---

17 薛清錄主編，《中國中醫古籍總目》，頁 5、24。

18 薛清錄主編，《中國中醫古籍總目》，頁 14。

19 薛清錄主編，《中國中醫古籍總目》，頁 20。

20 惲鐵樵，《群經見智錄》，頁 86。

21 張錫純，《張錫純醫話》，收入沈洪瑞、梁秀清主編，《中國歷代名醫醫話大觀》（太原：山西科學技術出版社，1996），頁 1797。

22 薛清錄主編，《中國中醫古籍總目》，頁 23。

23 裘詩庭編，《珍本醫書提要》，頁 82。

24 胡澍撰，《黃帝內經素問校義》，收入陸拯主編，《近代中醫珍本集—醫經分冊》，頁 705-711。

釋很廣博，但也「未達宏旨」，所以他寫《讀素問臆斷》，[25] 但「宏旨」是什麼，也並非沈之書可以定義清楚。沈也不是專業醫者，僅可稱訓詁校勘學家，其書未刊，實在不能說發揮什麼大的影響力，更遑論受醫者普遍認同了。特別是非醫者，而是儒者之校訂，更是諸說紛呈，其實對當時醫者的影響力是有限的。同樣為清代著作，在民國時要受人青睞，要靠推薦來出版，例如俞鑑泉看到俞樾的醫書，認為可作為經典之羽翼，才趕緊推薦給裘吉生的《三三醫書》刊行，但也就只有這個版本而已；[26] 胡澍之著也是收在《珍本醫書集成》，才有機會在民初刊刻。可推估其餘歷代著作、汗牛充棟，只憑一己之力，根本無法有系統的出版，更莫談「學術整理」之工作，也可見用傳統訓詁方式研究該書，在民初已退流行。當然，民初依舊有該書之刪減本、節要本，非常風行，這些醫書的好處首先就是學習方便，具備實用的意義，[27] 例如汪昂的《素問靈樞類纂約注》有十二版、[28] 謝觀評論該書仍以《素問》方主，也認為與沈又彭《醫經讀》「分平病診治四門」同樣重視實際運用，但後者顯然刊本稀少；[29] 而兩書皆「去其矛盾，而存其

25 該書沒有實際刊本，沈祖綿，《讀素問臆斷》，收入陸拯主編，《近代中醫珍本集—醫經分冊》，頁 763。

26 俞樾（曲園）撰，《內經辨言》，收入陸拯主編，《近代中醫珍本集—醫經分冊》，頁 735。

27 甄志亞主編，《中國醫學史》（臺北：知音，2003），頁 183。

28 薛清錄主編，《中國中醫古籍總目》，頁 8-10。

29 薛清錄主編，《中國中醫古籍總目》，頁 10。

可信者，頗合蓋闕之義。」[30] 可見謝觀認為節錄本並非
不好，不確定的學說可先擱置，而又無損於對全書之理
解。另有陳念祖的《靈樞素問節要淺注》有七版，[31] 也
頗受歡迎。唐宗海的《中西匯通醫經精義》，雖是節
本，但在清末西醫傳入中國時，用西醫理論將經典的意
思重釋，非常受到歡迎，計有八版，影響民國醫者甚
鉅，很多民國時西醫理論注《內經》的著作，都不及其
書流行。[32]

至於民國以來的有關《內經》的著作，有許多特色
是值得說明的。首先，歷來質疑該書文字者，從來沒有
停止過，但自西醫傳入後，這種質疑的聲浪更大了，例
如晚清趙靜涵認為：《內經》偽亂甚多，連最基礎的
文字，都有問題，如果不重加勘定，是根本不可以發行
的。丁福保從其說，認為只要遇到該書誤謬處，他必加
以批判。但該書的癥結還在：誤謬的標準在哪裡？很
難界定。謝觀就說：「針灸派最古之書，當推《靈樞
經》。」無論其係偽書之議，但「確為古籍，則斷斷無
可疑矣。」[33] 謝還算是比較信仰《內經》文字者，有誤
謬跟後來廢棄該書的一些質疑，是兩種不同的思維。惲
認為，即使清代著作，也沒有把該書講清楚，所以《內
經》仍處在「若有若無之間也」，文字支離破碎，[34] 他

---

30 謝觀，《中國醫學源流論》，頁 49。
31 薛清錄主編，《中國中醫古籍總目》，頁 11。
32 薛清錄主編，《中國中醫古籍總目》，頁 15。
33 謝觀，《中國醫學源流論》，頁 19-20。
34 惲鐵樵，《群經見智錄》，頁 94。

的論述，我們下一段還會說明。而丁福保雖說要「批評」，不過他的《新內經》也不過只有兩版，[35] 第一集《新素問》論人壽短縮及延長之條件，即《內經》聖人治未病之說；第二集《新靈樞》論骨骸、筋肉、皮膚、臟腑等，以及未病時之種種現象，似《靈樞》所論營衛，輸穴、脈體、經絡等，其餘和古書關係不大。[36] 中醫孫子雲說有人送他一本《新內經》讀，他批評「不過翻譯西書、亂駁古籍，將中國數千年古聖先賢，蓋以方士二字，一筆抹殺，多見其不知量而已。」[37] 可見丁說並不甚受中醫界之重視。相對於民初余巖的《靈素商兌》，對中醫界的衝擊就非常大。因為他主張「廢中醫」，這樣就使得他的批評比丁氏更加深刻，但卻也只有一版，非常奇怪；至於對他回應的《群經見智錄》，竟也只有二版，[38] 即使我們過去認知的，民國時期較重要的《內經》著作，刊本也不多，大多都只有一至二版，[39] 跟清代一些解讀《內經》的版本比起來少得多。1923 年，俞鑑泉甚至指出：西醫東漸，醉心者冷嘲熱諷《內經》，大多是因為古書難讀而且無法親自體驗實用，去真正思考醫書中的得失。他說他觀察到醫界有惲鐵樵、張山雷等人的著作，都非常好，可是他竟說無法

---

35 薛清錄主編，《中國中醫古籍總目》，頁 16。

36 許半龍，《《內經》研究之歷程考略》，頁 507。

37 孫子雲，《濟慈醫話》，收入沈洪瑞、梁秀清主編，《中國歷代名醫醫話大觀》，頁 1421。

38 薛清錄主編，《中國中醫古籍總目》，頁 16。

39 參考附表。

買到惲的書。[40] 可見當時醫者知道惲之書，但其實並不那麼容易購得。再者，觀察這些新式解讀《內經》的醫書必須注意二點：首先，當時余巖和惲鐵樵的醫論很多是刊載在新式期刊上，一般醫者購買醫書的習慣不是在看學理之爭論，而是希望看到與實際臨床、對基礎理論有所描述與介紹的書，所以可以發現，即便民國時對全本《內經》之解讀者非常少，大多是針對西醫抨擊之部分理論來進行回應，這些書具有理論探討價值，但在市面上的需求，某方面還是王冰或清代醫書的天下，此與民國時期重視實用的風氣有關。[41] 對於怎麼解釋、回應西學，其實中醫界沒有一個很強公認的共識，讀《內經》需要博通之才，也僅是最基本之共識。惲的回應有被醫界知道，但購書不易，也未到人手一本的地步。故梳理各家論述，約略可得一大方向，但卻不能以新學說已受公認，只能推衍時代思潮之所需而已，這是在進行分析工作時要注意的。

許半龍在《《內經》研究之歷程考略》中，舉出當時幾個代表性的著作。除丁福保、惲鐵樵等人外，他還提到山西楊如候的《靈素生理新論》，論人體生理解剖，兼採歷代論述，並歷舉西圖、西說，以互相驗證，

---

40 俞樾（曲園）撰，《內經辨言》，收入陸拯主編，《近代中醫珍本集─醫經分冊》，頁735。

41 對診病實用之書，還是要從傷寒、溫病、內外諸科書中探求，可先參考：皮國立，〈中醫文獻與學術轉型──以熱病醫籍為中心的考察（1912-1949）〉，收入韓健平、張澔、關曉武主編，《技術遺產與科學傳統》（北京：中國科學技術出版社，2013），頁223-318。

他說是「別開生面之作品也。」[42] 還有張山雷的《素問
經文疑竇》與《注家得失》，僅於醫報上片段發表，
被評為不能窺《內經》全豹，但考辨之精也為人所稱
頌。[43] 以許半龍之考論，也只還再談及秦伯未之《讀內
經記》、《內經類症》，許太平之《內經詁林》、《靈
素新探》等，皆其認為有貢獻之書。[44] 而在運用傳統註
釋方面，可舉秦伯未的《內經病機十九條之研究》（1932
年）為代表，該書沒有論及西醫理論，但是他在中醫的
辨證基礎上，說明原《內經》理論過於簡單，有時以
寒、熱等一字判之，未免過於簡化。[45] 所以秦在原書基
礎上，以金元四子的理論為拓展，再加上自己的補充，
豐富了中醫病理學的內涵，深化舊有之醫治思維。又，
主持靈蘭中醫學會的何舒，在《靈素階梯》中仍用傳統
的方式註釋《內經》，特別是針對比較難的五運六氣、
陰陽五行等學說進行一種問答式的解讀，也沒有參入西
醫的解釋。所以我們在探討一個時代的學術思潮時，不
能只重視新發展，而忽略了仍持續的，對傳統解釋有提
出貢獻之醫書。[46] 而最重要的學術轉向，本文將在最後
一小節說明。以下先針對攻擊與擁護中醫的言論作一對

---

42 許半龍，《《內經》研究之歷程考略》，頁 508。

43 評論見余梃，《內經辨言》，收入裴慶元輯，《三三醫書》（北京：
中國中醫藥出版社，1998），第 1 冊，頁 478。許半龍，《《內經》
研究之歷程考略》，頁 508。

44 許半龍，《《內經》研究之歷程考略》，頁 508。

45 秦伯未撰，《內經病機十九條之研究》，收入陸拯主編，《近代
中醫珍本集──醫經分冊》，頁 848-849。

46 何舒撰，《靈素階梯》，頁 198-208。

比，探討《內經》爭議與可能之出路。

三、有關學習《內經》之價值的正反論述

　　本節探討時人對《內經》價值的質疑與辯護言論。惲鐵樵在醫書中首先點出了這個時代《內經》的尷尬地位，他說：

> 乃自我生之初，至於今日，舉國視《靈樞》、《素問》為絕學，無有一人能言其理者；當不佞二十許時，讀內難《氣穴論》、《氣府論》諸篇，輒為之頭腦作脹，不但畏其繁，且不信萬有不齊之經絡可以如此整齊劃一為之說也，詢之老於醫者，輒搖頭謝不知。……至戊戌而後，校中文課，偶涉五行，為教師所呵叱，從此絕口不言醫，且恥言曾治中醫。吾知國人與我同有此閱歷者，當有數千人也。[47]

　　惲寫實描述了民初《內經》難讀與書中理論被挑戰的窘境。雖有如是批判聲音，但 1924 年張生甫認為，中醫發展要有系統，基礎就是以《內經》、《難經》、《金匱要略》和《神農本草經》為根據，其他各科、各症該依何家學說、醫書，再慢慢從長計議。先確立古典醫學之本，才能再往下發展。[48] 惲鐵樵則以不瞭解《內經》就是不瞭解自身，陳述如果只會運用一些西藥自我

---

47 惲鐵樵，《群經見智錄》，頁 154-155。
48 張國華，《醫學達變》，收入陸拯主編，《近代中醫珍本集──醫話分冊》（杭州：浙江科學技術出版社，1994），頁 275。

炫耀，以為能改良中醫，只會招西醫訕笑，「則吾中醫當去淘汰不遠矣」。[49]《內經》不能廢，是當時中醫界的多數共識。

同一時期，孫子雲曾於 1923 至 1924 年在北平實善社之醫學研究會主講《內經》、《難經》等書，順便施醫，其講義為門人整理成《濟慈醫話》一書。[50] 他指出，學醫還是要從《內經》和《神農本草經》讀起，對前者而言，有了對人身形體臟腑認知的基礎後，再讀其他醫書，才能通達、不被歷代醫書所困。[51] 孫還認為，治病法當依據《內經》和《神農本草經》，再參考《傷寒論》和《金匱要略》，若採一家或貫串數家，其實都僅得其偏，他家學說僅能當作佐證而已。孫也抨擊了當時醫者認為《內經》難讀，而逕讀湯頭歌的現象。[52] 另一位反對《內經》的中醫學者陸淵雷，則有更深刻的描述，他說：

> 舊中醫雖推《內經》為聖經祕寶，志在必讀，然學中醫者，什九是讀書不成而改業，二十萬字之書，殊不能卒讀，故所讀者多是節本，如汪昂之《素靈類纂約注》、薛雪之《醫經原旨》，陳念祖之《靈素節要淺注》等。有一老醫，見吾案頭《內經》

49 惲鐵樵，《群經見智錄》，頁 164。
50 孫子雲，《濟慈醫話》，收入沈洪瑞、梁秀清主編，《中國歷代名醫醫話大觀》，頁 1395 夏祥壽序。
51 孫子雲，《濟慈醫話》，頁 1403。
52 孫子雲，《濟慈醫話》，頁 1419。

而詫曰：「吾少時所讀內經祇二冊，閣下之《內
經》，冊數何其多也？」吾任某醫校教課時，講義
中引《內經》，必舉篇目，有一學生甚用功，號稱
高材者，起而問曰：「先生所引《內經》為名，何
以本校《內經》課中皆不見？」蓋該校正用《醫經
原旨》為《內經》課也。吾遇此等笑話極多。[53]

可見當時《內經》全本已少人閱讀，多閱讀節錄
本，而理論難解玄虛，更是近代醫者攻擊之核心。以上
論述的情況顯示：《內經》雖然重要，但能全讀的醫者
已經很少，醫理晦暗不明，老問題沒解決，而新的質疑
聲浪又隨時代而興，情況更是雪上加霜。

民初反中醫浪潮，論述已多，《內經》是最被批判
的一本經典。關於余巖之態度，論者已多，此處不多
述；然其攻擊最深者，厥為《內經》中的陰陽、五行、
運氣等哲學論述。[54] 針對此，惲鐵樵有極其深刻的回
應。他認為余巖的整本《靈素商兌》的攻擊點，就是陰
陽五行，余認為那是所有一切迷信的根源。余抨擊古
《內經》出於巫祝，但惲認為內經時代已言毒藥、針石
治病，而非討論巫祝。更何況當時之屋柱與後世之祝

---

53 陸淵雷，〈介紹：從根本上推翻氣化（續上期）〉，《醫學新聲》，
   第 2 期（1946），頁 19。

54 參照祖述憲，《余巖中醫研究與批判》（合肥：安徽大學，
   2006）。以及另外可參考：林政憲、蘇奕彰，〈余雲岫之中醫學
   術研究述評〉，《臺灣中醫醫學雜誌》，第 10 卷 1 期（2011），
   頁 37-44。皮國立，〈民國時期的醫學革命與醫史研究──余巖
   （1879-1954）「現代醫史學」的概念及其實踐〉，《中醫藥雜誌》
   第 24 卷特刊第 1 期（2013），頁 159-185。

由，還是不同，可以今日的心靈學視之。[55] 惲力倡《內經》之價值，雖理論難解，但卻能愈病的層次來看，認為它仍值得被研究與學習。惲甚至認為，如果余巖認為學醫不講解剖為荒謬，那麼站在中醫立場，不學四時寒暑或陰陽學說而學醫，也是荒謬的。[56] 相對的，也有中醫認為不可拘泥於傳統醫學哲學，許半龍就認為，用陰陽五行來維護《內經》，太過守舊。[57] 更重要的是另一位反《內經》的中醫陸淵雷，認為五運六氣等說皆非《內經》原文，而是王冰私意所為。陸以《內經》原文若有理，亦當採用；但若無理，亦當駁斥。[58] 有人認為陸和余巖一樣，都是「廢醫存藥」的信徒，[59] 但陸只針對《內經》五運六氣、陰陽五行來批判，但認為有價值的解釋可以和西醫融合成「第三種醫學」，這樣的想法余巖還是不認同的，[60] 而且陸認為唐代以下的醫書仍需閱讀，不需讀的僅是《內》、《難》，與余巖之說仍有差異。[61] 但陸的「中西一元」主張還是飽受中醫界批判，因為陸攻擊的是學術淵源的頂端，勢必割裂中醫理

---

55 惲鐵樵，《群經見智錄》，頁 156-158。

56 惲鐵樵，《群經見智錄》，頁 161。

57 許半龍，《《內經》研究之歷程考略》，頁 506-507。

58 陸淵雷，〈介紹：從根本上推翻氣化（續上期）〉，《醫學新聲》，第 2 期（1946），頁 21-22。

59 任應秋著，任廷革整理，《任應秋醫學講座文集》（北京：學苑出版社，2009），頁 365-366。

60 余巖，〈與陸君淵雷論國醫藥學術整理大綱草案書〉，《社會醫報》，第 156 期（1931），頁 2549-2550。

61 陸淵雷，〈國醫內科研究法〉，《蘇州國醫雜誌》，第 11 期（1936），頁 43-44。

論的歷史。[62]

　　談到淵源，當時中醫界還有一股聲音認為只需讀《傷寒論》，而可以忽略《內經》，而此說受當時傳入日本漢醫的影響，更加顯著。余巖、章太炎和陸淵雷，皆持此說，例如有謂：「上不取《靈》、《素》、《難經》，以其言臟腑血脈之多違也；下不取四大家，以其言五行之為辭遁也。」[63]當時大部分中醫只重視《傷寒論》而忽略《內經》，[64]但惲認為這是錯誤的，所以他努力去彰顯《內經》的價值，希望時人能加以重視。[65]在與傷寒學的關係上，惲鐵樵還透過歷史的考證認為，扁鵲與倉公的醫案，許多治療思路仍是本於《內經》的。更重要的是，他認為：「《內經》之治法為法律，則《傷寒》之用方即其例案，此仲景運用《內經》之最易見者。」[66]可見兩書還是有學術淵源上的傳承關係，他更希望醫者要能博考唐代以前各家之說。[67]周聲溢更並舉兩書：「《內經》者醫之體也，而其用則仲師之《傷寒論》」，[68]顯示兩書對中醫理論完備的重要性。

62 梁長榮，〈對陸淵雷君進一言〉，《杏林》，第 4 期（1929），頁 27-32。

63 章太炎，〈論中醫剝覆案與吳檢齋書〉，《章太炎全集（八）》（上海：上海人民出版社，1994），頁 324。

64 皮國立，《「氣」與「細菌」的近代中國醫療史——外感熱病的知識轉型與日常生活》，頁 79-80。

65 林政憲、林睿珊，〈從病名到病理—論惲鐵樵的中西醫學匯通之路〉，《中醫藥雜誌》第 25 卷特刊（2014），頁 242-243。

66 惲鐵樵，《群經見智錄》，頁 138。

67 惲鐵樵，《群經見智錄》，頁 92-93。

68 周聲溢，《靖庵說醫》，收入沈洪瑞、梁秀清主編，《中國歷代名醫醫話大觀》，頁 1340（汪岩昌序）。

　　在受到西醫學的衝擊與質疑後，許多人開始論述
《內經》的本質，希望幫其重新定位。毫無疑問的，首
先就是從解剖生理學出發的認知，如裘慶元認為中醫早
有記載解剖，不及西人之精的原因，是古人認為剖割危
險，所以才深究氣化，其中之道理，「非精研《內經》
醫理者，不能知西醫之淺。」[69] 而沈仲圭則認為，作為
醫學之始的解剖學，醫者應研究《內經》、《難經》，
並參考後人論述，編成新醫書出版。但古書難免有難
解、錯誤之處，則可參閱西方新說來訂正，顯示參考西
方醫學，已成不可抵擋之趨勢。[70] 惲則認為：傳統五行
以配五臟，不過是「譬喻」之詞，後人反以為《內經》
所指乃是臟腑實體，這就叫「不學無術」。祝味菊則認
為今日須要做的是用西醫之解剖以明中醫生理之部位，
而用生理來解釋臟腑作用即可。[71] 在他們的論述中，
「參西（醫）以釋中（醫）」，已成不可抵擋之趨勢。
許半龍認為，中醫學術之儘管經過數次變遷，但終究無
法超越《靈》、《素》之範圍，所以變雖多，「而終未
一變」。歷代談該書者，有幾個誤謬是需要指出的，就
是古人以為黃帝無所不能，知道天地間的一切道理，但
因《內經》難解，故逕用自己的意思解釋，很容易誤
人。許認為當前之道，應該視今日醫者所處之社會、環

---

69 裘慶元主編，《醫話集腋》，收入陸拯主編，《近代中醫珍本集
　　—醫話分冊》，頁 356。

70 沈仲圭，〈編輯中醫課本之管見〉，《醫界春秋彙選第一集》（上
　　海：醫界春秋社，1927），頁 91。

71 祝味菊，〈中西醫學概論〉，《醫界春秋彙選第一集》，頁 223。

境，醫書需要順應情勢、適時改革，讓學說符合今日
實際之用。[72] 同樣的，謝觀也認為《內》、《難》同為
專家相傳之書，「未必《內經》果出岐黃，為天經地義
而不可變。」此已非一字不可易的態度，而謝認為，站
在科學化的立場，應該研究那些古人說不清楚之處，
而不是去廢除它。[73] 可以發現，綜合前面論述的爭議與
辯護，民初中醫很少再視《內經》為過去那樣的經典
地位。如裘慶元認為：《內經》精義甚多，然誤謬亦不
少，「不可以盡信也」。[74] 可以發現一般民初中醫似乎
都可以接受，該書不可能一字不更改，要解讀該書要有
新方法、新思維。

惲鐵樵的解釋在當時較有代表性，他不迴避《內
經》中艱澀、被攻擊的理論，採取正面回應的態度，值
得梳理。歸納惲氏解釋的重點有：第一、《內經》的基
礎在《易經》，而後者一點都不神秘，基礎在四時萬物
生長與衰弱之規律；有意思的是，惲用「物競天擇」來
解釋萬物的生長與變通。但《易經》沒有甲子、五行，
而這兩者是最為民初學者所詬病的，但實際上五行乃四
時之推衍，六氣則在說明四時寒暑之細微變化，而五行
相生剋，其實是在描述季節更替的道理，有常有偏，
所以「四時」就是全書的骨幹，可以推及至生理與病
理，故《內經》的五臟，「非血肉之五臟，乃四時的

72 許半龍，《《內經》研究之歷程考略》，頁 510-511。

73 謝觀，《中國醫學源流論》，頁 50、117。

74 裘慶元主編，《醫話集腋》，收入陸拯主編，《近代中醫珍本集—
　醫話分冊》，頁 344。

五臟。」[75] 要清楚中西有著本質上的差異，才能繼續讀
《內經》。而惲的《內經》觀，重要的還在於他認為陰
陽雖二，但可以推廣至廣大無限，他把「陰陽」視為一
種事物道理之基礎與延伸解釋的根基，但惲不全溺於舊
說，認為醫者「不當以《內經》為止境」，還可繼續吸
收天文、植物、解剖、生理、病理等西學，才能超越古
人，[76] 此即一種開放的《內經》解讀觀。

　　至於要用什麼新方法解讀《內經》，當時醫者也分
別做了不少論述。許半龍就指出：「中國醫學，以哲
學、心理學、氣象學、社會學為四大柱幹。而實際研
究，尤必博通生物，理化、社會生活、本國歷史、世界
潮流，方可肆應得宜。故國醫一科，實為學術之總合
的名詞，迥非研究一項物質科學可比。既不能依附古
人，而遏抑創作。尤不能指鹿為馬，而獎勵虛偽。」[77]
此言讀該書必須具備多種學問，方能解讀清楚。惲鐵樵
則認為，古《內經》難懂是因為「滿紙五行甲子，為通
人所不道」、「此實中國醫學不發達之最大原因」。但
相對的，不是說不要讀它，而是「《素問》難讀，必通
甲子、五行，然後破竹而下。」[78] 可見讀該書之重要，
還必須具備一些基礎的古代學術知識，其中還有國文的
基礎能力，《懶園醫語》（1923）中談到，《內經》
深奧，國文能力不好者不能閱讀，北宋已有設醫校教學

---

75 惲鐵樵，《群經見智錄》，頁 99-112。
76 惲鐵樵，《群經見智錄》，頁 163。
77 許半龍，《《內經》研究之歷程考略》，頁 511。
78 惲鐵樵，《群經見智錄》，頁 80。

生讀書之例，可惜後世不繼，導致大家都看簡單的湯頭歌，醫理遂愈加庸俗，[79] 這與國文一科進入民初中醫學校的課程架構中，應多少有一點關係。

可以看出，種種論述雖為《內經》辯解，但也指出該書難懂之部分，應該加以改進。在文字方面，則須往實際、符合現今、能夠理解的解釋來研究，而不應只在舊文字中打轉，但部分古代的哲學，也必須學習，不可全數廢置。其實，經過這些討論，原來面貌的《內經》其實已然改變。可以說，新時代的《內經》思想，是一種有別於古代的全新解釋，以下繼續梳理這個現象。

四、病理學與生理學之成立

承前所論，孫子雲認為，《內經》為所有經典醫書中最難懂的，歷代註釋家雖多，但大多陳陳相因、依樣畫葫蘆，很少有出現有新意的解釋。[80] 何謂新意，如何符合時代之需求呢？民初中醫受東洋醫學之影響，已如前述。謝觀指出：「中國醫家，好談《靈》、《素》，喜言運氣，遂病其空言無施。日本漢醫，則多遠宗《傷寒》、《金匱》，近師《千金》、《外台》，盡心於研究證狀，肆力於鉤稽藥性，其切於實用，殊非中國醫家所及。」[81] 謝以指出，今後中醫發展必重實用之風，這

---

79 傅崇黻，《懶園醫語》，收入沈洪瑞、梁秀清主編，《中國歷代名醫醫話大觀》，頁 1614-1617。

80 孫子雲，《濟慈醫話》，收入沈洪瑞、梁秀清主編，《中國歷代名醫醫話大觀》，頁 1420。

81 謝觀，《中國醫學源流論》，頁 112。

是一個顯著的學術發展趨勢。如惲鐵樵也認為，類似像該書「天不足西北」這樣的論述，與實際醫療無關，不用字字計較，應重視《內經》有價值的部分。[82]

非常有意思的趨勢是，民國初期上海幾個中醫專門學校的課程中，傷寒、金匱、溫熱都有獨立學科，但卻少有專門講述《內經》的課，反而較多的是修習病理學和生理學，雖然可能在其中也融入一些《內經》的理論，但還是招致「中醫西洋化」的譏諷。[83] 倒是 1925 年陳無咎創辦之漢醫學院，在專門科中有「內經」一課，被評論為「不失漢醫之真面目」。另有朱少坡和徐小圃辦的景和醫科大學，預科中有「講經」一課，其採用書目即「靈素」，而正科科目表中，有「病理學」、「衛生學」者，採用書目也是「靈素與新教本」，顯然符合這個時代的新趨勢，是將中西醫病理、健康養生等放在一起說明。[84] 為此，陸淵雷抨擊中醫學校把《內經》列為初年級必修，認為是開倒車；但反對陸的言論則指陸之意是從《傷寒》、《金匱》出發來學習臨床醫學，雖然所言成理，但中醫除了有「臨床醫學」外，應該還要有所謂的「基礎醫學」，這個就非《內經》必屬；況且《靈樞》又有許多中醫針灸學的臨床知識，仍屬實用，非純理論之書。[85] 傅崇黻則提到西醫所謂生

---

82 惲鐵樵，《群經見智錄》，頁 120。

83 隴西布衣，〈上海七個中醫學校的教程及興亡〉，《醫界春秋》，第 20 期（1928），頁 1-3。

84 隴西布衣，〈上海七個中醫學校的教程及興亡（續）〉，《醫界春秋》，第 21 期（1928），頁 1-4。

85 王舜畊，〈介評：評陸淵雷著之傷寒論概要（續）〉，《醫學導報》，

理、解剖之學，在《內經》中都有，更有天文地理知識在其中，所以民國以來興起之醫校，就是要從綜合性的知識來教授。可以說讀通整本《內經》，可象徵中醫人才復興之方向。[86] 楊志一同樣認為，中醫的新生命就在於辦醫校來培養人才，而學校精神之所寄，就在編纂新式教科書。他認為要用新的科學方法來編成新的課本，他認為「組織生理學」和「衛生諸學」，就是要用《內經》、《難經》等書來編，「總以折衷真理、適於實用為依歸。」[87]

從這些課程的對照可以發現，當時中醫希望將古典醫書和西方新的醫學分科做一個對照，無論是外在名稱與內在解釋的脈絡，都希望做一個新的解釋。陸晉笙也認為要以《內經》做為病理學基礎，他說：「用藥必先明病理，則《內經》尚矣。《內經》無偏說，所以難能可貴，但舉其大端，未逐症而論其變遷，故又當參觀後賢諸說。」[88] 故先讀《內經》等於先打下中醫病理學之基礎。前面提到惲鐵樵提出許多讀《內經》之法，另一個更重要的就是「實地應用，用《內經》學理以診病」這條實際的道路，惲認為不要只是隨便引證一兩句話，因為那無濟於實際療病。[89] 而惲氏發揮最多的形能學

第 1 卷 2 期（1945），頁 24。

86 傅崇黻，《懶園醫語》，頁 1614-1617。

87 楊志一，〈改進中醫之先決問題〉，《醫界春秋》，第 14 期（1927），頁 4。

88 陸晉笙，《景景室醫稿雜存》，收入沈洪瑞、梁秀清主編，《中國歷代名醫醫話大觀》，頁 1757。

89 惲鐵樵，《群經見智錄》，頁 92-93。

說，其實也就是將《內經》與西醫的生理學、病理學相匯通，他說：「（人之）內部若何便致病，是為病能，病能者，即藏器組織交互與功用之異常變化；外面所著之形狀，曰病形，病形者，及內部有異常變化時，外部所見之色脈，故《內經》言病之形能。」[90] 可見他希望將《內經》與西方病理學、生理學做一結合，跳出原有的哲學思維，而用病理的概念來加以解釋。又例如他用西醫的水腫病和《內經》的水腫並做對比，認為前者是靠解剖而得，後者則是四時推考而得，這說明中西病理解釋的不同，但其實也是進一步說明中醫特有的病理與生理學。[91]

在西方「衛生學」的對應方面，中西醫的「衛生觀」本有很大的不同，[92] 中醫認為傳統的衛生觀建立，應該也是建築在《內經》的話語中，例如沈仲圭認為《內經》講得非常詳細，皆為「至當不易之名言」，不會輸給西醫。[93] 同樣的，謝觀也指出：「調攝之法，古聖多注重於心理，《素問・上古天真論》等四篇所述，為養生法鼻祖。」[94] 孫子雲則指出幾個特色：《內經》就是養生之書，教人避病之法，而且特重視「穀氣」，

90　惲鐵樵，〈生理新語〉《藥盦醫學叢書第三輯》（臺北：華鼎出版社，1988），頁 15。

91　惲鐵樵，《群經見智錄》，頁 113-114。

92　雷祥麟，〈衛生為何不是保衛生命？民國時期另類的衛生、自我、與疾病〉，《臺灣社會研究季刊》，第 54 輯（2004），頁 17-59。

93　沈仲圭，〈編輯中醫課本之管見〉，《醫界春秋彙選第一集》，頁 91。

94　謝觀，《中國醫學源流論》，頁 99。

調理脾胃，可說貫串全書，[95] 皆可見該書對養生、保衛生命之價值。

另外一些有意思的言論，可舉羅止園的言論為代表。羅曾當過軍醫，也跟丁福保等人學過西醫，但他 1938 年則在華北國醫學院當教授，雖以中醫為主要職業，但他卻是中西法並用的。[96] 他的見解，可以說走在比較前端，也可以視為惲鐵樵之後，中醫界對《內經》「匯通」解讀的一些歸納。他說：

> 我們這個人，是怎麼樣能活著呢？他全身的器官，是怎麼個樣子呢？講這個道理的書，西醫學叫做生理，中醫叫做《內經》、《難經》。可是中醫缺乏解剖學，所以它那書上說的話，多有不對的。然經過數千年的研究和理想，它那一種微妙不可思議的理論，也真能發明瞭人類的生活原理。我們研討醫理，如能切實的把中西醫的生理學，平心靜氣地參照一下子，取其可取，而棄其可棄，那自然是醫學的一個大進步了。[97]

羅止園也用營衛概念來解釋血液中的紅、白血球，

---

95 孫子雲，《濟慈醫話》，收入沈洪瑞、梁秀清主編，《中國歷代名醫醫話大觀》，頁 1403、1413。

96 羅氏言：「我從十七八歲，就喜歡研究中醫學，到了二十歲，就學了西醫，到現在已經六十多歲了。我在這四十餘年之間，經過種種的試驗和比較，到現在似乎對中西醫有了一點真認識。」引自羅止園，《止園醫話》，收入沈洪瑞、梁秀清主編，《中國歷代名醫醫話大觀》，頁 2149。

97 羅止園，《止園醫話》，頁 2145。

他以紅血球為「營」、白血球為「衛」，他認為如此可和《內經》互相參考，[98] 這些都顯示當時中醫希望將《內經》中的舊理論加以系統化解讀，而非用廢中醫來終結中西論述上的爭端。

羅氏認為，不管是談《內經》的生理還是病理知識，都要講出一些實際的臨床道理，像是「陰陽」觀念，「含有微妙的至理，萬不可加以懷疑」，他認為不要把玄虛的醫理說得更玄，應該「看中醫書要有精銳鑒別的眼光，抉擇出它那道理的奧妙，拋棄它那說法的錯誤，把歷代醫籍的精華，從實驗運用到西醫的科學說法之內，那是再好不過的。」中醫哪裡好？又有西醫哪些好，可以糾正中醫錯誤的，「必須實實在在的體驗出來」、「不但不可盡信中醫書，也不可盡信西醫書。」

舉例來說，羅在醫書中認為：「君火二字，本是對相火說的，簡單說一句，就是人身上的熱力、張力，全憑著心血來醞釀的。若離開了心血，熱力和張力，也就完了，人身上也就不溫暖了。所以君火這二字，並無不合，簡直的就可作為「溫源」二字講，那有什麼玄虛呢？」[99] 而在病理學方面，羅認為最好先能瞭解西醫的病名，再參酌中醫合理的病理說法，即為真正從實驗、診病中得來的中、西醫之各種特效治療法，則收效最大。如果只知道一種治法，或是一知半解，自命為中西兼通，就會自誤誤人。這已經類似今日中西匯通的

---

98 羅止園，《止園醫話》，頁 2146。

99 羅止園，《止園醫話》，頁 2150。

概念了。[100] 就像張山雷從《內經》上「大厥」之說來
與西說相發揮,寫成《中風斠詮》,也是實際發揮,[101]
也算取之來發揮新式病理學了。而總結羅氏學習中西醫
理,這種「折衷」言論,可說非常客觀,羅希望將來中
西醫能匯通成一獨立之醫學,這個抱負不可說不大,和
同時期的陸淵雷其實有一致之處,但背後所代表的意義
卻大不相同。羅氏是以《內經》為基礎的中醫生理學,
有和西醫生理學做一對照的資格,和陸淵雷忽略《內
經》知識不同,也可以看出一個時代兩種對照言論的巨
大差異。[102]

五、結論

自晚清以降,生理學的知識被大量介紹到中國來,[103]
其中包含了衛生、疾病的知識,在中國興起一股探索
中西醫理對照的熱潮。中醫界一方面出於對自身教學之
需求、一方面也迫於各種質疑聲浪,必需對西方醫學知
識有所回應。透過本文之論述可以發現,《內經》是最
常被攻擊的一本經典,而許多中醫也選擇以這本書的醫
理來回應西方的新學問,此舉可幫《內經》找到新時代
的出路、新意,也保存了該書的價值。民國時期是中醫
轉型的關鍵時代,已有不少醫者挑戰、另行詮釋既有

100 羅止園,《止園醫話》,頁 2158。
101 許半龍,《《內經》研究之歷程考略》,頁 508。
102 羅止園,《止園醫話》,頁 2149。
103 張仲民,《出版與文化政治:晚清的「衛生」書籍研究》(上海:
上海書店出版社,2009),頁 97-140。

《內經》文字所呈現的意義，挑戰了原來經典既有的
「經典」地位。但另一方面也可以說，他們正在用新的
生理、病理，甚至衛生等西方學理來解讀《內經》，可
以說經典的改變也象徵中醫之蛻變，《內經》成為古代
中醫的資料庫，在新時代的變遷中，中醫努力在裡面粹
取有用的資訊。而傳統中醫素無生理、病理學分科，這
個時代也可見到西方的科學知識如何逐漸影響了傳統中
醫學問之分類。就好像謝觀認為：「醫書之多病空談，
固由形下之學之不昌，亦因醫家之真能讀書者甚鮮。雖
復侈語吾《本經》，高談《靈》、《素》，要則望文
生義，隨意曲解而已。」[104] 可見要談出一些實用的醫
理、言之有物，是當時醫家認為最應該努力的方向。

　　當然，我們不得不說，由於這種對照是具有「選擇
性」的，所以民國時期《內經》的出版，很多仍是「節
錄」，具有選擇性的，而非進行全書之探討。就像民初
三三醫社所批評的：「西人偶知中醫古書者，皆云有
研究之價值也。中醫之得以傳至今日者，賴有古書也，
故無論將來之中醫地位若何，必須先經一番研究，然研
究之工具必須書籍，吾儕流傳書籍之責不容緩焉，明
矣。」[105] 已點出要對古代醫籍好好研究，還要廣為流
通醫書等等。但是民初對整本《本經》提出研究的，畢
竟是少數，何況很多陰陽、運氣和六氣的哲學思想還是
無法和西方醫理進行一對一的對應解釋，所以對《內

---

104 謝觀，《中國醫學源流論》，頁 109。
105 三三醫社，《通借書目題跋紀要》，收入裘慶元輯，《三三醫書》，
　　第 1 冊，頁 478。

經》檢討與辯護的兩方聲音，在民國時期是並存的。某方面還可以這樣解讀，比起明清對該書重視的單一性，民國時對該書的正向贊同或批判聲浪，眾生喧嘩，反而將過去許多對《內經》的「迷糊仗」一一點出或進行釐清，也可算是這段時期的另一種貢獻。

　　但是當時的匯通與新意，還往往不是「折衷西說」這麼簡單的概念。我們可以看到，王冰、張志聰、陳修園、汪昂等古人的著作，依舊是比帶有新學說的《內經》讀本更有市場；切合臨床、實用的節錄本，也非常受歡迎，可以說當時醫者所重視的「實用面」，綜合來說，一則是仍以傳統註釋方式，但參考各家著述，於病理和治方上發揮；另一方面則是參酌新式西醫病理學，來解讀傳統醫理，破除玄虛、追求實效。至於過去儒者用漢學思維來考據《內經》的方法，不但已退流行，甚至這類儒者醫書，例如經學家廖平的註解、刊本皆不多，流通不廣，若相較於這個時代的中醫新著作，已有不少作者是用西方醫學觀點來讀《內經》，兩相比較下，即可知中醫也更往西化、專業化邁進，這又是學術發展的趨勢，可從民初《內經》出版史中細細玩味。

附錄 〈民國時期《黃帝內經》類醫書刊本編年〉

1. 專就民國時期刊本之統計。
2. 如成書年代與第一版刊印年代同，則不附（成書年代）。

（一）唐代之部

- 《黃帝內經素問》（戰國）

  民國抄本（剩二卷）

- （唐）楊上善撰注，《黃帝內經太素三十卷（原佚七卷）》（666年）

  附遺文一卷內經明堂一卷附錄一卷

  1924年蕭延平蘭陵堂刻本

  1935年上海商務印書館鉛印本

  《蘭陵堂校刊醫書三種》本

  《叢書集成初編》本

- （唐）楊上善撰注，（民國）劉震鋆校訂，明濟補注，《黃帝內經太素補注》二十三卷

  1935年漢口餘生印刷社鉛印本

- （唐）王冰注，（宋）林億等校，《重廣補注黃帝內經素問二十四卷》（《黃帝內經靈樞十二卷》）。（762年）

  1928年中國學會據清咸豐2年錢熙祚守山閣校刻本影印本（附素問校勘記一卷、靈樞校勘記一卷）。

  1916年上海書局石印本、上海石竹山防影印本、

  1919、1929年上海商務印書館影印四部叢刊本。

  1921、1924年上海隆文書局石印本

  1925年上海鴻章書局石印本

  1928年上海大德書局石印本

1931、1939 上海商務鉛印萬有文庫

1933 上海鑄記書局石印本

1936 上海中華書局鉛印四部備要本

民國上海錦章書局石印本

民國上海廣益書局石印本

- （唐）王冰注，（宋）林億等校，《黃帝內經素問補注釋文五十卷》。（762 年）

《黃帝內經靈樞略》

《黃帝素問靈樞集注二十三卷》

民國上海商務印書館影印明正統道藏本

- （唐）王冰（啟玄子）注，（宋）林億等校正，《重廣補注黃帝內經素問》二十四卷（762 年）

1922 年武進惲鐵樵據明嘉靖 29 年顧從德本影印本（附群經見智錄）

1939 年巨馬野人抄本

- 著者佚名，《黃帝內經靈樞略》（762 年）

民國上海商務印書館影印本

（二）宋遼金元之部

- （宋）史崧音釋，《黃帝內經靈樞十二卷》，又名《黃帝素問靈樞經》、《黃帝內經靈樞集注》（戰國）

1935 年上海商務印書館鉛印國學基本叢書本

- （宋）劉溫舒原本，《黃帝內經素問遺篇》（1099 年）

上海商務印書館據明正統道藏本影印本

- （金）劉完素（守真）撰，《素問玄機原病式》（1186 年）

《叢書集成初編》本

- （金）劉完素（守真）撰，《素問病機氣宜保命集》
（1186 年）
《叢書集成初編》本
- （宋）駱龍吉編，（明）劉浴德（肖齋、子新、壺
隱子），朱練（明羽）合訂，《內經拾遺方論》四卷
（1279 年）
1921 年上海千頃堂書局石印本

（三）明代之部

- （明）馬蒔（仲化、元台）注，《黃帝內經素問注
證發微九卷》
《黃帝內經靈樞注證發微九卷》（1586 年）
附素問補遺
民國醫學公會印本
北京中西醫學研究會刻本
- （明）張介賓（景嶽、會卿、通一子）類注，《類經
三十二卷》（附《類經圖翼》十一卷、《附翼》四卷）
（1624 年）
1919 年上海江東茂記書局石印本
1919 年上海千頃堂書局石印本
- （明）李中梓（士材、念莪、盡凡居士）編注，《內
經知要》二卷（1642 年）
1913、1922、1925 年上海普新書局石印本
1921 年江陰寶文堂刻本
1922 年上海大成書局石印本
1928、1933、1934 年上海廣益書局石印本
1933、1935、1937、1939 年上海商務印書館鉛印本

1937 年上海世界書局鉛印本

民國上海文瑞樓石印本

民國上海鴻章書局石印本

民國上海千頃堂書局石印本

- （明）李中梓（士材、念莪、盡凡居士）原編，（民國）錢榮光（性方）注，《內經知要講義》四卷

1922 年上海大成書局石印本

（四）清代之部

- （清）程知（扶生）撰，《醫經理解》九卷，又名《醫解》（1653 年）

1925 年上海元昌印書館石印本

- （清）江之蘭（含征）撰，《醫經一筏》，又名《內經釋要》、《醫經理解》、《醫津筏》（1662 年）

民國鉛印本

《三三醫書》本

- （清）張志聰（隱庵）注，《黃帝經集素問集注九卷》《黃帝內經靈樞注九卷》（1670 年）

1931 年上海錦章書局石印本

民國成都昌福公司石印本

《基本醫書集成》本

《中國醫學大成》本

- （明）馬蒔（仲化、元台），（清）張志聰（隱庵）注，王成甫編，《素問靈樞合注》二十卷，又名《黃帝內經素問靈樞合編》（1910 年）

1919、1922、1926、1931、1936 年上海錦章書局石印本北京中西醫學研究總會藏版

上海廣益書局石印本（以上頁 5）

- （清）張志聰（隱庵）注，《黃帝內經靈樞集注》九卷（1670 年）

  1936 年上海大東書局鉛印本

  《中國醫學大成》本

- （清）汪昂（訒庵）撰，《素問靈樞類纂約注》三卷，又名《黃帝素問靈樞合纂》（1689 年）

  1925 年上海廣文書局石印本

  1931、1936 年上海千頃堂書局石印本

  民國上海文瑞樓石印本

  民國上海商務印書館鉛印本

  民國公興書局鉛印本

  上海錦章書局石印本

- （清）汪昂（訒庵）撰，江忍庵增注，《廣注素問靈樞類纂約注》三卷

  1921、1922、1924、1925、1932 年上海世界書局石印本

- （清）薛雪（生白、一瓢）撰，《醫經原旨》六卷（1754 年）

  1928 年上海千頃堂書局石印本

  民國上江東書局石印本

- （清）沈堯封（又彭）抄訂，《醫經讀》四卷（1764 年）

  1764 年，《三三醫書》本

- （清）陳念祖（修園）注，《靈樞素問節要淺注》十二卷，又名《靈素集注節要》（1804 年）

  1916 年上海廣益書局石印本

  1919 年頤性室石印本

　　1936、1937 年上海大文書局鉛印本

　　民國上海錦章書局石印本

　　民國重慶中西書局鉛印本

　　民國上海商務印書館鉛印本

- （日）丹波元簡（廉夫）撰，《靈樞識》六卷（1808 年）
  《中國醫學大成》本

- （清）張琦（翰風、宛鄰）撰，《素問釋義》十卷
  （1829 年）
  1921 年唐成之抄本

- （日）丹波元堅（亦柔）撰，《素問紹釋》四卷
  （1846 年）
  《皇漢醫學叢書》本

- （清）俞樾（曲園）撰，《內經辨言》（1850 年）
  《三三醫書》本

- （清）陸懋修（九芝、勉旃、林屋山人）撰，《內
  經難字音義》（1866 年）
  1931 年上海中醫書局鉛印本

- （清）胡澍（甘伯、石生）撰，《黃帝內經素問校義》
  （1872 年）
  《珍本醫書集成》本

- （清）唐宗海（容川）撰，《中西匯通醫經精義》
  二卷，又名《中西醫判》、《中西醫解》、《中西
  醫學》入門（1884 年）
  1914 年上海千頃堂書局石印百草盧校刻本
  1914 年渝城瀛洲書屋刻本
  1916 年重慶中西書局鉛印本

1935 年上海千頃堂書局鉛印本

1934、1935 年上海大達圖書供應社鉛印本

1935 年上海中國文學書局鉛印本

民國上海廣益書局鉛印本

- （清）傅松元（耐寒、嵩園）撰，《醫經玉屑》二卷
  （1894 年）

  1920、1930 年太倉傅氏學古堂鉛印本

- （清）丁福保（仲祜、疇隱居士）編，《新內經》
  （1908 年）

  子目：

  （1）新素問

  （2）新靈樞

  1912 年上海文明書局鉛印本

  1926 年上海商務印書館鉛印本

- （清）黃皖編，《湖南醫學內經講義》二卷（1909 年）

  湖南省中醫學校鉛印本

（五）民國之部

- 陳晉撰，《內經存粹》（1912 年）

  民國抄本

- 廖平（季平）撰，《楊氏太素診皮篇補正》

  1913 年，《六譯館叢書》

- 廖平（季平）撰，《楊氏太素診絡篇補證三卷》
  （1913 年）

  附病表一、名詞解一

  1923 年上海千頃堂書局石印本（二卷，附診皮、診骨、
  診筋及中西骨骼辨證）

《六譯館叢書》（該書尚收入廖平之《營位運行楊注補證》、《分方治宜篇》、《皇帝太素人迎脈口補證》二卷等書）刊本。

- 廖宗澤撰，《靈素五解篇》
  1913 年，《六譯館叢書》本
- 余巖（雲岫）撰，《靈素商兌》（1916 年）
  附砭新箴病人
  民國鉛印本
- 譚天驥（意園居士）撰，《內經分類病原》四卷
  附內經四診摘要、內經治大略
  1917 年蕪湖商業印書公司鉛印本
- 丁澤周（甘仁）編，《醫經輯要七卷》
  1917 年，上海中醫專門學校鉛印本
- 陳月樵編，《素問選講》（1917 年成書）
  1921 年廣州醫學衛生社中醫教員養成所鉛印本
- 陳邦賢（冶愚、紅杏老人）撰，《素靈新義》
  1921 年鉛印本
- 惲鐵樵（樹珏）撰，《群經見智錄》三卷，又名《內經綱要》、《內經講義》
  1922 年武進惲氏鉛本（附古醫經論）
  1937 年新中醫學出版社鉛印本
- 張冀（先識）編，《內經藥瀹十卷》（1923 年）
  1935 年成都義生堂刻本
  汲古醫學叢書
- 沈祖綿，《讀素問臆斷》（1923 年）
  北京中醫學院油印稿

- 孫沛（子雲）注，《黃帝內經素問注解十卷》（1924 年）
  1939 年北京救世新教總會鉛印本
- 陸錦燧（晉笙）編，《內經素問節文撮要》（1925 年）
  抄本
  楊則民編《內經講義》
  1925 年，油印本
- 陸錦燧（晉笙）編，《鬼儆術》三卷（1925 年）
  1935 年蘇州毛上珍印書館鉛印本
- 冉雪峰（劍虹）編，《內經講義》
  1926 年，年民國湖北省醫會夜校鉛印本
- 陳紹勛（雲門）撰，《內經撮要》三卷（1927 年）
  1946 年旭升印刷社石印本
  民國成都祥記彬明印刷社鉛印本
- 楊百城（如侯）撰，《靈素氣化新論》（1927 年）
  （另有《靈素生理新論》等書）
  1931 年天津楊達夫醫社鉛印本
- 許半龍（觀曾、盥孚）編，《內經研究之歷程考略》
  1928 年新中醫社鉛印本
- 秦伯未（之濟、謙齋）撰，《讀內經記》（1928 年）
  1936 年上海中醫書局鉛印本
- 秦伯未（之濟、謙齋）編，《內經類證》
  1929、1933 年上海中醫書局鉛印本
  《中國近代醫學叢選》本
- 蘇壽年編，《內經》
  1929 年，廣東光漢中醫專門學校講義

- 吳考槃（隱亭）編，《靈素藥義》（1929 年）
  未見刊本
- 周偉呈編，《內經摘要類編》
  1930、1931 年開封瑞記印刷所石印本
- 秦伯未編，《內經學講義》
  1932 年，抄本。
- 悟虛子集注，《靈樞避風法》
  1932 年石印本
- 秦伯未（之濟、謙齋）撰，《內經病機十九條之研究》
  （1932 年）
  1934 年中醫指導社鉛印本
  1936 年上海中醫書局鉛印本（《中國近代醫學叢選》本）
- 張冀（先識）注，《內經方集釋》二卷
  1933 年成都義生堂刻本
- 黃掃雲撰，《闡發靈素內經體用精蘊》二卷
  1933 年國醫研究社石印本
- 吳保神編，《素靈輯粹》（1933 年）
  1936 年上海千頃堂書局石印本
- 鄒趾痕撰，《上古天真論詳解》
  1933 年鉛印本
- 秦伯未（之濟、謙齋）撰，《秦氏內經學》（1934 年）
  1935、1936、1938、1941、1946 年上海中醫書局鉛印本
- 劉藥橋編，《內經學講義》
  1934 年，湖南國醫專科學校鉛印本
- 陳景岐，《內經入門》
  1934 年《中國醫要入門》叢書本

- 梁慕周（湘岩）編，《內經病理學講義》
  1935 年廣東光漢中醫藥專門學校鉛印本
- （日）丹波元簡（廉夫）撰，《素問識》八卷（1806 年）
  1935 年上海中醫書局鉛印本
  民國上海大同書局鉛印本
  《皇漢醫學叢書》本
- 蔡陸仙撰，《內經生理學》（附《內經解剖學》《內經附翼》）
  1936 年中國醫學院油印本
- 四川國醫學院編，《內經類要》
  1936 年，民國成都祥記彬明印刷社鉛印本
- 陸觀瀾編，《內經精粹便讀》
  1936 年，抄本
- 蔡陸仙集注，《黃帝內經素問》二十四卷（《靈樞》十二卷）
  1936 年，《中國醫藥匯海》本
- 王一仁（晉第、依仁）編，《內經讀本》
  1936 年，仁盦學社鉛印本（見《仁盦醫學叢書》）
- 四川國醫學院編，《內經撮要讀本》
  1936 年，四川國醫學院鉛印本
- 朱荓（壺山）編，《內經講義》
  1936 年北平華北國學院鉛印本
- 承澹盦編，《新內經》
  1937 年民國江陰石印本
- 張光三（文垣）編，《內經講（素問）》
  1937 年華北國醫學院鉛印本

- 陸石如編，孫瀛仙校，《黃帝內經素問精要》二卷
  1937 年抄本
- 曹仲衡編，《內經讀本》
  1939 年，油印本
- 廖文政編，《內經素靈類纂講義》
  1940 年，民國廣東保元國醫學校鉛印本
- 北平國醫學院編，《內經學》
  1940 年，北平國醫學院講義
- 曹渡（養舟）編，《醫經講義》
  1940 年，北平國醫學院鉛印本
- 屠龍編，《素問學》（1940 年）
  民國成都國醫講習所鉛印本
- 時逸人編，《時氏內經學》
  1941 年上海復興中醫社鉛印本
  1941 年上海千頃堂書局鉛印本
- 饒鳳璜編，《醫經精義便讀》
  1941 年重慶北碚中醫救濟醫院鉛印本
- 何舒（竟心、舍予）撰，《靈素階梯》
  1948 年邵陽靈蘭中醫學會石印本
- 富雪庵編，《內經素問》
  1948 年民國北京聚魁堂鉛印本
- 葉瀚撰，《靈素解剖學大旨》
  1949 年晚學廬叢稿
- 葉瀚撰，《靈素解剖學初稿》
  1949 年晚學廬叢稿

- 葉瀚撰，《靈素解剖學》
  1949 年晚學廬叢稿
- 金佩恒撰，《素問學》（1949 年）
  民國成都國醫講習所鉛印本
- 著者佚名，《素問節選讀本》（1949 年）
  民國濟南慈濟刷所鉛印本
- 莊省躬、劉傑雄撰，《內經提要》
  1949 年，抄本
- 著者佚名，《黃帝內經素問靈樞摘述》四卷
  1949 年，民國刻木活字本
- 周源撰，《黃帝內經太素校勘異同》
  1949 年，稿本
- 著者佚名，《內經篇名解》
  1949 年抄本
- 朱思華撰，《素問篇目論》（1949 年）
  抄本
- 著者佚名，《刪選內經講義條例解釋》
  1949 年抄本
- 著者佚名，《醫經精義》
  1949 年抄本
- 著者佚名，《醫經集要》
  1949 年，抄本
- 著者佚名，《內經匯讀》
  1949 年，抄本

第二部　中醫存廢與醫界論戰的再思考

「廢醫存藥」：1930年代「廢中醫」爭執下的妥協與進步

劉士永

匹茲堡大學亞洲研究中心教授

上海交通大學人文學院特聘教授

　　1929年2月，余巖等人在全國衛生會議上提出《廢止舊醫以掃除醫事衛生之障礙案》等四項議案，直言中國醫事要現代化就應該廢止中醫。[1] 事關尊嚴與生計，此案立即遭到中醫界一致抵制並引發社會上的反廢止風潮。舉例來看，上海名中醫張贊臣除在其主辦的《醫界春秋》上出版專刊「中醫藥界奮鬥號」外，更於同年3月17日會同全國十五個省、一三一個團體、二六二名代表，於上海召開全國醫藥團體代表大會。在「提倡中醫以防文化侵略」、「提倡中藥以防經濟侵略」巨幅標語下，會場高呼「反對廢除中醫」、「中國醫藥萬歲」的口號中，「全國醫藥團體總聯合會」成立，推派代表組成赴京請願團要求政府取消廢止中醫案。全國醫藥團體代表大會在上海總商會會所舉行開幕式。赴京請願團於3月20日乘夜車赴南京面見國民政府主席蔣介石，得其允諾「對中醫中藥絕對擁護」，並獲教育部

1　〈中央衛生委員會會議議決「廢止中醫案」原文〉，《醫界春秋》，第34期（1929），頁9-11。〈中央衛生委員會會議〉，載《新聞報》，1929年2月26日。

同意「今後對於中醫學校一律組織中醫講習所，准予備案」。衛生部亦在數日後覆電稱「查中藥一項，本部力主提倡。惟中醫擬設法改進，以期其科學化。中央衛生委員會議決案，並無廢止中醫中藥之說。」[2] 經過一連串的折衝，肖鳳彬認為請願團並未達到預期目的，南京政府也只是囿於社會輿論，暫時將廢止中醫案擱置起來。[3] 然而，從主管機關的回應文字來看，內在發展卻頗有蹊蹺；蔣介石安撫請願團時說的是「中醫中藥」，教育部的說明則僅僅出現「中醫」一詞，在此對照下，主管機關衛生部對於「中藥」的關注及「中醫科學化」的立場，就頗有值得玩味之處。

事實上中醫應不應該科學化的問題，早在清末就已經出現了。根據大陸學者趙洪鈞的專書《近代中西醫論爭史》，他針對中西醫論爭的歷史背景、清末醫學界的變遷、辛亥後中西醫論爭大事本末、論爭中的中醫教育、論爭中的名家和學術問題、廢止中醫思想研究等面向，討論晚清以來中西醫學論戰的原委。其中與本文題旨相關且比較值得注意的是，對於清末以來中西醫論戰的重要發展，作者以及作序的賓州大學教授席文（Nathan Sivin）都點到了「中西匯通」這個在當時甚為流行的概念。[4] 什麼是中西匯通對於調和中西醫學論

---

2 〈全國醫藥團體請願團之報告〉，載《醫界春秋》，第 34 期（1929）。

3 肖鳳彬，〈民國時期上海的中西醫論爭〉，《近代史學刊》，第 5 輯，（2008），頁 7。

4 趙洪鈞，《近代中西醫論爭史》（臺北：學苑出版社，2012，繁體再版）。

爭與中醫現代化的功能，或許可以借用正值廢中醫風潮下，1937 年陳邦賢的看法：「中國的醫學，從神祇的時代，進而為實驗的時代；從實驗的時代，進而為科學的時代……歐風東漸，中國數千年來哲學的醫學，一變而為科學的醫學。」[5] 作為一個代表性的註腳。以這段話來看，身處廢中醫餘波裡的陳邦賢，似乎認為中醫是哲學的，西醫則是科學的。而作為民初大醫的丁福保也認為必須要將中醫學「科學化」才能夠拯救日漸沒落，而且精麤不分且過於依賴玄（哲？）學的中醫學理論。只是他還進一步認為中醫古籍「有極效之方，積數千百年之經驗，數千百人之經歷而成者，其可貴，豈凡庸之所能知哉！」[6] 唯有透過中西醫學匯通一途，才能把傳統中醫經驗累積之精粹，轉換成可與西醫對話的現代醫學知識。於是在這樣的看法上，原本對立之（哲學的）中醫與（科學的）西醫，得以在經驗的基礎上找到共同的立足點。也只有透過經驗的再提煉與研究，中醫才能進入到科學化的新階段，從而有中西醫匯通的可能性。前述南京政府所提到的「中醫科學化」，極可能就是在類似思路上發展而來的。只是這樣的「中醫科學化」，卻又引發了另外一個新的問題；就是「廢醫存藥」的討論。據此，本文擬從審視「廢醫存藥」的討論中，試探民國初年中藥如何成為中醫科學化的可行之道，並略論此等思維可能存在之內在限制。

5　陳邦賢，《中國醫學史》（臺北：臺灣商務印書館，1981），頁 257。
6　丁福保，《歷代醫學書目》，（上海：上海文明書局，1910，香港中山圖書公司，1971 年新印），序第 4 頁，正文第 1 頁。

一、中國廢中醫言論的產生與歧異

　　晚清俞樾於 1879 年發表《廢醫論》首先提出廢除中醫的說法，而後刊行的《醫藥說》更進一步呼籲「醫可廢，而藥不可盡廢」，故常被認為近代中國「廢醫存藥」之說的濫觴。[7] 只是俞樾是樸學大師，以訓詁、文字、考據獨步文壇，但因為沒有海外留學經歷，並未親眼目睹中西方醫學之間的差異。因此他有關廢棄中醫或「廢醫存藥」之主張，根據李彥昌的分析指出，俞樾其實並沒有超越當時「古今之辨」的視野，廢醫的主張僅是基於「厚古而薄今」的想法。此外，1920 年師從俞樾的章太炎也認為他對中醫理論並未全盤否定，廢醫之說只是「恨俗醫不知古」的激烈言論而已。[8] 然而，造成 1930 年代中醫存廢論戰浪潮的余巖，其出身與學歷背景便顯然和俞樾差異甚大。出生於俞樾發表《廢醫論》同年，余巖在 1905 年獲得公費派赴日本留學，之後在 1908 年進入大阪醫科大學習醫，直到 1916 年畢業返國擔任公立上海醫院醫務長。[9] 皮國立對於余巖廢除傳統中醫的主張，有這樣的分析：「（余巖）對中國傳統醫學如此痛恨；其實這代學人背後暗藏的是對傳統

---

7 俞樾，《廢醫論》，俞樾，《春在堂全書》（第三冊），《俞樓雜纂》，第四十五篇，（南京：鳳凰出版社，2010），頁 750-755。俞樾，《醫藥說》，俞樾，《四庫全書》，集部，別集類，《賓萌集六》，清光緒 25 年，上海辭書出版社圖書館藏影印版，頁 78-80，以及郝先中，〈俞樾「廢醫存藥」論及其歷史影響〉，《中醫文獻雜誌》，第 3 期（2004），頁 4-6。

8 李彥昌，〈近代「廢醫存藥」思想的再考察——起源、視域與影響〉，《自然辯證法通訊》，第 42 卷 3 期（2020），頁 5。

9 中華醫學會上海分會醫史學會，〈余巖先生傳略和年譜〉，《中華醫史雜誌》，第 2 期（1954），頁 80-85。

的，與西方科技進步對比時的焦慮，或許那一代許多人都有這種意識。」[10] 這樣的解釋很明顯地把余巖廢中醫的主張，與當時中國國內的現代化與傳統論戰風潮聯繫起來。然而李彥昌則又指出：「余巖……目睹了日本明治維新之後廢「漢醫」而提倡「蘭醫」的改革與西式醫學的成就。」[11] 似乎認為余巖作此激烈主張的原委，或與其目睹日本明治維新之後西醫化有關。皮、李二人之詮釋都各別指出了余氏主張的面向，但兩者對當時主張廢中醫如余巖者來說卻也是無可分割的。清末民初大量留日醫學生的經驗與其在國內的影響力，或許造成此等情況的根本原因。

彼時推動廢止中醫法案的委員會成員共有十餘人，[12]當中主要出身西方醫學訓練或曾赴歐美習醫其者有劉瑞恆、顏福慶、伍連德、胡宣明、胡鴻基、全紹清、黃子芳、俞鳳賓等人。不論從學歷或個人經歷任一角度來看，他們堅持西醫優於中醫的看法與立場自然不難理解。而時任國民黨中央執委的褚民誼，以及余巖、陳方之（日本東京帝國大學醫學院）、方擎（千葉醫藥專門學校）、汪企張（日本大阪醫科大學）等四人則有留學日本的經驗。這些人則可能和余巖一般，除了專習西醫

---

10 皮國立，〈民國時期的醫學革命與醫史研究——余巖（1879-1954）「現代醫學史」的概念及其實踐〉，《中醫藥雜誌》，第24卷特刊第1期（2013），頁160。

11 李彥昌，〈近代「廢醫存藥」思想的再考察——起源、視域與影響〉，頁5。

12 這場會議實際的參與人數或名單或有爭議，請參考〈談談「1929年國民政府衛生部第一屆中央衛生委員會議」〉http://xysblogs.org/fly/archives/10702（2021/10/10檢閱）。

之外也還受到了日本醫學西化經驗的影響。具體來看，陳方之 1917 年於日本東京帝國大學醫學部畢業後，留校擔任醫學院附屬醫院內科、病理研究室、傳染病研究所工作，至 1926 年獲日本帝國大學醫學博士學位後回國。歷任國民革命軍總司令部軍醫處處長、內政部衛生司司長、國民政府侍從室醫官、中央衛生試驗所所長、南京市鼓樓醫院院長兼第一內科主任等職。[13] 方擎，字石珊，福建侯官人，日本千葉醫藥專門學校畢業。1912年，任軍醫局局長、北京政府陸軍部軍醫司司長（1917年辭職）。1924 年，任中央防疫處處長，至 1925 年再派充衛生司幫辦。[14] 上述兩位對於廢中醫運動的立場其實在資料上顯示不多，因此僅能推斷他們在廢中醫的態度上比較溫和，可能只是因為西醫的立場而呼應。至於和余巖同屬激烈反中醫者的汪企張，則於日本大阪醫科大學畢業後返滬行醫，兼任淞滬商埠衛生局衛生委員會委員、衛生部中央衛生委員會委員、上海市醫師公會副會長等職，並著有《二十年來中國醫事爭議》。[15] 值得注意的是，儘管民國初年的中西醫論戰，表面上看的是中醫與西方醫學的對立，但從參與廢止中醫法案的委員之後的言論與態度來看，出身日本西醫訓練者如余巖、

---

13 〈民國醫界名士錄〉，《同仁會醫學雜誌》，第 2 卷第 7 期（1929），頁 62。

14 《宣統三年冬季職官錄》，內閣印鑄局編，京師翰林院，頁 8；中國第一歷史檔案館，宣統 2 年，歸國留學生史料，《歷史檔案》，第 2 期（1997），頁 57；維基百科：方擎，https://zh.wikipedia.org/wiki/%E6%96%B9%E6%93%8E（2021/10/10 檢閱）。

15 汪企張舊居，http://www.qjtrip.com/xhtrip/XHShowDetail.aspx?Id=4001&fromsType=（2021/10/10 檢閱）。

汪企張兩人，除了比陳方之、方擎二人有更多臨床開業的資歷外，在廢中醫的態度上似乎更比直接赴西方習醫者顯得更為激進。

　　儘管李彥昌點出余氏廢除中醫之主張與明治維新下的西醫政策有關，但余巖態度之激烈，皮國立則還認為當與其主張革命的思想有關：「余氏不希望醫學掌握於碌碌庸人之手……這是為何要展開革命，也是其言論激烈的原因，概其為人深刻，一遇上反對聲音，則立刻燃起更偏激之言論，藉以捍衛自己的立場，此其個性使然，但其初衷是正直的。」[16] 而對於態度這樣激進的汪企張，根據任宏麗、段逸山、宋海坡等人指出，「汪氏對中醫的存廢觀點可以說是近代『廢止中醫派』的代表言論，究其源頭則是發端於清末的反傳統主義思潮和日本明治維新廢除『漢醫』的做法對中國醫界的思想衝擊。」[17] 顯然和余氏的激進的革命思想不同，汪企張的主張帶有妥協的傾向，也明白表示改革傳統中醫是為了加速向現代西醫過渡：「（中西醫論戰）是過渡交代時期的狀況，也並沒什麼大驚小怪。總一句，新舊兩派，格格不相入而已。」他於是把西醫同仁對中醫所持的態度分為三類──擯絕派、同化派、放任派。其中擯絕派主張採取日本廢止漢方醫的方法，全面取締中醫；而同化派則認為：「說是玄醫（按：中醫），雖然誤入歧

---

16 皮國立，〈民國時期的醫學革命與醫史研究──余巖（1879-1954）「現代醫學史」的概念及其實踐〉，頁 176。

17 任宏麗、段逸山、宋海坡，〈評近代醫家汪企張及其代表作《二十年來中國醫事芻議》〉，《中醫藥文化》，第 4 期（2014），頁 60。

途……可是經驗的投藥，多少有物質上治病的可能……
漸使若輩趨向漸改」，若假以時日，醫學自然歸於一
途。[18] 汪企張上述分類廢中醫派別的言論，除再次呼應
李彥昌的推斷，意即日本明治維新的醫藥政策，應當對
民國時期廢除中醫的思想有相當之影響外，也不難看出
他似乎注意到藥物作為一種醫療物質的特徵。為進一步
分析兩者之關係，本文勢須先交代一下 1930 年代以前
日本的經歷過如何的醫藥體制變化，及其對於漢藥與漢
醫關係的影響。

二、日本醫藥西化經驗與漢方藥的存續

1874 年日本明治政府頒布《醫制》，作為全國醫
藥體系全面西化的法律依據。[19] 相比於醫學的快速全面
西化，爾後三十年日本的藥業包括了傳統漢藥業，卻在
醫藥分業的爭議中出現了不少值得注意的爭議與發展。
這些日本藥業發展上的爭議與衝突，或許就有影響余
巖、汪企張等留日醫者的部分。有關《醫制》頒布後，
日本西醫化的發展論述已多，此處不再贅述，以下僅就
與題旨相關之藥業發展略作說明。

為配合全國西醫化之政策目標，日本文部省於
1882 年頒布設立藥業學校相關辦法，[20] 並仿效德國藥

18 汪企張，《二十年來中國醫事芻議》（上海：診療醫報社，1935），頁 76。

19 有關日本模仿德國進行醫學西化的最新研究，參見 Hoi-Eun Kim, *Doctors of Empire: Medical and Cultural Encounters between Imperial Germany and Meiji Japan* (Toronto: University of Toronto Press, 2014), pp. 22, 149-153.

20 清水藤太郎，《日本藥學史》（東京：南山堂，1949），頁 465-466。

業體制通令全國，藥學生完成要求之專業訓練後，必須取得藥師執照，方可合法販售藥品及處方調劑。[21] 隨著西式藥學校及藥師證照制度推展，日本旋即在1886年刊行《日本藥局方》以區隔合法與非法藥品，乃至於藥師與醫師之調劑責任。於是在相關法令及合格藥藥品認證基礎上，各地紛紛組成製藥協會或藥師專業組織，[22] 以符合此一醫藥關係之大變局。根據相關法規，與從事醫業者類似，這段時間僅有通過西方醫學訓練者，得以取得藥師執照或提供藥學相關訓練。[23] 然而過度偏向西醫的日本醫藥市場，在短短5年，就讓進口的西方藥品幾乎暴增4倍有餘；[24] 除高昂的洋藥價格引發民怨，民間慣用的漢方也幾乎傾滅。造成此等現象的原因，除了獨尊西醫制度的推波助瀾外，接受西方醫藥教育的藥師團體，對進口藥品持有特別的偏好亦難辭其咎。

再者，進口藥品的增加顯然壓縮了本土漢方藥業的生存空間。而進口藥品既然以西藥為主，加上藥局方的規範與藥師的偏好，傳統漢方販售尤顯得難以為繼；

---

21 山川浩司，〈藥学教育百年の史的考察〉，《藥史学雜誌》，第29號3期（1994），頁446-462。

22 舉例來看，江戶時代以來即存在的藥學會，即於1892年改組並定名為日本藥學會迄今。

23 有關日本醫師訓練全面西化的簡要說明，請參考 Yamagishi Takakazu, *War and Health Insurance Policy in Japan and the United States: World War II to Postwar Reconstruction* (Baltimore: Johns Hopkins University Press, 2011), pp. 19-23.

24 Susan Burns,"Marketing Health and Beauty: Advertising, Medicine, and the Modern Body in Meiji-Taisho Japan." In Hans Thomsen and Jennifer Purtle eds., *East Asian Visual Culture from Treaty Ports to World War II* (Chicago: Paragon Books, 2009), p. 8.

不免民間傳聞：「日本政府編寫藥局方的真正目的，即在於消滅漢方並抵制和漢方藥物」。[25]另從日本的就醫取藥習慣言，日本傳統上漢醫兼有診療與施藥的雙重角色，因此社會上對醫藥不分習以為常。明治以後雖然西醫大量地取代漢醫的角色功能，但日本社會對於醫藥不分的醫者期待卻依然如故。[26]對於就醫取藥僵固的社會習慣，或許可以透過西醫師改行「醫藥兼業」有所補償，但無疑地，藥師仍無法配售漢方藥物。這是因為明治初期日本社會對藥師的普遍印象，多半僅認為是聽從醫囑調劑有效藥物的技術人員；[27]因此並未賦予藥師主動調劑漢方的權限。洋藥壓迫漢方市場的情況直到一次大戰期間（1914-1918）才略有變化，由於日本從西方進口藥物發生困難，造成西醫師開立處方時無藥可用。握有本地藥物調配權的藥師與飽受壓迫的漢方經營者，遂趁勢而起，強力主張不該盲從於醫藥西化，導致市場上藥品短缺有害民生。[28]以關西地區傳統漢方製藥業者為首，集體陳情呼籲尊重日本醫療傳統與用藥習慣。他們一方面主張放棄醫藥分業的制度，另一方面則要求推動國產藥物，包括漢方藥物的發展。[29]面對現實西藥進

25 二宮一彌，〈日本藥局方物語〉，《藥学図書館》，第39卷1號（1994），頁23。
26 天野宏、尾花良枝、杉原正泰，〈福原有信の醫藥分業論〉，《藥史学雜誌》，第32卷2號（1997），頁127。
27 天野宏、尾花良枝、杉原正泰，〈藥業雜誌と丹波敬三の醫藥分業論〉，《藥史学雜誌》，第32卷2號（1997），頁141。
28 不著撰人，〈醫藥分業問題（承前）〉，《醫海時報》，第1018號（1913），頁8。
29 谷口彌三郎，〈醫藥分業問題對策〉，《醫海時報》，第2117號

口不足的困難，部分具有漢醫資格的漢方成藥業者，甚至喊出完全模仿西方藥業體制「是全世界最愚蠢的想法」，「更是最不愛國的舉動」。[30] 這些對於藥品市場體制的呼籲，最終反映在《日本藥局方》修改上。

18 世紀開始，日本傳統的賣藥業如富山賣藥、日野賣藥、田代賣藥等，已是著名的漢方藥物販售及調劑商家。他們透過商品經濟與市場的浸透力，行商範圍廣闊，成為許多家庭常備藥的來源。對於他們在近代日本賣藥業的實用價值，山脇悌二郎曾給予極高的評價。[31] 因此，單憑法令修改便要廢止民間使用漢方並不容易。是故甲午戰爭以後，日本陸軍常備藥如行軍散、紫雲膏、征露丸等漢方或和漢藥，到日俄戰爭時期仍列入《陸軍藥局方》的規範用藥品項當中。1906 年，《日本藥局方》第三版修訂時，亦將《陸軍藥局方》列為參考項目之一，並針對《海軍藥局方》的常備藥進行調查與規範。至第一次世界大戰爆發前後，《日本藥局方》在進行第四版修訂時，已因為歐洲輸入藥品困難，加上國內藥界的呼籲與爭取，傳統漢方藥物或是以國產藥用原料生產之洋藥，就在所謂符合日本人體質的劑量前提下，陸陸續續被編入 1920 年發行的第四版日本藥局

（1935），頁 21。

30 不著撰人，〈籲醫藥分業案〉，《醫海時報》，第 927 號（1912），頁 6；〈醫藥分業と經濟關係（二）〉，《醫海時報》，第 1118 號（1915），頁 13。

31 山脇悌二郎，《近世日本の医薬文化：ミイラ・アヘン・コーヒー》（東京：平凡社，1995），頁 289。

方。[32] 日本國產藥物在 1880 年代後期開始發展，其中以大阪司藥場鼓勵製造國產藥物最具代表性，這和當地具有長期的漢方販售及製造歷史有關。根據安士昌一郎的說法，大阪司藥場自 1882 年開始以《日本藥局方》登錄海外藥物為基礎，協助關西地區既有的漢方製藥工坊進行生產。1885 年以後，大型製藥株式會社漸次創立，其中以大日本製藥株式會社最具代表性。[33] 從大日本製藥株式會社的發展歷史來看，該會社一直以《日本藥局方》為基準，生產國產藥物，因此當《日本藥局方》第三版修訂逐漸納入漢方或和漢藥材時，該公司生產的藥品也擴及於兩類藥物。

二谷智子分析 19 世紀中葉到 20 世紀前半時期，日本四個開業醫的處方藥與藥種商、藥局的個案後，發現出三個發展階段。首先，幕府末年到明治維新初期，醫師處方藥使用和藥種商的進藥關係十分緊密，醫師處方藥偏向洋藥或漢方，與供藥藥種商的生產及供應高度相關，而病人的社會地位及家庭經濟背景也有一定的決定力。1890 到 1900 年代之間，開業醫與一般消費者皆出現根據藥局方購藥的消費特性，也因而造成藥局取代藥種商供藥的現象，相對出現的即是傳統漢方品項減少，逐漸被《日本藥局方》刊列國產原料藥（或許也包括了

32 二宮一彌，〈日本藥局方物語〉，頁 24-25。

33 1897 年，該社成員當中的日野九郎兵衛、田邊五兵衛、小野市兵衛、武田長兵衛、谷山伊兵衛等人，又自行籌資另行設立大阪製藥株式會社投入日本藥局方藥品製造，直到 1898 年才又被合併改稱大日本製藥株式會社。安士昌一郎，〈製藥企業へ発展した藥種問屋：大阪道修町における藥種業者の変遷〉，《法政大学大学院紀要》，第 74 卷（2015），頁 102-103。

合法漢方）所取代。到了1930年代左右，藥種商的市場逐漸萎縮，藥局成為主要的處方藥及家庭常備藥的供應者，而《日本藥局方》成為生產販售合法藥物的主要依據。[34] 可是隨著《日本藥局方》改訂，且逐漸納入傳統漢方藥材，當時所謂的合法常備藥或處方藥，事實上應該也包括相當比例的漢方或和漢藥。更何況傳統的漢方賣藥業度過艱困的明治初年之後，反倒在洋藥進口困難、經濟恐慌的大正昭和時期之交，於家庭常備藥的市場大有斬獲。[35] 這些情況都顯示，日本漢醫藥業在1930年代前出現分離發展的現象。這段時間正是余巖、汪企張等人從留日到返國工作，執業生涯中最活躍的階段。

　　不同於漢方藥材可以因經濟價值，且依托於《日本藥局方》的改版而存續，傳統的漢醫或和漢醫學依然面臨瓶頸。1894年正值《日本藥局方》第三版改訂之際，時任衛生局長的後藤新平，也提出疾病保險的呼籲。但直到1922-1927年間，日本才正式公布健康保險法與給付條例實施。儘管臨床診療仍有使用漢方的機會，但以漢醫方法診治卻不在健康保險的給付範圍。[36] 周珮琪更認為1883年日本政府發佈〈醫師免許規則〉，直接導致漢方醫學後繼無人、隱含有放任漢方醫學自然滅絕之

---

34 二谷智子，〈近代日本における処方薬と売薬の変容〉，《経済學研究》，第6卷第2號（2019）頁37-60。

35 以幕府末年兩大漢方賣藥業，富山廣貫堂與三光丸本店為例，可參見幸田浩文，〈明治政府の売薬観と大和売薬—富山売薬との比較を中心として—〉，《経営力創成研究》，第12號（2016），頁40-44。

36 秋葉哲生，〈醫療用漢方製剤の歴史〉，《日本東洋醫學雑誌》，第61卷7號（2010），頁883。

意。爾後雖有成立漢醫學校、漢方研究團體、建立漢方醫院以及創辦漢方醫學期刊之舉，[37] 但其形式終究不若漢方藥物的發展。1930 年代以前日本洋漢醫學鬥爭的經歷，余巖、汪企張兩人應當有所了解，甚至有親身的體認。日本保存漢方所仰賴經濟上的實用主義態度，以及漢醫未能趁勢復興的原委，都可能影響了他們二人對於中國「廢醫存藥」的主張。只是在日本的影響之外，民國初年以來某些知識分子強烈的科學主義（scientism）態度，也為彼時中國境內「廢醫存藥」論點推波助瀾。

三、「科學」的西醫？

1912 年，北洋政府頒佈《中華民國教育新法令》中，並未將中醫教育納入現代教育體系中。此舉除被中醫界稱為「漏列」外，其實也能看出當時教育部對於中醫是否符合現代西化教育之宗旨頗有疑慮。[38] 到了 1929 年南京政府於第一屆衛生委員會議中通過的「廢止中醫案」，支持與反對兩方以西醫余巖和中醫陸淵雷為代表的觀點，迄今仍然影響著許多相關的爭辯與研究主題。[39] 面對民國初年強大西方思潮壓境，至 1930 年

---

37 如東京帝國大學內科學教授三浦謹之助與生藥學教授山下順一郎分別發表〈關於針灸治療〉、〈和漢藥的價值〉報告，以及出身西醫，兼通漢醫的和田啟十郎出版《醫界之鐵椎》等。周珮琪，〈傳統醫學失去話語權的關鍵時刻──以日本漢方醫學為例〉，《臺灣中醫醫學雜誌》，第 16 卷 1 期（2018），頁 45-54。

38 劉帶，〈關於中醫廢存的實質性分析〉（武漢：武漢科技大學碩士論文，2008）。

39 郝先中，〈1929 年上海學界圍繞中醫廢存問題的論戰〉，《中醫文

代仍然堅持中醫不可西化者已屬少數，爭論多數發生在
持妥協立場的中西匯通學派，以及全盤廢止中醫轉求西
醫的強烈主張之間。由此不難看出，支援科學西醫的一
方仍屬多數，其差異只在中醫可否於西醫般科學化而
已。前述陳邦賢與丁福保的言論，即可為代表。在強烈
廢止中醫的人士中，傅斯年砲火四射的言論不容輕忽。
對於中醫可否科學化的問題，傅斯年認為：「西醫之進
步，到了現在，是系統的知識，不是零碎不相干的東
西。他的病理診斷與治療是一貫的。若接受，只得全接
受。若隨便剽竊幾件事，事情更糟。……敢問主張中醫
改良論者，對於中醫的傳統觀念，如支離怪誕的脈氣
論，及陰陽六氣之論，是不是準備放棄對於近代醫學之
生理、病理、微菌各學問，是不是準備接受這兩個系統
本是不相容的，既接受一面，自必放棄一面。」[40] 對於
從經驗裡提存中醫醫理作為科學化的基礎，他也認為
「凡是經驗，一個人的不盡可靠的，要靠有資格的眾
人；一生是有限的，要靠累世遺留下來。不幸我們的國
醫動輒曰秘方，此言若是謊話，更不必論。如假定他真
有一個不示人的方劑，則試問方既祕矣，如何可以眾人
之經驗而斷定其良否。……中國文化中有一件最不幸的
事實，醫學也不是例外者，即是中國文化中若干事缺少
繼續性。以學問論，人存學舉，人亡學息，古往今來，
每有絕學之歎，不像歐洲，能以學院教會、或學會之建

獻雜誌》，第 4 期（2006），頁 46-48。
40 傅斯年，〈再論所謂國醫（下）〉，《獨立評論》，第 118 期（1934），
　頁 3-4。

置繼續推衍的。以方技論，更不必說，百科雜樣，每經亂事而失傳。」[41] 換言之。中醫不能科學化，問題不是過去經驗可信與否；而在於整個中國文化讓因之累積而來的中醫，根本上就不具備可以科學化的潛質。據此，對傅斯年這派強烈反對中醫的人士而言，所謂中西匯通不僅現實上不可能做到，更像是披著民族主義的話術。

當 1929 年南京國民政府通過《規定舊醫登記案原則》，中醫的基礎陰陽、五行、氣本體論等也一併廢除。此外，國民政府還提出醫學教育要以西方實證科學為主，同年公布《中華民國教育宗旨及其實施方針》，即規定大學及其專門教育必須注重實用科學，充實科學內容；1931 年又公布《確定教育實施趨向案》，「規定大學教育以自然科學和實用科學為原則，學校教育向科技領域傾斜和轉移。」[42] 儘管中醫界極力反對並上京請願，但衛生部和教育部的折衷方案，仍強調他們提出的計畫是有利於中醫發展，是「為了提高中醫，傳統的學習和經驗診斷應該經受科學的研究和改善，逐漸轉變成一門科學的學科，中醫生應該朝著科學的方向發展。」或許是因為西醫的勢力龐大，也或許是因為中醫界的自覺，中醫界提出具有高度妥協性的回應：「這樣的科學化不僅僅是醫學專家和科學家的責任，也是全國各地開明的人所希望的：即用科學的原則證實中醫學的

---

41 傅斯年，〈關於「國醫」問題的討論〉，《獨立評論》，第 121 期（1934）頁 19。

42 田靜、蔡仲，〈中醫何以被西醫化——基於「福柯 - 庫恩」式規訓的思考〉，《自然辯證法研究》，第 30 卷第 3 期（2014），頁 70-75。

內容，用科學的方法去證實和完善它。」[43] 1930年代，中醫教育機構化與科學化的浪潮於焉同步展開。如北平國醫院「聘請當時著名的中醫生任教，課程設置突出中醫特色，注重傳統教學，並設有少量的西醫課程和講座，比如西醫的解剖學、細菌學和內科學等。」[44] 教學方法上吸取西醫的精華，不採取師徒相授，而採取集體授課的形式。[45] 這樣的安排即呼應了更早之前，褚民誼在1929年〈什麼叫作科學化的新醫〉一文中的呼籲。他定義「醫學科學化」概念：「研究醫學的人，不僅懂得生理、解剖、病理、治療等，並且要知道數學、物理學、化學、博物學等。」褚民誼雖然沒有正面說明什麼是科學化的中醫，卻認為西醫是「已經完成了科學化的新醫。」[46] 下迨1933年5月，中央國醫館通過《整理國醫藥學術標準大綱》提出：「以我國固有之醫藥學說，擇其不背於近世學理者，用科學方式解釋之。」對於「其方術，確有實效，而理論欠明者，則採用近世學理以證明之。」[47] 至此，協助推動中醫「科學化」之仿西醫機構、各種中醫學校與中央國醫館已然出現，所餘

---

43 Sean Hsiang-Lin Lei, "When Chinese Medicine Encountered The State: 1910-1949"（芝加哥：芝加哥大學博士論文，1999），頁174-175。

44 董澤宏，〈民國時期的北平中醫藥發展史研究〉（北京：中國中醫研究院博士論文，2005）。

45 田靜、蔡仲，〈中醫何以被西醫化——基於「福柯-庫恩」式規訓的思考〉，《自然辯證法研究》，第30卷第3期（2014），頁72。

46 褚民誼，〈什麼叫作科學化的新醫〉，《醫藥評論》，第5期（1929），頁15-16。

47 〈中央國醫館整理國醫藥學術標準大綱草案〉，《神州國醫學報》，第1卷第4期（1932），頁1。

者似乎只剩課堂或實驗室裡的行動，是否符合彼時所了解的科學過程了。

　　根據孔恩在《科學革命的結構》的論點，科學是一種嵌入在特殊機構實踐中的活動。這些活動表現於各種理論在其概念的分析、觀察的準確程度，甚至是特定儀器的操作等應用之中。透過經驗與實例累積，產生共同的知識與行動模式，得以在一段時期內，規訓出該研究領域的合理問題與方法，並培養一批堅定的擁護者。[48]透過這樣的程序與機制，練就一種為該科學團體認可的觀察方式，從而培養出西方文化意義上的科學家。借用孔恩的角度來看，1930 年代模仿西醫教學所形成中醫教育機構與中央國醫館的出現，只是要完成這個外表上科學化的機制。至於什麼是科學化中醫的實質內涵，則還僅止於有待凝聚甚至是可被擱置的問題。無怪乎歷經數十寒暑的發展，裘沛然於 1958 年會說：「中醫有中醫的理論體系，西醫有西醫的科學根據，中西醫學術觀點，現在還有一定的距離。……而目前所謂的『合流』恰恰存在一種勉強撮合，貌合神離、急功近利與嘩眾取寵的情況。」[49]裘沛然的用詞雖然強烈，但他「貌合神離」的說法，卻生動的表現出硬把西醫教育科目鑿納於

---

48 Kuhn Thomas, *The Structure of Scientific Revolutions* (Princeton: Princeton University Press, 2021). 中譯本參見 Kuhn, T. S.，《科學革命的結構》，程樹德，傅大為，王道還，錢永祥等譯，（臺北：遠流，1985）。另外附帶一提，傅大為，〈孔恩 vs. STS 的興起：《科學革命的結構》五十年的蓦然回首〉，《科技醫療與社會》，第 18 期（2014），頁 29-88，為構思本段論述提供不少啟發。

49 裘沛然，〈促進中西醫合流的思考〉，《裘沛然醫論文集》（臺北：相映文化，2005），頁 96。

中醫訓練課程的尷尬與為難，也等於認為近三十年的中醫教育西醫化或科學化的努力並無實效。從上述觀點來看，民國初年談中醫科學化的背後，恐怕還是在於更為廣泛的政治或文化上的現代化目的，對於是否從本質上「科學化」中醫學理，至少數十寒暑以來還莫衷一是。這或許也是梁其姿認為「極端的廢醫或折衷的以西醫改良中醫學說，都是19世紀末以來中國醫學『現代化』的『模式』。……兩者均以學習西方醫學與科學作為現代化的一個重要過程。所有落後文明如要步入現代，均不能不學習西方的制度與科學」的原因吧。對梁氏來說，中醫科學化就是現代化的過程，至於什麼才是科學化的本身，則不是討論的重心。或許由於使用現代化比科學化更具有影響力，梁其姿進一步認為：「以『中西醫匯通』方式把傳統中醫『現代化』的做法，如今已成定局。」[50]也許因為科學本身還有所謂的精確原則可資模仿或依循，但什麼是現代化的範本與準則，就顯得更為浮泛也易被用來作為說詞。

　　根據雷祥麟的自敘，他透過專書 *Neither Donkey nor Horse*「企圖回答一個具有深遠意義的歷史問題：傳統中醫如何在半個世紀之內，由現代性論者眼中的死敵，而轉化為中國現代性（China's Modernity）最具體的象徵？作者不認為這個轉化過程完全是被政治史所決定的；現代中醫史有其自主的生命與理路，有時甚至

---

50 梁其姿，〈醫療史與中國「現代性」問題〉，《中國歷史社會評論》，第8卷（2007），頁4。

反向地影響了關於中國現代性與國家體制的意識型態辯論。」雷祥麟進一步指出，「中醫並不是傳統的殘骸，中醫在 20 世紀中同步參與了西醫與國家醫政突破性的發展過程，在體制上、知識論上、學理上、臨床實作上都經歷了巨大的轉化，從而促成了現代中醫的誕生。」[51] 在這段敘述中有兩件事情值得注意，首先，他主張中醫科學化不純然是外部壓力的結果，也是中醫內在理論發展的合理走向。其次，經過科學洗禮轉化後的中醫，不只參與了中國現代性的創造，也為自身完成現代中醫的發展。這樣的洞見不僅有別於前人慣採的「體用論」史觀，[52] 也值得從史實與相關邏輯脈絡的基礎上作進一步的分析。由前述 1930 年代的幾個發展中醫教育與實驗機構的例子來看，中醫界或許透過這些機構的設立，完成了科學外衣的編織，但關鍵性的內部融合，恐怕還處在同床異夢的狀態中。造成此等尷尬局面的原因，或許並不如傅斯年所認為中醫界的擁抱國故且不思長進，反倒可能來自於西醫是否科學的問題。

根據焦潤明的說法，傅斯年推崇科學的態度已形同

---

51 Sean Hsiang-lin Lei, *Neither Donkey nor Horse*. (University of Chicago Press, 2014). 此處的說明轉引自雷祥麟對本書的摘要介紹，見中央研究院近代史研究所網站：《非驢非馬：醫療與中國現代性之爭》http://www.mh.sinica.edu.tw/PGPublication_Detail.aspx?tmid=1&mid=25&pubid=790&majorTypeCode=11&minorTypeCode=0&major=11&minor=0 (2021/10/3 檢閱)。

52 有關這種觀點的簡要說明與該書之差異，請參考張蒙，〈書評：Sean Hsiang-lin Lei, Neither Donkey nor Horse: Medicine in the Struggle over China's Modernity〉《中央研究院近代史研究所集刊》第 91 期（2016），頁 159-167。

科學主義（Scientism）[53]，這不免會影響他對中醫存廢的看法，更嚴重的是把西方醫學的科學發展路徑，僵固成為現代醫學的必經之道，全然忽略了西醫也有從傳統到現代的歷史過程。焦潤明指出：「（傅斯年）在當時理解的科學知識檢討了中國傳統的學術，評價中國傳統學術缺少懷疑精神和批判創新傳統，不分學科而分宗派，缺乏個性以及與時代共進的同步意識，缺少科學精神，等等。因此，他主張將西方的科學思想和科學方法引入中國學術界，建立以人的創造性為本的學科體系，進行分科的精確性研究。」[54] 簡單來說，對傅斯年等人而言，在科學主義的指引下，醫學進步的唯一路徑就是作廢中醫，把科學西醫等同於現代醫學。這樣的觀點不僅把科學發展作為現代性的重要指標，也忽略了科學在西方近代醫學發展中的高度不確定性與偶發性。1930到1950年代期間，學者普遍認為科學革命帶來的影響，是西方歷史轉向現代性的重要環節。然而晚近的科學史與科學哲學研究卻質疑這樣的看法，更多的史料與研究指出，17世紀相關的科學研究機構與活動，是否對現代科學產生直接的影響，或可被視為現代科學的直接歷史轉折點，其實是不能以簡單的因果論來

---

53 科學主義指的是以科學為唯一的知識，科學方法是獲取正確知識唯一的辦法。簡單的說就是把科學的價值絕對化、崇高化，成為判斷一切人類活動本體的根本依據。不過根據吳展良的研究，傅斯年儘管對於科學方法極高的推崇，但在本質上仍與他的文人情結有相當的扞格。參見吳展良，〈傅斯年學術觀念中的反形式理則傾向〉，《臺大歷史學報》，第20期（1996），頁165，註釋2。

54 焦潤明，《傅斯年傳》（北京：人民出版社，2002），頁10。

判斷的。[55] 延伸來說，這類的研究舉出兩個關鍵問題，一是 17 世紀西方的科學是否為現代社會必經道路，又是否具有普遍性展開的價值。若從廢中醫論者如傅斯年等人的角度來看，尤其是根據前述的引文，答案是毋庸置疑的。然而，若連西方科學史的研究者都開始質疑這樣的假設，那麼基於 21 世紀醫學史與科學哲學的理解，或許也該重新審視中醫科學化的論點，而另有更為深入的思考。

相比於 17 世紀西方科學革命發生的時間點，作為現代醫學代表的科學醫學（scientific medicine），根據學界之通說出現在 19 世紀中葉以後。因此就時序上來看，科學醫學的出現，其實是以兩百年來西方相關自然科學的發展為前驅，而時間又恰與西方現代（Modern）概念的出現重合，形成西方醫學等於科學醫學亦即現代醫學的普遍印象。1930 年代中西醫學論戰中就有許多觀點，透露出西方早期以科學醫學為現代醫學範本的思考特徵。前述科學與哲學的對立即可為例，所謂傳統醫學即哲學與現代醫學乃屬科學的對立概念，其實並不始於中國的中西醫論戰。早在希臘時代，亞里士多德就曾經有過「醫學之始即為哲學之終（medicine begins where philosophy ends）」的說法，此話到了 21 世紀還被視為現代實證醫學（evidence-based medicine）最早的西方證據之一。[56] 然而睽諸文藝復興

55 Peter Harrison, "Was There a scientific revolution?" *European Review* 15.4 (2007), pp. 445-457.

56 H. N. Sallam, "Aristotle, godfather of evidence-based medicine." *Facts, Views & Vision in ObGyn* ,Vol. 2 (1) (2010), pp. 11-19.

以來西方醫學發展經歷後，不難發現哲學性的思考從未
由醫學的領域中完全脫離，甚至在科學醫學興起後依然
有巨大的影響力。[57] 因此，即便 19 世紀以後出現了科
學醫學作為現代醫學的代名詞，在許多思考與邏輯的路
徑上，西方的現代醫學與傳統醫學，依然處於相互依存
的發展關係。只是這種關係一旦落入民國初年中西醫對
峙的語境，再加上當時普遍瀰漫著傳統與現代二分、
科學與迷信水火不容的思考氛圍，傳統醫學代表的中
醫終將被迫失去在現代醫學中的話語權。

　　19 世紀以來的西方醫學界充斥著樂觀的態度與進
步主義，這些都直接影響民國初年主張全面廢止中醫者
的心態。西方的自信多半來自醫療科技的快速發展，甚
至是相關研究機構的設立與擴張，並不全然與科學或哲
學的對峙有關。而這些科技進步與研究機構，又是西方
科學發展下的時代產物，從社會建構論的角度，科學機
構與教育體制又反過來成為說服芸芸眾生接受科學醫
學的最佳代言人。[58] 此外，具有系統性內在關係的精確
（precision）知識，是傅斯年駁斥中醫可以科學化的重
要論點。然而正是這個「精確」的概念，透露出科學醫
學的不確定性。在西方科學醫學發展的過程中，「精
確」一詞並不等同於知識的正確與完整。在 19 世紀末
到 20 世紀初，「精確」作為一個自我合理化的工具性

---

57 Simone Mammola, "Does the History of Medicine Begin where the History of Philosophy Ends? An Example of Interdisciplinarity in the Early Modern Era." *History of European Ideas*, Vol. 40 (4) (2014), pp. 457-473.

58 Ludmilla Jordanova, "The Social Construction of Medical Knowledge," *Social History of Medicine*, Vol. 8 (3) (1995), pp. 361-381.

概念，常常用來表達對於醫學問題描述的準確度，或者
是對於實驗紀錄的完整性。其次，一個符合上述「精
確」要求或相關準則的研究，產生的結論往往輕易地被
認為是正確與完整的醫學知識。只是這樣的看法，全
然忽略了科學醫學發展與所處的社會氛圍、網絡息息
相關，同時也把生產科學醫學知識的機制與機構中立
化或客觀化，彷彿生產科學知識的制度與機構本身就
應該是科學的，從而模糊了知識本身與知識生產者可
能持有的特殊立場。這個現象早在 1970 年代已受到學
者的注意，舉例來看，Ivan Illich 的 *Medical Nemesis:The
Expropriation of Health* 就以醫學統計為例，呈現醫師如何
操作臨床統計，一方面生成疾病定義的科學基礎，另
一方面也預設治療成敗的解釋。[59] 當年 Ivan Illich 之說
法被視為具有侵略性的論點，但卻在 21 世紀開始成為
科學醫學史研究的重要觀點與思潮指引。[60] 從 2007 年
Jeremy A. Greene 的 *Prescribing by Numbers: Drugs and the Definition of
Disease* [61] 到 2012 年 Joseph Dumit 的專書 *Drugs for Life: How
Pharmaceutical Companies Define Our Health* [62]，越來越多的研
究顯示，科學醫學研究過程中的「精確」原則，其實充
滿著人為想像、操作與社會影響的痕跡，只是在最終結

---

59 Ivan Illich, *Medical Nemesis: The Expropriation of Health* (London: Calder
　& Boyars, London, 1974).

60 Smith R. "Book review: Limits to Medicine. Medical Nemesis: The
　Expropriation of Health." *British Medicine Journal*, No. 324 (2002), pp. 923.

61 Jeremy A. Greene, *Prescribing by Numbers: Drugs and the Definition of Disease*
　(Baltimore: Johns Hopkins University Press, 2007).

62 Joseph Dumit, *Drugs for Life: How Pharmaceutical Companies Define Our
　Health* (Durham: Duke University Press, 2012).

果上，卻仍能被認為是「正確」的科學知識。簡言之，這一套符合科學與精確原則的操作程序與標準，其實才是決定何者為科學，何者為不科學的關鍵。

任職於英國衛康醫學史中心的馬伯英，在反思廢中醫的諸般說法後，也針對是否可以用科學來規範中醫現代化提出質疑：「『科學（science）』一詞在中國是個舶來品。原詞出於希臘，中譯名來自日本。科學的含義在不同時空不斷有變化，不斷有擴大。而且人言言殊。」他更認為 1990 年代興起的實證醫學，其實「就是經驗醫學。診斷也好、治療也好、教課也罷，先要來一句當頭棒喝：拿出證據來！沒證據，一切免談。這證據必須是經過雙盲、隨機、對照和統計學檢驗分析合格通過的。這就是真正的科學醫學了！經驗醫學時代行將結束。換一句話說，此前的臨床醫學都不是科學。把西醫學也一棍子打倒了！連西醫都不能稱為科學，遑論中醫！」[63] 顯然對這名持有西醫資格的資深中國醫學史研究者而言，正因為科學不是一個穩定且客觀存在的標準，以科學作為決定中醫存廢的判準不過是個假議題，而此看法也與前述西方科學醫學史研究者的觀點不謀而合。於是從表面上來看，1930 年代以後，中醫科學化已完成了教育等機構上的「科學化」條件，但臨床操作並無法完全滿足西方科學中對於「精確」的要求，自然無法立刻進入這個以西方科學經驗為核心之套套邏輯

---

63 馬伯英，〈中醫科學性的內涵：兼論科學、非科學和偽科學〉，《科學文化評論》，第 4 卷第 2 期（2007），頁 81。

（tautology）式的關係網絡裡。另一方面，無論是廢中醫或主張中西醫匯通者，對於西方科學醫學抱持過於樂觀的期待與信仰，以致於在檢討中醫不科學之餘，忽略了西醫內部因科學意識形態所導致的陷阱，也漠視了科學醫學發展中，傳統與現代醫學共存及轉換的必要性。簡言之，中醫科學化的妥協方案，恐怕從一開始就注定只能停留在技術操作的層面，儘管難以杜絕廢中醫的悠悠之口，卻也意外地為中藥的科學研究留下了一個轉圜空間。

四、「廢醫存藥」：妥協下的進步

科學醫學經常被視為現代西方醫學的代名詞，除了前述的科學精神對於現代西方醫學發展的影響外，17 世紀後西方醫學放棄生機論（Vitalism）走向機械論（Mechanism），所帶來對於科技及唯物論（Materialism）思考的趨勢也是關鍵之一。[64] 儘管科學革命已然發生，18 世紀中期醫學生機論思潮依舊崛起，強調人體除了機械性的組織外，更重要的是生命力的表徵。起源於啟蒙時代文化風潮下的醫學生機論，[65] 到了19 世紀末 20 世紀初，則又因為實驗生理學和生物化學崛起，把生理功能化約為物理原理和化學反應，使得醫

---

64 Harold J. Cook, "The History of Medicine and the Scientific Revolution.", *Isis*, Vol. 102 (2011), pp. 102-108.

65 有關 18 世紀生機論在醫學研究醫學領域中的興起及其文化網絡。因不在本文討論之時代與地理範圍內，故暫不贅述。有興趣的讀者或可參考 Elizabeth A Williams, *A Cultural History of Medical Vitalism in Enlightenment Montpellier* (Burlington: Ashgate, 2003).

學機械論又再度抬頭，[66] 進而推動現代醫學發展的唯物論思路。相較於西方醫學思維逐步走向唯物論的同時，日本漢醫與傳統中醫顯然還有許多無法與之相結合的地方。其中，根據不同生理學理論所衍生之病理差異，或可為此時中西醫學概念上的根本落差做一註腳。

　　根據日本國會圖書館檢索所得，1883年曾任征台軍醫的落合泰藏編纂的《漢洋病名対照錄》，很可能是日本國內第一部以西洋病名分類規範傳統漢醫病名的著作。縱觀其目錄，舉凡鼻腔及喉頭病、神經系病、黏膜及黏膜下結組織炎等篇章，均明顯呈現以西方解剖學及病理學為基礎的分類方式。作者將傳統漢醫病名和西洋病名比配時，自然不免以西醫觀點為尚，難免有強加鑿納與刻意屈曲的部分。[67] 類似的情況在日治初期的臺灣也曾發生，1906年臺灣地方病及傳染病調查委員會即編有《本島醫生ノ慣用スル疾病ノ稱呼ト普通病名トノ對照調查》，除了表列臺灣漢醫常用病名與西醫病名對照外，也列有當時洋醫師所使用的漢譯原文醫學名詞。[68] 這些例子或可呈現明治初期日本醫界，對於統一漢洋命名的執念以及強烈的西醫本位立場。儘管西洋醫學勢張，日本漢醫仍未斷然放棄。1925年日本僧醫那須彌編集完成《方函類聚》一書，其中列舉三十三項傳

---

66 李尚仁，〈生命如同機器？──現代醫學的生死觀〉，《科學發展》，第466期（2011），頁85。
67 落合泰藏，《漢洋病名対照錄》（東京：英蘭堂，1883）。
68 丁崑健，〈日治時期漢醫政策初探：醫生資格檢定考試〉，《生活科學學報》，第13期（2009），頁90。

統漢醫病名分類。該書除以傳統病名分別配比可能的西
洋病名外，尚且列舉各項臨床應用的漢和藥方，[69] 可說
是第一本以漢醫病理為基礎的病名對照及處方建議書，
並且也顯示了日本漢醫主動調和漢洋醫理的企圖心。然
而此後並無類似著作問世，直到 1941 年代大塚敬節、
矢數道明、木村長久、清水藤太郎等皇漢醫道的提倡
者，才又共著出版了《漢方診療の実際》。這本以漢方
而非漢醫掛名的共著似乎頗受歡迎，陸陸續續經過三次
修訂改版。昭和 44 年（1969）的大改訂，更是改名《漢
方診療醫典》問世。但不論這套書如何修正，都不失其
做為以漢方醫學對應現代醫學病名之初衷。舉例來看，
早在《漢方診療の実際》第一版時，即有以漢方菌藤菖
湯、大柴胡湯等治療西醫病名「カタル[70]性黃疸」，與
利用大柴胡湯、柴胡桂枝湯治療急性肝炎的紀錄。[71] 根
據山田光胤的說法，「《漢方診療の実際》就是現代漢
方的嚆矢」。[72] 但就本文題旨而言，儘管這些書談的都
是治症之學，內容也頗多涉及醫理或病理的部分。但日
本漢醫最終仍舊以「漢方」為名，才能在臨床治療的市
場上取得一席之地。

---

69 那順彌，《方亙類聚》（東京：出版項不詳，1925）

70 カタル或做加答兒，即英文 catarrh 或德文 Katarrh，是二戰前日
　本常見之病名。然其應用之廣，遠超過其源始之德文醫學範疇。
　可參見余尚儒，〈「加答兒」—消失的醫學用語カタル〉，《臺灣
　醫界雜誌》，第 53 卷第 4 期（2010），頁 56-57。

71 大塚敬節、矢數道明、木村長久、清水藤太郎，《漢方診療の
　実際》初版（東京：南山堂，1941）；山田光胤，〈日本漢方医
　学の伝承と系譜〉，《日本東洋医学雑誌》，第 46 卷第 4 號，
　（1996），頁 506-507。

72 山田光胤，〈日本漢方医学の伝承と系譜〉，頁 507。

　　明治初期赴日習醫的余巖，正巧面臨漢醫衰微、西醫勢張的階段。承襲日本醫界的思潮，余巖根據西醫理論重新考訂漢醫的說法，而有《古代疾病名候疏義》等一系列研究的出版。對於這些研究，余巖自承：「晚究舊醫，博覽詳考，慎思明辨，一本經學師法，科學律令。」[73] 顯然科學原則，一如既往是他重要的分析基礎。根據皮國立的說法，余巖採用「回溯診斷」（retrospective diagnosis），以便找出較為精確的古今病名對比，這是歷史學家望之卻步的方式；「他想做出古代疾病與現代科學疾病的對應，他認為那具有很具體的現實意義。」[74] 然而，除了部分如癆病（肺結核）、霍亂（亞細亞型霍亂）等疾病，余巖認為古籍中所載尚可究明其與現代病名之關係外，其餘多數傳統病名都因為記載不詳且醫理不清，以至於很難用現代科學的方法研判究竟是何種疾病。他把造成這種情況的原因，歸咎於宋元以降中醫基礎理論中各種不合時宜的說法與學說之紊亂。[75] 而他提出的解決之道則是：「把古代陰陽五行六氣的巫道放棄，把錯誤的五藏六府十二經脈的解剖放棄，把謬妄的三部九候寸口按脈的診斷放棄，把不根的入肺入肝屬金屬木的藥理放棄……我以為將來只有研究

73 中華醫學會上海分會醫史學會，〈余巖先生傳略和年譜〉，《中華醫史雜誌》，第 2 期（1954），頁 83。

74 皮國立，〈民國時期的醫學革命與醫史研究——余巖（1879-1954）「現代醫學史」的概念及其實踐〉，頁 172。

75 余巖，〈中華舊醫結核病觀念變遷史〉（1924），《醫學革命論初集》（上海：余氏研究室，1950，3 版），頁 120。

國產藥物，才是出路。」[76] 足可視為他「廢醫存藥」的
具體註腳。有趣的是，強烈主張廢除中醫的余巖，其
「廢醫存藥」的論點，卻受到上海名中醫陸淵雷的支
持：「科學這東西，又來得結實，一步步踏實實地，鐵
案如山⋯⋯不容你不信。心上信了科學，再看中醫的說
理，覺得沒有一樁合於科學的。」[77] 在陸淵雷看來，中
醫得以妥善治療的關鍵在於對症下藥，而非識病治療論
理。因此只能算是「不識病而能治病」，[78] 故他認為：
「國醫之理論乃不合實理。⋯⋯國醫之情形，乃近於
『說假方，賣真藥』。」[79] 看來不論是學西醫的余巖或
是出身中醫的陸淵雷，都在「廢醫存藥」的論點上找到
了相互妥協的基礎。

　　1930 年代從廢中醫的言論走向廢醫存藥的發展，
除了中西醫界論戰與攻防下的妥協外，其實還有科學唯
物論與醫學機械論的因素存在。19 世紀以後的西歐，
尤其是德國，早在普魯士王國時期即已籠罩在機械主義
唯物論（mechanistic materialism）的氣氛當中。對當時
的德國生物學界而言，複雜的生物體可以化約成一定比
例的要素，所謂的完整生物體因此也不過被認為是各部

76 余巖，〈醫史學與醫學前途之關係〉，《余氏醫述三集》，第 6 卷，
　　頁 57-58；轉引自皮國立〈民國時期的醫學革命與醫史研究——余
　　巖（1879-1954）「現代醫學史」的概念及其實踐〉，頁 167。

77 陸淵雷，〈改造中醫之商榷〉，《陸氏論醫集：卷三》，（上海：
　　陸淵雷醫室，1933），頁 38。

78 陸淵雷，〈改造中醫之商榷〉，《陸氏論醫集：卷三》，頁 25。

79 李經緯、鄢良，《西學東漸與中國近代醫學思潮》（武漢：湖北
　　科學技術出版社，1990），頁 123。

零件的總和而已。[80] 簡單來說，透過現代科學與技術的
能力，科學家應當可以把複雜但完整的生物個體，逐一
拆解或分梳，成為一個個基本單位或要素，並解明其間
的運作原則。這一套思想放在醫學上，即為人體機械論
與現代生理學[81] 的出現，而在藥物發展上即是現代藥理
學應用化學分析的基礎。在現代藥理學的發展方面，生
藥學（pharmacognosy）的出現正是這個時代思潮下的
產物。生藥學一詞最早出現在1811年維也納出版的草
本藥典 *Lehrbuch der Materia Medica*。此後生藥學的定義雖
多有變化，也包含了更多跨學科的理解，但強調化學與
藥理學解析天然藥物之中心概念始終不移。[82] 無怪乎，
李彥昌在條理19世紀末來華西醫言論後發現：「西方
來華傳教士及其他在華洋人，針對中醫理論與針對中藥
的評價並不完全一致，對中醫理論近乎完全否定，而對
中藥則持辯證態度。一方面多認為中藥有療效，另一方
面又指出中國傳統藥學不瞭解藥物的確實成分及其化學
性質，需要進一步深入研究。」[83] 顯然他們要求進一步

80 Paul S. Agutter, P. Colm Malone, and Denys N. Wheatley. "Diffusion Theory in Biology: A Relic of Mechanistic Materialism." *Journal of the History of Biology*, Vol. 33 (1) (2000), p. 76.

81 E. Mendelsohn, "Physical Models and Physiological Concepts: Explanation in Nineteenth Century Biology." *The British Journal for the History of Science*, Vol.2 No.2 (1965), pp. 201-209; Oswei Temkin, "Materialism in French and German Physiology of the Early Nineteenth Century." *Bulletin of the History of Medicine*, ,Vol.20, No.2 (1946), pp. 322-327.

82 William P. Jones, Young-Won Chin, and A. Douglas Kinghorn, "The Role of Pharmacognosy in Modern Medicine and Pharmacy," *Current Drug Targets*, No.7 (2006), p. 247.

83 李彥昌，〈近代「廢醫存藥」思想的再考察——起源、視域與影響〉，頁4。

研究中國傳統藥物及化學分析的態度，恰與前述西方醫學因實驗生理學和生物化學崛起，使得醫學機械論再度成為主流以及現代生藥學漸趨成熟的時間相當。

　　日本西醫化政策以德國醫學為師，當然不會自外於生藥學的發展之外，更何況本身具有悠久的漢方藥物傳統，足堪作為西洋生藥學引進後的研究寶庫。傳統漢方藥材得以進入《日本藥局方》，或許現代生藥學在日本的發展還有推波助瀾之效。以漢藥為目標的生藥學研究在日本發源甚早，早在 1880 年東京醫學校教授大井玄洞，即已翻譯 J. W. Albert Wingand 的生藥學教本 *Lehrbuch der Pharmakognosie*，首度將德文名詞 Pharmakognosie 翻譯為日文漢詞「生藥學」，[84] 他與山下順一郎除了共同參與《日本藥局方》的編訂外，也分別著述提倡要對傳統漢方藥材進行科學分析。[85] 根據小泉榮次郎的說法，日本生藥學的發展契機，始於 1910 年代歐戰爆發期間。[86] 1912 年朝比奈泰彥由德國返回日本任職東京帝國大學後，旋即執掌生藥學教研室。他針對傳統藥材進行化學及藥理分析，後來得到大阪市武田製藥公司的重視，開啟了日本科學漢方發展的理論基礎與相應規範。[87] 以現代生藥學研究為基礎而興起的科

---

84 淺野正義，〈生薬学と訳した大井玄洞について〉，《薬史学雑誌》，16 卷 1 號（1981），頁 21-24。

85 劉士永，〈醫學、商業與社會想像：日治臺灣的漢藥科學化與科學中藥〉，《科技、醫療與社會》，第 11 期（2010），頁 158。

86 小泉榮次郎，《日本漢方医薬変遷史》（東京：藤沢友吉商店，1977），頁 165-168。

87 根本曾代子，《朝比奈泰彥伝》（東京：廣川書店，1966），頁 100-102、112-116。。

學漢方，是 1940 年代以前日本藥業發展值得注目的現象。而這段時間留日的中國學生們，當然不會對這個發展毫無所感。

　　中國留日醫學生在求學期間，曾經成立過各種醫藥學術團體、發行學術刊物或通俗讀本，以引進現代醫藥新知，並介紹日本發展現況。其中 1906 年，千葉醫學專門學校的留日中國學生組成中國醫藥學會，並出版《醫藥學報》作為機關報。1907 年成立的中華藥協會，是近代中國第一個全國性的藥學學術專門組織，旋即於 1909 年在東京召開第一屆年會，正式通過組織章程。值得注意的是中華藥學會的組織辦法，幾乎翻版於前述之日本藥學會，亦仿照《日本藥學雜誌》體例，創辦《中華藥學雜誌》。[88] 由上述例子足以得見，清末以來的留日中國醫學生不僅不自外於日本醫學西化的氛圍，更對其進行積極地模仿甚至是引進國內。前述余巖「廢醫存藥」的論點，或許就是在此背景所產生的結果。根據皮國立的研究，余巖處方用藥時偏好國產新藥，而他的三弟允緝更是經常為他治練中藥的一位得力助手。[89] 他的孫子也曾回憶道：「他是近代中國首先引用西方科學方法來研究中國醫學、醫藥的先驅，…… 1937 年他組建了研究室，對許多中藥材進行研究，以後又成立制藥廠，生產了『余氏止痛消炎膏』、『余氏止咳糖

---

88 郝先中，〈日本廢除漢醫對中國近代醫學的影響〉，《皖西學院學報》，第 6 期（2005），頁 70。

89 皮國立，〈民國時期的醫學革命與醫史研究──余巖（1879-1954）「現代醫學史」的概念及其實踐〉，頁 170-171。

漿』、『治下靈』等中成藥。他是第一個研究和嘗試使
用中藥的西醫。」[90] 這段描述對於熟知日本生藥學與科
學漢方發展關係的研究者而言，應該有差相彷彿的強烈
感受。

　　如果說「廢醫存藥」對余巖而言，是感受日本醫學
發展後的個人主張與實驗，那麼趙燏黃等人所開展出來
的中國藥用植物調查與研究，則應該是對於「廢醫存
藥」理想的具體實踐。相比於余巖個人對日本醫學的關
注，趙燏黃的學術生涯可謂深受日本生藥學發展影響。
趙燏黃出生於 1883 年，赴滬求學期間因接觸山下順一
郎等著的《無機化學》及《有機化學》，遂有志於藥
學。1907 年趙燏黃進入東京藥學專門學校；1909 年後
考入東京帝國大學藥學科，先後受教於當時日本兩位生
藥學大家——生藥學教授山下順一郎與藥理化學教授長
井長義。當 1907 年中華藥學會成立時，趙燏黃即身任
學會書記。和余巖一般，趙燏黃學業未成即返國參加
革命，直到 1912 年才返日完成畢業手續，獲頒藥學學
士學位。由於他的專長在於生藥學與藥理學，趙燏黃
於 1928 年受命撰寫《國立中央研究院擬設中藥研究所
計劃書》。正值廢中醫風潮雲湧的 1929 年時，趙燏黃
獲聘擔任中央研究院化學研究所國藥研究室研究員，專
門進行本草學和生藥學的研究。[91] 在他所寫的〈中央研

---

90 余愼，〈近代傑出的醫學家余巖醫師（1879-1954）〉，收入呂嘉
　　戈，《挽救中醫——中醫遭遇的制度陷阱和資本陰謀》（桂林：
　　廣西師範大學出版社，2006），頁 69。

91 錢聽濤，〈生藥學奠基人趙燏黃傳〉，常州市政協文史資料委員
　　會編，《常州名人傳記（一）》（無出版社資訊，1993）。

究院擬設中藥研究所計劃書〉中即明言：「研究中藥之
盛，以日本國為最……而中藥的已知化學成分，……
十之七八為日人所發明。」[92] 此外，趙燏黃在該計劃書
裡也強調生藥研究之關鍵應為「中藥之效用專行動物
實驗研究之」，[93] 寥寥數語卻可看出他的主張與日本現
代生藥學研究之緊密關係。他將中藥的有效成分用作
臨床藥理學[94]試驗的主張，則與余巖及臺灣杜聰明的想
法高度相似。[95] 1930年代以後趙燏黃曾短暫赴浙江任
教，1933年與人合作編寫第一部生藥學專書《現在本
草——生藥學》；該書根據科學方式分門別類，收錄中

---

92 趙燏黃，〈中央研究院擬設中藥研究所計畫書〉，《醫藥評論》，
   第1期（1929），頁45。

93 趙燏黃，〈中央研究院擬設中藥研究所計畫書〉，頁47。

94 雖說臨床藥理學（Clinical pharmacology）的想法與類似操作，曾存
   在於許多傳統醫學的領域達數百年之久。但具有現代科學意義之臨
   床藥理學實驗方法與準則，普遍認為是由美國康奈爾大學藥理學教
   授Harry Gold在1930年代末到1940年代初期，因為研究毛地黃
   配糖體（digitalis glycosides）在人體內的藥理作用所提出之概念與
   名詞，直到1941年發行第一版 *Goodman and Gilman's The Pharmacological
   Basis of Therapeutics* 時，才正式將臨床藥理學（Clinical pharmacology）
   納入成為藥理學之一個次專業領域。Colin T. Dollery, "Clinical
   Pharmacology-The First 75 Years and A View of the Future." *British
   Journal of Clinical Pharmacology*, Vol.61 (6) (2006), p. 651. 附帶一提，若
   就此時序關係而言，國內常見對於杜聰明「漢藥實驗治療學」的
   論斷，似乎還有深究之必要。

95 有關杜聰明「漢藥實驗治療學」的主張，請參見雷祥麟的分析。
   見氏著，〈杜聰明的漢醫藥研究之謎：兼論創造價值的整合醫學研
   究〉，《科技、醫療與社會》，第11期（2010），頁199-284。但
   皮國立認為「杜聰明早在日本就和余巖認識，余巖的「倒行逆施
   法」，和杜聰明有著巨大的相同點，而且余巖重視古代本草典籍
   的經驗，是令人驚訝的，很顯然不是受杜聰明的影響，而且，可
   能是來自於肯定陳果夫研究常山的經驗，余氏竟是非常贊成這種
   在當時飽受爭議的方法，直言他已「屢次發表過意見」。見余巖，
   〈現在應該研究中藥了〉，《中國藥物的科學研究》，頁9。皮
   國立，〈民國時期的醫學革命與醫史研究——余巖（1879-1954）
   「現代醫學史」的概念及其實踐〉，頁182。

外生藥五百多種，至於傳說或附會之說，則皆不收入。
余氏在為該書寫序時言：「然則是書也乃藥學革命之張
本，而亦吾醫學革命之奧援也。」[96] 兩相對照，不難看
出余巖暢言「廢醫」之餘，仍與趙燏黃有著「存藥」之
共識，而所謂科學方式莫曰指的就是生藥學。

　　1934 年起趙燏黃即長居北平，潛心北平研究院生
理學研究所之教學與研究本草。1937 年，趙燏黃應國
民政府之請，擬定為期三年的《整理本草研究國藥之方
案》，針對國藥之生藥學標準鑒定與編纂中藥典之預備
工作進行規劃。[97] 或許是因為這個經歷，1939 年當時
還是中華民國藥學會會員的趙燏黃便投書反對，國民政
府衛生署委託完全由中醫組成的中醫委員會著手編纂
《中藥典》，認為須由「藥學專家之精於中國本草學及
生藥學，與夫生藥化學者、醫學專家之精於藥理學及生
理化學者，會同國內有名中醫組織『中藥典編纂委員
會』」方符科學研究之要求。[98] 雖說趙燏黃並未發表類
似「廢醫存藥」的激烈言論，但從他投書反對的內容可
見，中藥的科學價值與治療效果，並非傳統中醫所能論
斷，而需交由受過科學訓練的生藥學家才能裁決。他早
在 1933 年就明白表示，中國古代的本草著述「未免太
舊……只可作生藥歷史上的一種參考資料。」[99] 類似的

---

96 陳勝崑，《近代醫學在中國》（臺北：橘井出版社，1992），頁 96。

97 趙燏黃，〈整理本草研究國藥之方案及其實例〉，《國立北京大
　　學醫學雜誌》，第 3 卷第 1 期（1941），頁 32。

98 〈衛生署有編纂中藥典消息 本會同人與衛生署長來往函件〉，《中
　　華藥刊》，第 1 卷第 2 期（1939），頁 74。

99 趙燏黃，〈在國立中央研究院紀念周報告中藥研究概況〉，《新

觀點在 1930 年代的東亞並不孤單。相較於國民政府仍
欲交由中醫全盤主導《中藥典》之編撰及籌備，此時的
新修第五版《日本藥局方》則已追加納入符合生藥標準
之漢方藥材達一〇六種。[100] 此外，由日方出資於 1931
年的上海自然科學研究所，到淞滬戰役爆發時已分轄有
物理學、化學、生物學、地質學、病理學、細菌學、衛
生學和生藥學八個學科。其中擔任《日本藥局方》調查
會會長並負責制定《日本藥局方》第五版之慶松勝左衛
門，即與中尾萬三共同擘畫該所的生藥學科。[101] 趙燏
黃早就注意到中尾萬三在上海自然科學研究所的中藥研
究，認為他想要替日本生藥學研究提供「參證之助」，
而「考察吾國歷代本草之淵源，備極詳盡。」。[102] 只
是面對中日緊張關係加劇，無論是余巖或趙燏黃終將面
對民族情緒下的立場選擇。淞滬戰役爆發後，余巖的活
動漸趨平靜，抗戰期間也少見其有言論之發表。但七七
事變之後，趙燏黃在日軍控制下的北平，表面上雖也賦
閒在家，可憑借著東京帝大生藥學的專業學歷與近30
年在華研究生藥的資歷，在日人於中國進行生藥研究及
調查的歷史脈絡加持下，參與東亞文化協議會所轄漢藥
研究準備委員會，乃至於後續之北京大學中藥研究所的

醫藥刊》，第 9 期（1933），頁 1。

100 興亞院，《南方支配と生藥事情》（1942），頁 2。

101 《上海自然科學研究所十周年紀念誌》（上海：自然科學研究所，
　　1941），頁 136-171。

102 趙燏黃、徐伯鋆，《現代本草生藥學‧上編》（北平：中華民國
　　藥學會，1933），頁 VIII。

設立。[103] 無論後世對其政治立場的批評如何，他顯然是淪陷區裡中日兩國多方依賴的生藥學研究者，其觀點與研究方法也代表了在「廢醫存藥」思想下中醫藥的可能轉向之一。

結語

　　1929 年 2 月，余巖等人在全國衛生會議上提出之《廢止舊醫以掃除醫事衛生之障礙案》，向來是中國醫學史學者或者是中醫史學者所關心的大事。但比較少受到人注意的是，也同樣在這一年，國民政府頒佈由劉瑞恒負責編纂的《中華藥典》初版。由於劉瑞恒對本草的拒斥，這部《中華藥典》的參考基礎是 1926 年《美國藥典》，並非余巖、汪企張、趙燏黃等人所熟知的《日本藥局方》。於是不免出現了全書總共收錄之藥物七○八種當中，僅有「（中）國產及其名曾載古籍或自舊日即習用者 60 種」的情況。[104] 這無疑是對中醫保存國粹的主張當頭棒喝，也無疑是對「廢醫存藥」的觀點視若無睹。1939 國民政府衛生署委託中醫編纂《中藥典》的決定，或許可以視為彌補 1929 年《中華藥典》的缺憾，但趙燏黃的投書卻又顯示現代生藥學家對於傳統中醫藥理論的不信任。很明顯地，整個 1930 年代擺

---

103 有關這段時間在趙燏黃華北地區的活動，請參考謝海洲、朱晟，〈趙燏黃先生傳略〉《藥學通報》，第 16 卷第 10 期（1981），頁 41-42；李經緯，〈中國生藥學泰斗—趙燏黃先生年譜〉，《中華醫史雜誌》，第 13 卷第 4 期（1983），頁 219-223。

104 蘆笛，《國民政府的藥物標準統一工作——以藥典的籌備、編纂和推行為中心》，《福建師範大學學報（哲學社會科學版）》，第 1 期（2017），頁 148。

在中西醫論戰前面的有三個選擇：一是廢除中醫藥，全面接受醫藥西化；二是保留個別醫藥領域的存在，不論其形式是中西醫匯通也好，中西雙軌並行也罷；最後則是「廢醫存藥」，拋棄無法融入科學的中醫而保留可以被科學分析研究的中藥。從中西醫兩個極端的角度來看，「廢醫存藥」儼然是一個妥協下的產物，但對於科學醫學的支持者來說，卻也不枉為一種進步性的主張。

　　1930 年代以前的現代醫學發展，無疑散發著濃重的科學主義精神，其中的主要思潮更為人體機械論與唯物論所主導。在此等情況下，西醫的外科首先得到充分的發展，成功的在東亞世界中建立起「西醫長於外科、中醫強於內科」的印象。只是隨著時序推移，物理學、化學逐漸滲透到現代醫學的領域中，在機械論與唯物論的推波助瀾下，不僅人體也包括各式天然藥物，分別在顯微鏡、試管，與物理原則中被肢解成一個個的基本單位。舉凡不能被現代科技所分析肢解的對象，就彷彿不該是科學的項目之一。從廢中醫風潮到「廢醫存藥」觀點的發展過程中，傅斯年等人秉持的科學主義態度，除合理化廢中醫的主張且壯大聲勢外，其實也不自覺地把科學或科技至上的價值觀，視為中醫藥存廢的唯一判準。從近代科學史學者對於早期歐洲科學主義的反思中，不難看出 1930 年代中國青年對於科學的全然擁抱，其實是對於研究方法與過程的無條件接受，並非真正是對於科學有本質上的充分理解。這種意識形態上的立場，逐漸奠定了以機械論、唯物論觀點，這兩大早期科學醫學特徵用於判斷中醫藥價值的基礎。

　　這種強烈的科學主義意識形態，濃厚地籠罩著 19
世紀末以來中日兩國的醫界。但對於該如何調適傳統醫
學的功能與角色，日本比中國更早一步透過生藥學的引
進跨出了第一步。生藥學，這個新創的科學醫學領域興
起於 19 世紀的歐洲，不僅讓傳統藥物成為現代化學與
藥理學研究的對象，更讓其得以脫離傳統醫學的思維，
融入現代科學醫學理論的場域裡。1870 年，日本以德
國醫學為師，開啟全面醫學西化的大門。這個重要的決
定，也開啟了現代生藥學在日本的發展。此後的四十年
間，日本漢醫醫理與名詞因為無法融入西方科學醫學的
解釋體系當中，以至於隨著西醫勢張而漸趨沒落。然而
漢方藥材卻因為得以被納為生藥學研究的對象，並且滿
足科學主義在操作上對於精確原則的期待，很快的就以
藥用原料的新面貌進入到《日本藥局方》之中，成為日
本現代醫學裡不可或缺的一個環節。雖說 19 世紀末以
來的中國與日本均面對西洋醫學的挑戰，都有如何處理
傳統醫學的難題。可是在接受現代西方醫學的競技場
上，兩國之間仍有施與受的重要差別。清末以來大量的
中國留日醫學生，引進日本詮釋下的西方科學醫學。不
僅僅是日本明治時期廢除漢醫的政策，啟發了余巖、汪
企張等人廢除中醫的主張，大井玄洞、山下順一郎等日
本生藥學名家，也為中國「廢醫存藥」的論點與趙燏黃
的研究引燭指路。從這個角度而言，「廢醫存藥」就不
僅是單純的調和兩端妥協行事而已，而是積極地滿足西
方科學研究的標準，仿效日本成功的經驗。於是，其進
步性表現在讓中國傳統醫學脫去迷信（醫理）的牽絆，

使有價值的物質（中藥材）進入到現代醫學的場域中。

　　著名的西方醫學史家 George S. Rousseau 長期關注疾病如何被科學架構與社會想像的過程，這些形塑疾病的過程正是醫學科學與社會文化交鋒的結果。[105] 除此之外，Brian Dolan 回顧近代以來，醫學史在西方醫學教育及醫學人文中之角色變遷後，更強調：讓歷史與醫學充分對話，且面對兩者相互形塑之事實，不僅是醫學史進一步發展必要之手段，也是完成這個學科專業化過程的必經之路。[106] 踵武前賢，本研究無意於在中西醫論戰的任何一方選擇立場，亦不擬為「廢醫存藥」的觀點辯解。寫作目的是分析造成民國時期「廢醫存藥」的時代特徵，以及相應東亞與全球醫學史之脈絡。從醫學或知識社會學的角度來看，想要討論「廢醫存藥」的價值，勢必涉及多種學科與知識體系，比如生化學、藥理學，甚至是 STS 當中的行動者理論（ANT）。如此龐大的研究工程，豈是筆者有限的學歷與區區兩萬多字所能完成。但從上述兩位當代醫學史家的啟發而言，民國時期「廢醫存藥」論點的出現，觸及許多重要的醫學與非醫學交錯的面向，或許值得醫學史家再次審視及重新理解。

---

105 George Sebastian Rousseau, "Introduction," in George Sebastian Rousseau, Miranda Gill, David Haycock and Malte Herwig eds, *Framing and Imagining Disease in Cultural History*. (New York : Palgrave McMillian, 2003), pp. 1-48.

106 Brian Dolan, "History, Medical Humanities and Medical Education." *Social History of Medicine* Vol. 23 (2) (2010), pp. 401-403.

民國時期東南亞中醫界對廢醫案的回應與建構

王尊旺

福建中醫藥大學教授

　　近代以來，在西方文化全面入侵中國的背景下，中國固有的傳統分崩離析。西方醫學陸續傳入中華大地，中醫即面臨嚴重的衝擊，最終釀成 1929 年的廢除中醫案，並引發一系列連鎖反應。關於民國時期的中西醫論爭，學術界已經進行了比較深入的研究。趙洪鈞、劉理想、張效霞、郝先中等分別從醫學、社會、文化等角度出發，討論了近代中國的中西醫論爭，梳理近代醫學史的歷史脈絡，其中均有相當篇幅關注 1929 年的廢除中醫案。[1] 蘇全有、鄒寶剛對這一課題進行了學術史的回顧，認為學界對該問題的研究取得長足進展，但在理論方法、研究內容、研究資料、研究者等方面均存在諸多不足。[2] 左玉河〈學理討論，還是生存抗爭——1929 年中醫存廢之爭評析〉認為，廢醫案不是簡單的學理討

1　參見趙洪鈞，《近代中西醫論爭史》（北京：學苑出版社，2012）；劉理想，《中醫存廢之爭》（北京：中國中醫藥出版社，2007）；張效霞，《無知與偏見——中醫存廢百年之爭》，（濟南：山東科學技術出版社，2007）；郝先中，〈近代中醫存廢之爭〉（上海：華東師範大學博士論文，2005）。

2　蘇全有、鄒寶剛，〈對近代中西醫論爭研究的回顧與反思〉，《南京中醫藥大學學報（社會科學版）》，第 13 卷第 1 期（2012），頁 9-15。

論，而是中醫界為謀求自身生存的殊死抗爭，這場爭論不局限於中西醫學學理是非，而是擴大到思想文化範圍和意識形態層面。[3] 上述論著關注的均為中國國內的中西醫論爭情況，所使用的材料也多為民國時期國內出版的期刊雜誌，基本未涉及海外中醫界與發生在國內的中西醫論爭之間的關係。新加坡中醫學院王平〈新加坡、馬來西亞中醫與近代維護中醫運動〉指出，新馬中醫藥界積極參加維護中醫運動的工作，推動了新馬中醫藥的發展，王平此文較為簡略，未能深入分析新馬中醫界在維護中醫運動中的真正關切之所在，在材料使用上也比較單一。[4] 鄭洪等〈海外堅守：華僑中醫的崎嶇生存〉也涉及到這一問題，不過，該文主要關注近代福建、廣東華僑華人中醫界在海外發展的基本情況和祕魯、菲律賓的廢除中醫事件。[5] 實際上，海外尤其是東南亞中醫界出於道義上的同情和自身生存狀況的考量，對國內中醫發展及其波動非常關注。在 1929 年廢除中醫案中，他們與國內中醫界一道同仇敵愾，以各種方式掀起轟轟烈烈的抗爭運動。本文以民國時期中國國內和東南亞各國出版的中醫藥期刊、社團紀念刊、報紙雜誌等為基本資料，充分借鑒學術界現有研究成果，就民國時期東南

---

3 左玉河，〈學理討論，還是生存抗爭──1929 年中醫存廢之爭評析〉，《南京大學學報》，第 5 期（2004），頁 77-90。

4 王平，《杏林知行錄：亞細安（東盟）中醫藥與國際傳統醫藥文集（1867-2011）》（新加坡：新加坡中醫學院畢業醫師協會，2012），頁 51-57。

5 鄭洪、陸金國，《國醫之殤：百年中醫沉浮錄》（廣州：廣東科技出版社，2010），頁 111-120。

亞中醫界與國內廢除中醫案的關係問題略做探討。

一、東南亞中醫界對民國時期廢醫案的回應

（一）民國時期廢醫案與近代東南亞中醫界的處境

　　自西醫傳入中國後，中西醫之間便出現論爭，不過民國以前雙方的爭論基本停留在學術層面，未發生激烈的衝突。民國元年初定學制，北洋政府以中西醫「致難兼採」為理由，在醫學教育的設計中，只把西醫學校納入醫學教育系統，造成近代史上著名的「漏列中醫案」。此後國內中醫界、西醫界、教育界各執己見，爭論不休。1925 年，中醫界通過中華教育改進社和全國教育聯合會上書教育部，再次要求將中醫納入學校教育系統。在余巖等西醫界代表的鼓動下，教育部以此為藉口，斷然拒絕了中醫進入高等教育序列的要求。中醫界持續不斷的努力因西醫界屢屢反對而受挫後，雙方矛盾日益激化，漸成水火不容之勢。1928 年，在全國教育會議上，西醫汪企張首次拋出廢止中醫案，因反對者眾多未獲通過。1929 年 2 月，國民政府召開第一次中央衛生委員會會議，圍繞廢除中醫問題，余巖等人提出四項議案，中央衛生會議最後通過《規定舊醫登記案原則》，提出廢除中醫的三條基本原則，廢醫案達到高潮。[6] 消息公布後，立即引發中醫界的強烈反對。

　　在國內中醫界因西醫的圍攻而疲於應付之際，東南

6　左玉河，〈學理討論，還是生存抗爭——1929 年中醫存廢之爭評析〉，頁 77-90。

соответ

亞中醫界的處境也相當尷尬。中醫藥在東南亞的傳播歷史悠久，但長期以來，多為個體性行為，彼此之間聯繫較少。長期以來，受地域觀念、利益之爭等影響，東南亞中醫界各自為政，一盤散沙。1912 年由廣東廣州、惠州、肇慶三屬人士設立的新加坡廣惠肇方便留醫院，幫派觀念非常濃厚，「自 1912 年創辦留醫院以來，只收容廣惠肇三屬人士，其他籍貫人士一概拒絕進院留醫。」[7] 1927 年 10 月，何約明倡議設立檳城醫學研究社，以集體的力量謀取發展和生存的機會，他號召以大局為前提，積極加入醫社，半年的時間亦無人應答。儘管有識之士不斷呼籲團結起來，東南亞中醫界始終無法以整體的力量應對各種針對中醫的事件。在這種情況下，國內中醫界的風吹草動都影響東南亞中醫界脆弱的神經。他們的普遍認知是：中醫在國內的興旺發達是其在海外得以存續的最重要保證，廢醫案對中醫在海外的發展造成巨大的衝擊，從而將大大壓縮他們的生存空間。

（二）東南亞中醫界通電反對廢醫案

　　獲知廢醫案消息，東南亞各國中醫界同國內一樣，異常震驚，紛紛通電表示反對。1929 年 3 月，廢除案的消息剛剛傳出，菲律賓中華藥商會、醫學會致電廣州方便醫院，希望聯合反對廢除中醫案，「事關國興民

7　李松，《新加坡中醫藥的發展》（新加坡：教育書局，1983），頁 20。

命，望即聯海內外中醫中藥，及全國公民力爭，務求至中央衛生會達取消目的而後已。」[8] 4月，吉隆玻藥商公會召集大會，參與者除雪蘭莪外，尚有沙叻、暗邦等十三地共計六十八人，臨時主席羅壽三云，中央衛生會廢除中醫案，全國各地群起反對，「南洋各埠同業，亦群起回應，蓋此事關係國計民生，至為重要，吾華僑應有相當表示。」[9] 大會決議以雪蘭莪中醫中藥聯合會名義致電國民政府請求取消議案。11月，全國醫藥團體總聯合會暹羅特別分會，直指廢除決議案係將中華數千年歷聖相傳之心法，掃地無遺，導致利權外溢，國粹云亡，「我全國醫藥界同志，為國粹計、為主權計、為人格計，不得不群起反對。」[10] 遍覽東南亞中醫界的通電，與國內社會各界並無二致。與國內相比，東南亞中醫界更強調中西醫匯通。對於西醫的攻擊，要虛心接受其合理的部分，這是海外人士的一般心態，與國內動輒上升到泛政治化、泛道德化的高度，甚至以污蔑謾罵為能事不同，東南亞醫界多強調中西醫匯通，對待中醫的態度應當是溶於一爐而冶煉之，各取長去短，不能一味取消。東南亞中醫界的這一傾向，與民國時期中醫藥在東南亞的處境密切相關。身處異國他鄉，他們除向國民政府各部院表示抗議外，更注重加強與國內中醫藥社團

8　〈斐立濱華僑之應聲〉，《廣東醫藥月刊》，第4期（1929），頁25。

9　〈雪蘭莪僑胞之中醫中藥臨時聯合大會情形〉，《廣東醫藥月刊》，第1卷第6期（1929），頁56。

10　〈全國醫藥團體總聯合會暹羅特別分會通告書〉，《醫學雜誌》，第52期（1929），頁88。

的聯繫，紛紛致電上海、廣東等中醫藥團體，一來表達同仇敵愾共同抗擊之決心，二來說明願為國內抗議者堅強後盾之情意，希望全國各地行動起來，促使政府撤銷議案。

（三）東南亞中醫界力爭中醫學校納入教育系統

廢醫案的核心之一是將中醫學校排除出教育系統，東南亞中醫界在這一問題上的反應尤其強烈。從現有史料分析，將中醫納入教育系統是東南亞中醫界的共識。黎伯概認為，中國醫藥的落後在於政府不重視，不統屬於政治，不列入教育，聽其自生自滅，近代以來中醫日漸衰微，「此實由政治所不理，亦教育所未及。」[11] 國醫館之設並非關鍵問題，政府欲改善國醫，須先將國醫藥統屬於政治，列入教育，通令各地設立中醫學校，培養醫藥人才。吳一慈也指出，「今後欲提高地位，必自建設中醫學校始，凡業醫者皆須有學校畢業資格。……使一國醫士，皆從學校造就出來。」[12] 是故，1930 年末，胡文虎再次上書蔣介石，中醫日漸衰敗，在於政府放任自流，其中有兩點急需處理者，一為開辦中醫學校，一為設立中醫醫院，而開辦學校為設立醫院的先決條件。[13] 所謂納入教育系統，即希望獲得政府的大力支

11 黎伯概，《醫海文瀾》（新加坡：黎寬裕印行，1976），頁92。
12 吳一慈，〈提高中醫之地位〉，《醫藥月刊》，第23期（1931），頁7。
13 〈胡文虎先生為請辦中醫藥學校及中醫院事上蔣主席書〉，《醫藥月刊》，第12期（1931），頁18-20。

持和國家層面的體制化管理。

　　1935 年 8 月，根據北平醫藥改進社提供的消息，中央國醫館擬將教授國醫知識的機構定名為國醫專科學社，將國醫研究機構定名為國醫研究所。香港方面極為震驚，稱此舉「聚九州之鐵，誠不足以鑄此大錯。」[14]東南亞中醫界普遍認為，中央國醫館為全國醫藥領袖，應領導全國醫藥界，力促決議各案之實現，乃不圖此舉，無端釐定不倫不類之名稱，全舍學院學校之名目不用，自貶其地位於學社研究所，不獨不能為國醫力爭上游，反足為摧殘國醫者張目，的確令人大惑不解。各醫藥團體呼籲中央國醫館更正前令，公布將學社名稱仍改學校，研究所改為學院。同時，國內醫藥團體湖南省醫藥建設委員會、湖南國醫專科學校、湖南國醫學會等亦有類似的通電，要求國醫館改正其做法。面對強烈的反對聲音，國醫館隨即表示說，此事已經更正。至 1937年國民黨五屆三中全會上，中醫學校納入教育系統的提案始獲通過，次年教育部頒發《中醫學校通則》。至此，關於學社與學校之爭可謂塵埃落定。在海外和國內的呼籲下，中醫學校得以設立，納入教育系統。「學校」與「學社」之爭背後，凸顯了同屬於中醫界的中央國醫館和中醫社團不同的利益訴求。對中央國醫館來說，只要能夠成功設立教育機構，傳授國醫知識，無論是「學社」還是「學校」，都是可以接受的，其訴求在

---

14 何佩瑜，〈香港中華國醫學會主席何佩瑜上中央國醫館書〉，《醫界春秋》，第 104 期（1935），頁 26。

於開辦中醫教育本身。對中醫社團來說，由於考取醫師資格的基本前提，是獲得國家認可的醫學院校畢業證書，中醫教育機構如果沒有納入國家體制內的教育系統，實現國家的建制化管理，則該機構沒有任何意義，其訴求在於中醫教育的國家化。

二、民國時期東南亞中醫界的自救運動

面對國內的廢醫聲音，東南亞中醫界除在道義上聲援外，還積極成立中醫藥社團、開設國醫分館、創辦期刊雜誌、申領行醫執照，在各國興起轟轟烈烈的自救活動。

（一）成立中醫藥社團

中醫廢除案的登場，使東南亞中醫界認識到，為獲得生存的機會，必須以集體的力量進行抗爭，「然而推進之道多端，組織實為首要，苟無組織，則無共同研究之機會，亦乏貢獻之途徑，所謂推進學術云者，亦屬空談而已。」[15] 在這一背景下，東南亞各國紛紛成立中醫藥組織，開展學術研究，其中以新加坡中醫中藥聯合會最具代表性。當地中醫界獲悉相關消息後，群情振動。梁少山等人立即行動起來，刊發傳單，召集醫藥兩界開大會討論，決議成立聯合會。「我新嘉坡華僑之中醫中藥同人，驚國粹之淪亡，國產之廢棄，國民生命之靡

---

15 王治平，〈紀念中醫節應如何推進中醫的學術〉，《醫藥之聲》（國醫節紀念特刊），第 7 期（1940），頁 8。

托,大多數人之顛連而無告也。復感於國內醫藥各界反對之呼聲,如此其激昂慷慨也,用是怒焉憂傷,繼起討論,團結醫藥兩界,組織此聯合會。」[16] 泰國中醫界同仁痛感中醫在國內的遭遇,「處此千鈞一髮之際,旅暹中醫藥界同志,豈忍身置事外,讓人專美乎,為此成立分會。」[17]

國外各種中醫藥組織的成立,與國內中醫界的發展密切相關,東南亞中醫界藉由成立社團,強化了與國內的聯繫。1931 年,檳城成立中醫聯合會,後因國內廢除中醫的雜音不斷,遂於 1934 年 7 月聯合當地中藥業,成立中醫藥聯合會。「邇來因鑒國內少數中央要人,不明中醫藥之真髓,徒盲目崇拜洋化,摧殘國粹,喪心病狂,不勝痛心。」[18] 為謀更堅固團結,中醫界聯合中藥界,向當地政府備案,準備組織中醫藥聯合會。1936 年 3 月,檳城中醫中藥聯合會經當地政府批准成立後,致函領事館,並請領事館代為轉呈僑務委員會及中央國醫館備案審查該會章程,以聯絡感情、交換知識以圖謀增進醫藥之利益為宗旨。南洋泗水,中醫在當地有相當高的認可度,「唯同道數十人,不知團結,恆遇意外。」[19] 有洪英豪者,謀組織中醫公會,適中央國

---

16 黎伯概,〈新嘉坡中醫中藥聯合會成立紀事　籌備宣言書(二)〉,《醫藥月刊》,第 3 期(1930),頁 22。

17 〈全國醫藥團體總聯合會暹羅特別分會通告書〉,頁 88。

18 〈南洋檳城組織中醫中藥聯合會〉,《光華醫藥雜誌》,第 1 卷第 10 期(1934),頁 37。

19 〈南洋泗水中醫公會正式成立〉,《光華醫藥雜誌》,第 4 卷第 5 期(1937),頁 38。

醫館理事盧瀚如到泗，隨即成立籌委會，1937 年 1 月
10 日，正式成立中醫公會，外交部駐泗水領事、國民
黨泗水支部、當地商會等共同出席，經領事監督、黨部
指導，選舉各委員。成立後，公會向中央國醫館和僑委
會備案。按照正常程序，東南亞各國中醫藥社團成立的
必要條件是獲得當地政府的批准，除非以中央國醫館的
名義設立的國醫分館外，其他組織無需向中央國醫館備
案。但是，東南亞各地每當組織成立新的中醫藥社團
時，均通過各種途徑與中央國醫館聯絡，希望在該館備
案。對東南亞中醫界來說，這種備案絕非僅僅具有形式
上的意義，獲得中央國醫館備案，意味獲取正當性的身
份，這一身份對於他們在當地的活動具有重大的意義。

（二）開設國醫分館

　　1933 年 9 月 28 日，北婆羅洲中醫界籌備成立國醫
分館，向中央國醫館報告相關事宜，中央國醫館回復
說，手續不完備，來呈既無負責之人，又無簽字蓋章辦
理公文，手續殊欠完備，籌備處據此告知國醫館籌備委
員九人，國醫館予以核准。籌備處函告已經選舉董事會
及正副館長，國醫館隨即通告云，根據分館組織程序，
籌備處未正式成立之前，不能逕行選舉董事會和正副館
長，應先正式成立儲備處，擬具分館和董事會章程呈請
國醫館備案後，方能進行選舉董事會和正副館長事宜。
接到國醫館的通知後，籌備處迅速制定相關章程，待國
醫館批准後，選舉董事會和正副館長，將相關材料報國
醫館備案，成立分館。荷屬印尼分館及泗水國醫支館，

更是在中央國醫館的主導下成立。1936 年，中央國醫
館特派盧瀚如到印尼，籌備組建荷屬分館。分館成立
後，中央國醫館認為「荷屬各埠有設立國醫支館之必
要」，[20] 遂於次年 4 月委任林庭槐等七人為駐荷屬國醫
分館泗水支館籌委會成員，籌委會成立後，於 1937 年
6 月至 10 月間，連續召開四次籌委會會議，討論支館
章程、設立圖書室、徵集會員等事宜，其章程經中央國
醫館屢次修訂，完成必備的程序後支館成立。可見，中
央國醫館對海外國醫分館的管理，並非僅僅形式上認
可，而是具體的，雙方就組織章程和董事會章程反覆商
討，從人員到章程都有嚴格的把關。

　　海外中醫藥團體對設立分館有強烈期待和內在需
求，他們認識到中醫社團屬於職業團體，國醫分支館直
屬中央國醫館統轄，二者許可權有很大的不同，泗水中
醫公會成立後，即「期於最短期間，成立國醫支館，以
期基礎穩固，直接號令，成其健全。」[21] 在 1934 年菲律
賓取締中醫案中，該國代表呂麗屏的訴求之一便是希望
設立國醫分館。設立國醫分館，代表與國內建立正式的
聯繫，獲得國家意義上的授權。

（三）創辦期刊雜誌

　　面對日益高漲的廢醫雜音，即便是《中醫條例》順
利通過後，中醫藥的生存條件依然是嚴峻的。東南亞中

---

20 泗水中醫公會編，《中醫彙刊》（印尼：泗水中醫公會發行，
　　1938），頁 31。

21 泗水中醫公會編，《中醫彙刊》，頁 85。

醫界普遍認識到，團結進取，開展中醫藥研究，促進中西醫匯通是唯一生存之道，「苟不願自甘落伍，受天演之淘汰，則當推究過去，努力將來，淬勵奮發，本古訓為基礎，輔科學以演繹，炎黃仲聖之道，方克發揚光大。」[22] 因此，各國紛紛創辦中醫藥期刊雜誌，一來作為醫藥界整頓學術、鼓吹學說的園地，一來作為醫藥界彼此溝通聯絡的媒介。新加坡中醫中藥聯合會的機關刊物《醫藥月刊》〈發刊詞〉中即明確指出，中醫藥的亡與不亡，主要取決於中醫界自身的努力，創辦雜誌目的即在於發揚之。本會同人，「將以此刊發表其言論，彰著其道業」，[23] 集中群力，以大無畏之精神向廢醫案者宣戰，求得最後之勝利。「斯刊流布，不問遐邇，固將以發揚學風，通達聲氣，為僑友之觀摩，作神州之貢獻，宏道愛國，情在於斯。」[24] 1936 年創辦的《醫藥之聲》之宗旨，亦「志在宣揚醫藥的學術，鼓吹僑眾對我國固有醫藥的信心。」[25]

　　這些期刊一般設有中醫基礎理論、臨床治療、民間驗方、衛生常識、醫藥資訊報導等欄目，其中尤其注重中醫藥科學性、中醫藥權益維護、國內中醫藥資訊等方面的內容。綜合筆者視域所及的民國時期東南亞中醫藥期刊《醫藥月刊》、《醫藥之聲》、《醫學新聲》、《中

---

22 張亦凡，〈中國醫藥源流論〉，《醫藥之聲》，第 1 期（1936），頁 3。
23 劉願可，〈發刊詞（二）〉，《醫藥月刊》，第 1 期（1930），頁 2。
24 黎伯概，〈發刊詞（一）〉，《醫藥月刊》，第 1 期（1930），頁 1。
25 編者，〈發刊詞〉，《醫藥之聲》，第 1 期（1936），頁 1。

醫彙刊》、《醫鐸》、《南島醫聲》等，其共同點在於都重點報導了中國國內中醫界通過抗爭實現中醫建制化的消息，以較大篇幅刊登民國政府公布中醫條例全文、修正中醫審查規則、中央國醫館組織章程、國內中醫學校的開辦等內容。東南亞中醫界試圖通過期刊雜誌，來建構聲援祖國中醫的話語體系。聲援者從各自的理念出發，對廢除中醫運動進行不同的詮釋並建構其意義，意圖塑造特定的文化意識和社會認同。中醫在中國的興衰，直接關係他們在東南亞的地位與權益，這種聲援不僅具有高度的文化尊嚴內涵和民族主義情緒，更具有現實的功效性。

（四）申領行醫執照

　　《中醫條例》公布後，為證明中醫從業者的合法性，東南亞中醫界援引條例規定，掀起申領行醫執照的高潮。鑒於醫生開業沒有執照有種種不便之處，新加坡中醫中藥聯合會開始謀劃申領執照事宜。「近感僑外醫界人數極多，俱未領得我國醫生開業執照，偶有回國，難免有失業之憂，即旅居海外行醫而無我國政府執照之保障，亦感種種不便。」[26] 根據條例規定，在考試院舉行中醫考試以前，凡年滿二十五歲，滿足「曾經中央或省市政府中醫考試或甄別合格得有證書者、曾經中央或省市政府發給行醫執照者、中醫學校畢業得有證書者、

26　〈新加坡醫界請求內政部發給執照〉，《光華醫藥雜誌》，第 3
　　卷第 7 期（1936），頁 57。

曾執行中醫業務五年以上者」資格之一，經內政部審查
合格，給予證書後得執行中醫業務。按照這一規則，東
南亞中醫界能夠符合的條件也只有「曾執行中醫業務五
年以上者」一條而已。1936 年 9 月，聯合會致函行政
院衛生署，詢問頒發中醫證書程序。衛生署答覆請頒發
中醫證明書者，須按照規定辦理各種手續，考慮到東南
亞的特殊情況，凡中醫加入聯合會五年，並在當地政府
備案有戳記為據者，聯合會可以請當地領事館代為開具
五年從業證明，領取執照。經與當地領事館溝通後，領
事館允諾可以開具證明並代領執照。

三、民國時期東南亞中醫界對廢醫案的建構

（一）民國時期東南亞殖民政府的醫療政策

　　傳統觀點認為，民國時期東南亞殖民政府對中醫藥
採取歧視性政策，導致中醫界產生嚴重的危機感，並進
而開展維護生存權利的鬥爭。我們認為，這種觀點值得
商榷。在西方殖民者進入東南亞之前，華人已經大量
湧入馬來半島、菲律賓等地，在這裡生活了數個世紀
之久，據 1947 年的統計，東南亞華人總數約為八五〇
萬。[27] 華人進入東南亞後，中醫藥亦隨之傳入，成為華
人醫療的主要途徑。相對於馬來人巫醫、印度人土醫，
中醫在當時屬於先進性醫療方式，一定意義上講，在西
醫傳入東南亞之前，中醫成為馬來人、印度人、華人及
其他土著居民共有共用的醫療資源。

---

27 李恩涵，《東南亞華人史》（上海：東方出版社，2015），頁 4。

　　英、荷殖民者東來，大大改變了這一狀況。他們站穩腳跟後，開始按照西方政權組織形式組建殖民政府，在醫學上，一切以西醫標準為標準，凡是與之不相符者，俱被置之體制之外。但是，出於醫療資源不足和財政匱乏的考慮，殖民政府對中醫中藥採取了不同的應對方式。從事中藥經營者，政府依照普通商業給發執照，徵收稅金，對於從事中醫診療者，不論是在藥店坐堂，還是單獨開設門診，俱不作任何限制，無需像西醫那樣經過嚴格的考核程序方能開業。中醫游離於體制之外，不為政府所承認，在東南亞猶如置之不顧的棄兒，任其自生自滅。不過，要指出的是，所謂「棄兒」、所謂「自生自滅」，並非代表殖民當局刻意對華人從事醫療業務進行打壓。

　　1845 年創辦的陳篤生醫院，最初亦係華人自行創辦的私立醫院，因其為西醫性質，便得到政府在政策和資金方面的支援，據 1937 年的統計，當年該院總收入為 163,739.28 元，其中由政府撥付者為 155,000 元，高達 94.7%。[28] 廣惠肇方便留醫院，實行中西醫結合，長期聘任西醫一人、中醫二人駐院施診，「政府方面或市政當局，則常派有資格之醫官，到院檢查。」[29] 再看傳統的中醫醫療機構。1932 年，雪蘭莪茶陽回春館接到殖民政府來函，謂須聘請有執照之西醫前來監督醫務，方准續辦，該館討論後自認無法達到要求，被迫

---

28 星洲日報社，《星洲十年》（臺灣：文海出版社，1977），頁 1047。

29 星洲日報社，《星洲十年》，頁 1056。

自行解散。[30] 新加坡歷史悠久的同濟醫院，從 1901 至
1949 年，共舉行十三屆招收駐院醫師考試，基本為自
娛自樂，殖民政府無任何代表官方性質的人員出席，在
同濟醫院的日常運作中，也未見殖民當局與之有任何形
式的指令或往來。[31] 對比分析以上數條材料，可以很清
晰的看出，民國時期東南亞殖民政府基於西醫建立起來
的醫政體系，其預設的管理物件西醫，凡從事西醫醫療
業務者，即依據西醫標準納入體制內管理，凡從事中醫
醫療者，因無管理上的依據，便被排除出體制之外。換
言之，長期以來，儘管中醫與殖民政府醫療體系格格不
入，東南亞中醫界基本未受到來自政府層面的打擊和限
制，政府以完全忽視其存在的方式與之達成默契，彼此
相安無事。中醫從業者並非因華人身份受到忽略與無
視，而是因為中醫自身與西醫不符被忽略和無視。民國
時期除 1934 年菲律賓因華人西醫和中醫界的利益衝突
而發生短暫的取締風潮外，不論國內風雲如何變幻，東
南亞各殖民當局均未公開發佈取締中醫的法令，亦未見
大規模壓制中醫的事件發生。

（二）民國時期東南亞中醫界的焦慮

我們做如上論斷，並非意指東南亞中醫界不存在生
存危機。相對於殖民政府的放任政策，給東南亞中醫界

---

30 李金龍，《馬來西亞中醫藥發展史略》（新加坡：中醫藥出版社，
　　1996），頁 33。

31 同濟醫院，《同濟醫院一百二十周年歷史專集》（新加坡：同濟
　　醫院刊行，1989），頁 166-168。

帶來更大焦慮的是華人社會本身。一方面，很多華僑到達東南亞後舊有的習慣不斷改變，逐漸認同並接受西醫。另一方面，第二代、第三代華人自幼接受西方殖民教育，有志於從醫者往往進入西醫學校，並經過層層考核獲得從醫資格，進入醫療系統。客觀上講，民國時期東南亞各民族之間界限依然十分分明，華人醫療界，無論是西醫還是中醫界服務的物件主要還是華人社會，以陳篤生醫院為例，1937 年共收治患者 9,297 名，其中華人為 7,133 名，[32] 可見，中醫界的競爭對手主要為華人西醫和中醫從業者本身。華人西醫強勢介入不斷蠶食中醫傳統的醫療資源，雙方因利益之爭時有衝突，以菲律賓取締案而論，「唯其最大原因，則為一般僑生西醫，執有行醫憑證，無人就診，忌我中醫在菲執業，奪其利權，故煽動當地衛生局員，造出種種診治不良，藉勢排擠，冀遂私圖。」[33] 顯然，取締的真正原因是危及到華人西醫的利益，沒有執業證書為其藉口而已。作為應對措施，當地總領事館與中華醫藥會合作，對外疏通各方面關係，對內組織中醫登記審查委員會，自行甄別中醫優劣給發執照。但此事最終得以解決，是外交努力的結果，並非領事館頒發執照所導致。更具諷刺意味的是，雙方之所以能夠達成和解協定，其基本前提為領事館不能再自行頒發執照。

---

32 星洲日報社，《星洲十年》，頁 1047。

33 〈令菲律濱國醫分館籌備處案准外交部函復茲據駐馬尼剌總領事館交涉取締中醫執業停止執行命令惟關籌設國醫分館應許審慎庶免再起外交文〉，《國醫公報》（1935 年 8 月），頁 10。

　　西方醫學在 19 世紀和 20 世紀的發展中，最大的變化不僅是醫療技術的進步，更重要的是它的建制化，通俗地說就是與國家權力相結合。與以往自認為擁有足夠知識和經驗就可以掛牌行醫不同，建制化的醫療系統通過國家權力強制規定：醫生必須經由專門的醫科院校畢業，並通過專業資格考試才能煉成。[34] 也就是說，經過符合程序的考核才能從事醫療活動，是西醫體系的基本規則，「海外各地中醫執業發生困難，其最大原因乃在登記及領執照問題，因當地政府對於發給醫師執照，大都定有相當資格，而以經過考試或呈驗學校證書為主要條件。」[35] 民國時期，東南亞國家的中醫從業者基本由三部分組成：由中國下南洋者、由本地老中醫傳授者、靠自修及累積經驗掛牌行醫者，這三個群體的共同點，在於並未經過西醫式的學校教育並獲得官方認可的畢業證書。華人西醫搶合法性之威對中醫的衝擊，殖民政府的無視與忽略，導致中醫界普遍的焦慮，這一焦慮由來已久，並非因 1929 年中國的廢醫案而引發，亦並非是殖民政府刻意打壓的結果。

（三）虛幻建構的體制內管理

　　在對中國國內廢醫案的聲援中，東南亞中醫界最為關注的是中醫學校是否納入教育系統問題。民國時期，

---

34 鄭洪、陸金國，《國醫之殤：百年中醫沉浮錄》（廣州：廣東科技出版社，2010），頁 64。

35 〈令菲律濱國醫分館籌備處案准外交部函復茲據駐馬尼剌總領事館交涉取締中醫執業停止執行命令惟關籌設國醫分館應許審慎庶免再起外交文〉，頁 11。

東南亞民眾欲從事官方認可的醫療活動，只有西醫一條
途徑，其基本路徑是進入西醫專門學校，系統學習西
醫課程，而後經過層層考核獲取行醫執照。這一過程中
的關鍵節點，是必須進入從屬於教育系統的醫學校學
習，並獲得教育部門認可的畢業證書。東南亞各地，特
別是新加坡、馬來亞華社自 20 世紀之初就建立起從小
學到中學、從男校到女校的華文教育，並創辦了一些實
用性的職業學校，但至 1950 年，東南亞地區並未建立
一所華文大學，[36] 更遑論專門性的中醫專科學校了。對
此，東南亞中醫界唯一能夠採用的補救辦法，便是依據
中國國內的相關法規來謀求自身的體制內身份。抗戰勝
利後，《醫藥之聲》編輯部在轉載〈為成立諸暨中醫
師公會向全縣醫界同仁進一言〉配發的評論中指出，
「我人遠涉重洋，托足異域，亦當賴我國法之保障為保
障。」[37] 1947 年，馬來亞梁原磊提出自己的四點建議，
其關注點仍然集中在中醫教育和醫師考核上。鑒於東南
亞國家均無有關中醫藥法規，依據國內相關規定開展中
醫甄別考試是切實可行的辦法，他認為，「將來醫師公
會，若能呈請政府派員前來主考」[38] 必將促進中醫藥在
東南亞的有序發展。

　　在東南亞中醫界的自救運動中，其最為重視的是國

---

36 李恩涵，《東南亞華人史》，頁 437。

37 王治華，〈為成立諸暨中醫師公會向全縣醫界同仁進一言〉，《醫
　　藥之聲》（復刊號），第 1 期（1946），頁 18。

38 梁原磊，〈用革新中醫運動作周年紀念的禮物〉，《星洲日報副刊：
　　中國醫學會周年紀念特刊》，1947 年 10 月 27 日。

醫分館的成立。對海外國家中醫界而言，國醫分館的成立，表明他們建立起和國內中醫界的隸屬關係，從而獲得官方意義上的正當性和體制內管轄。是故，無論海外國家成立多少中醫藥社團，在條件許可的情況下，往往申請成立國醫分館。這是東南亞中醫界的基本邏輯。這一邏輯的形成，和中央國醫館有意無意的誤導有關。如前所述，東南亞國醫分館均是在中央國醫館的具體指導下得以成立，在東南亞中醫界的視閾下，中央國醫館即為統轄全國中醫藥行政的最高機關。1948 年，在給馬來亞國醫分館籌委會成立宣言中，國醫館聲稱，「國醫分館之性質，與各區之中醫師公會不同，醫師公會者，乃職業之團體；而國醫分館則負責指導中醫藥之改進，實我政府維護海外中醫中藥之機構也。」[39] 儼然以國家行政機構自居。其實，中央國醫館自始至終一直未能獲得國家授權的行政管理權，在上海甚至發生了因國醫分館強行行使行政管理權，導致當地本應與之一體同心的中醫團體上書抗議的情況。1934 年，國民黨中央民眾運動指導委員會曾就中央國醫館的性質解釋稱，該館係研究國醫國藥之學術團體，其分館、支館不得干涉衛生行政。可見，中央國醫館及其分支機構的性質，決定了即便是東南亞各國國醫分館得以設立，即便是國醫分館代表國醫館行使部分管理中醫藥的職能，都不能從法律意義上改變東南亞中醫界的體制外處境。

---

39 李金龍，《馬來西亞中醫藥發展史略》（新加坡：中醫藥出版社，1996），頁 90。

　　在自身創辦中醫專門學校無法實現、殖民地政府未有相關規章的情況下，東南亞中醫界將目光轉向中國，意圖通過對中國中醫學校制度和國醫分館的建構，來影響殖民地當局將中醫納入體制內管理。其基本邏輯是：中醫學校在中國納入教育系統，代表中醫從業者可以像西醫那樣通過層層考核取得合法地位；國醫分館的設立，說明中醫從業者獲得行政意義上的管理。既然發源於中國的中醫在中國能夠取得合法地位，足以證明中醫藥在理論和實踐上的正當性，因此，這一合法地位具有普適性，東南亞殖民當局可以比照中國，將中醫納入體制內管理。其實，這完全是東南亞中醫界一廂情願，中醫學校是否納入教育系統、中央國醫館是否設立海外分館，與中醫在東南亞合法地位的取得及其是否納入體制內管理，並無必然的聯繫。

四、結語

　　面對國內的廢除中醫運動，廣大東南亞中醫界華僑痛國醫之衰敗、惜國粹之將亡，從民族大義的高度奮起抗爭，大聲疾呼，與國內中醫界遙相呼應，共同推動了民國時期的中醫發展。從東南亞的角度而言，發生在中國的廢醫案對他們在當地的生存並未造成太大的衝擊，但該案發生後隨即成為東南亞中醫界的重要議題。中國本土雖遠在萬里，在近代東南亞政治文化氛圍的影響下，廢醫案不再是單純的中國國內事件，而是超越一國界限，用同樣的方式威脅到東南亞中醫藥的發展。此時，中醫不再是中國的中醫，困境也不再是中國的困

境，當中國成為世界的一部分、當中醫成為全球華人社會共同的醫療資源時，廢醫案及其爭議便上升為全球性議題，獲得全球史的意義。

對中國而言，東南亞中醫界對廢醫案的關注，使得國內中醫界認識到，海外中醫的發展對國內中醫的處境也有相當影響，二者互相依存，休戚相關。客觀的說，儘管自身疲於應付，國內中醫界對東南亞的中醫存續還是給予了足夠的關照，在菲律賓取締案中，中央國醫館本其救菲律賓即為救中國的姿態，為之奔走疾呼，積極應對。面對國內日漸高漲的廢醫案，國內中醫界也不斷尋求東南亞中醫藥界的援助，動輒援引東南亞各界言論，力證海外對中醫多麼重視。是故，當國醫館得知國聯擬決定組織中國古醫研究委員會開展中醫藥研究的傳聞後，立即函告外交部請查找相關文件，以便於國醫館及時應對。事後證明國醫館空歡喜一場，但中醫界希冀借助外部力量抗擊國內廢除中醫運動的意圖表露無遺。對東南亞中醫界而言，1929 年的廢除中醫案，給他們帶來獲得國家層面上認可的契機。他們所爭取的，不是在東南亞各國自由行醫的權利，而是將中醫納入體制內管理。但是，民國時期東南亞各國的殖民統治狀態，決定了中醫界的期望和努力只能是徒勞的。中醫界期望的中西匯通並通過匯通實現自身的發展壯大，在「中醫辨證」與「西醫實證」的彼此對立、「民族情感」和「自身利益」的相互衝突、「原汁原味」與「與時俱進」的艱難平衡等因素困擾下，並未達到預期的目的。時至今日，東南亞許多國家仍嚴禁中醫開具任何西藥處方，這

足以說明中西醫匯通尚需時日，中醫藥文化海外傳播任
重道遠。

俞樾廢止中醫的形象是如何建構的[*]

張田生

曲阜師範大學歷史文化學院副教授

　　中西醫論爭對近代以來中醫發展產生了至關重要的影響，是中醫史上的重大事件。被視為廢除中醫的第一個人俞樾及其「廢醫論」，成為一個研究的重點。關於俞樾「廢醫論」的研究，成果較多。其側重點有：一是對從學理上解析「廢醫論」，指出其錯誤；[1] 二是分析俞樾提出「廢醫論」的根源；[2] 三是剖析俞樾「廢醫論」對民國「廢止中醫運動」的影響。[3]

　　上述成果有力地推進了俞樾「廢醫論」的研究，不過，也存在一個普遍的問題，即沒有將俞樾及其「廢醫

---

[*] 本文為筆者主持的 2014 年國家社科基金一般專案「清代瘟病知識的建構與江南社會研究」（14BZS120）的階段性成果。在本文的修改過程中，復旦大學高晞教授提出了寶貴的建議，筆者謹表謝意！本文已經在《自然辯證法通訊》2020 年第 4 期發表，發表時有刪節，本文為全文。

[1] 代表性的成果有趙洪鈞，《近代中西醫論爭史》（合肥：安徽科學技術出版社，1989），頁 52-54；錢超塵，〈俞樾醫事錄〉，《浙江中醫藥大學學報》，第 11 期（2014），頁 1274-1277，等等。

[2] 代表性的成果有劉澤生，〈俞樾廢止中醫思想根源探索〉，《中華醫史雜誌》，第 3 期（2001）；郝先中，〈俞樾「廢醫論」及其思想根源分析〉，《中華醫史雜誌》，第 3 期（2004）；章原，〈俞樾廢中醫之謎〉，《讀書》，第 2 期（2014），等等。

[3] 參見馬伯英、高晞、洪中立，《中外醫學文化交流史——中外醫學跨文化傳通》（上海：文匯出版，1993），頁 537-538；郝先中，〈近代中醫廢存之爭研究〉（上海：華東師範大學博士學位論文，2005），頁 120-121。

論」放在清代社會的醫療文化場景中來考察，而是用後人的觀念來認識。多數學者將俞樾定性為廢止中醫的第一人，筆者翻檢史料後發現，這只是今人的建構，並不符合當時歷史的場景。為此，本文從歷史場景出發，重新考察俞樾「廢醫論」，分析其與民國中西醫論證的關係，今人對其建構過程和緣由，以期探討今人不斷重提俞樾「廢醫論」的原因。

一、清代醫療文化場景中的俞樾「廢醫論」

要正確認識俞樾「廢醫論」，首先應該回到清代社會的歷史場景——醫療文化，具體來說，就是清人對醫的認知。總體看來，清人對醫的正面和負面說法都很多，在數量上難分軒輊。

良醫、神醫的故事經常見於各類文獻。方志所載幾乎盡是良醫，文集更是詳述了眾多名醫的故事，醫案從專業的角度證明醫家高超的醫技，筆記小說則不時神話名醫。[4] 而且，同一模式的故事被時人不斷重復書寫在不同醫家的故事身上，來表現當時名醫的神技。[5]

同樣，各類對醫家的負面認知在當時也隨處可見。

4　清代名醫神乎其神的故事很多，就拿葉桂來說，宣鼎在《夜雨秋燈錄》卷二記述了葉桂轉女為男的神技，參見《筆記小說大觀》，第 22 冊（揚州：江蘇廣陵古籍刻印社，1983），頁 244，采蘅子在《蟲鳴漫錄》卷二講述了葉桂以冷水澆頭和刀剌心坎的方法治癒肺癆病者、用大糞治癒為香麝而閉氣的新娘等故事，參見《筆記小說大觀》，第 22 冊，頁 363。

5　參見張田生，〈天花與清人日常生活——以醫家形象為視角〉，《紫禁城》，第 7 期（2013），頁 120-129。

一類故事是用誇張的手法表現庸醫的諸多醜陋形象,[6]另一類是用笑話的形式,嘲笑庸醫的無能和狼狽不堪。[7]更為甚者,對醫家汙名化,如「庸醫遍天下」、「醫不昌後」、「名醫無後」、「行醫殺人」等。官至工部主事的彭蘊章說:「近者以此為業,所學未精,遽思謀利,庸醫遍天下,而生人之壽考者寡矣。」[8]「醫不昌後」、「名醫無後」不僅在當社會上流傳,還被醫家所認同。曹存心就以「醫不昌後」來教導弟子,[9]張璐則以「名醫無後」批評斂財的醫家。[10]「行醫殺人」則出自一則故事,被清人不斷引用。[11]

　　總之,有清一代,在醫療的問題上,言論是非常自由的,任何正面或負面的說法都不受到限制,也不會對現實產生實質性的影響。這就是我們認識俞樾「廢醫論」的歷史場景。

6　參見諸晦香在《明齋小識》,卷6,〈庸醫〉,收入《筆記小說大觀》,第23冊,頁47-48;梁恭辰輯,《北東園筆錄初編》,卷6,《筆記小說大觀》,第29冊,頁251-252。

7　參見錢泳輯:《履園叢話》卷21,〈笑柄〉,收入《筆記小說大觀》,第25冊,頁159;褚人穫,《堅瓠集》,卷1,〈嘲醫〉,收入《筆記小說大觀》,第15冊,頁39。

8　徐大椿,《慎疾芻言》,彭蘊章序,中華醫典版。

9　參見曹存心,《曹仁伯先生醫說》,收入《曹存心醫學全書》(北京:學苑出版社,2006),頁116。

10　參見張璐,《石頑老人醫門十戒》,收入《張璐醫學全書》(北京:中國中醫藥出版社,1999),頁9。

11　「行醫殺人」的故事,收入於阮葵生,《茶餘客話》,第5卷,〈授讀書行醫之害人〉,《筆記小說大觀》,第19冊,頁361,梁紹王和楊熙齡在各自的著述中轉載了這則故事。參見梁紹王,《兩般秋雨庵隨筆》,卷7,〈殺人〉,收入《筆記小說大觀》,第22冊,頁102;楊熙齡:《著園醫話》,收入《著園醫藥合刊》(太原:山西科學技術出版社,1992),頁113。

　　俞樾「廢醫論」其實就是對醫負面認知中的一種，
與「醫不昌後」等說法沒有本質上的區別，只不過，表
達更加學理化，體系更為複雜，從廢巫到廢醫，從脈法
虛假、本草混亂等方面證明醫學可廢。[12] 然而，在現
實中，往往是學理化的論證因為複雜而影響較小，而情
緒化表達因為簡單而傳播更廣。所以，在清代，「庸醫
遍天下」、「醫不昌後」、「行醫殺人」等說法常見，
「廢醫論」卻很少看到。[13]

　　由此，我們認為，（1）俞樾的「廢醫論」只是批
評或否定醫學和醫家的諸多說法之一，在清代沒有任何
稀奇之處，至多是形式更加學理化。（2）俞樾的「廢
醫論」在當時社會上幾乎沒有影響，俞樾顯赫的學術名
聲無助於「廢醫論」的傳播。不少高官也經常批評庸
醫，甚至否定醫家。在官本位的社會，他們的影響比俞
樾的更大。（3）俞樾「廢醫論」與「廢止中醫」之事
無涉。其一，「廢醫論」對醫不可能產生實質性的影
響。不要說，區區一介書生的俞樾，想以一篇小文廢

---

12 參見俞樾，《俞樓雜纂》，卷45，〈廢醫論〉，《春在堂全書》，
　　第3冊（南京：鳳凰出版社，2010），頁750-755。

13 章原認為，由於在晚清名望卓著，其書流布甚廣，是以，俞樾「廢
　　醫」說一出，觀者為之譁然（參見章原，〈俞樾廢中醫之謎〉，《讀
　　書》，第2期（2014），頁170）。然而，作者沒有列出「觀者
　　為之譁然」的證據，事實上，晚清與醫相關的文獻很少記載俞樾
　　的「廢醫論」。管見所及，提及俞樾「廢醫論」的晚清醫家只有
　　陸懋修，他說：「近聞俞曲園〔「園」應係「園」的別字——筆
　　者注〕有「廢醫論」，不知是何作意，當求得一讀之」（陸懋修《文
　　十六卷》卷13，〈書曾文正公論史遷「扁鵲倉公傳」後〉，收入
　　王璟主編，《陸懋修醫學全書》（中國中醫藥出版社，1999），
　　頁104。蘇州名醫陸懋修都沒有閱讀過「廢醫論」，這說明其傳
　　播範圍很小。

俞樾廢止中醫的形象是如何建構的

醫，就是雍正年間官方發動的一次完善醫療體制的改革，其結果也毫無聲息。[14] 其二，衛生司之類的西方醫療衛生體制，在中國初創已經到了清末新政時期了，即使在當時，傳統醫學還是主體，遑論俞樾撰寫「廢醫論」的 1880 年左右了。[15] 俞樾寧可廢除傳統醫學，也不延請西醫治療，試想，在俞樾心目中，西醫還存在嗎？在俞樾的思想世界中，醫學是不帶「中」字的。[16] 在這種背景下，將「廢醫論」與「廢止中醫」掛鉤就顯得匪夷所思了！（4）從清代醫病關係來看，俞樾前後矛盾的行為，是很正常的。俞樾俞樾在作「廢醫論」之前，對醫學很看重，也研究醫學，尤其是他對《內經》的注釋——《內經辨言》，近代中醫家評價很高。[17] 受

---

14 雍正元年，翰林院侍講學士戚麟祥上奏雍正帝，提出建立醫療考試制度。雍正帝命令「禮部議奏」，最後吏部和禮部聯合給地方政府發佈醫療改革的命令，結果在現實沒有任何影響。關於戚麟祥的奏摺，參見中國第一歷史檔案館主編，《雍正朝漢文朱批奏摺彙編》，第 1 冊（南京：江蘇古籍出版社，1989），頁 837-838。吏部提出的改革方案以及發佈命令的過程，參見中國第一歷史檔案館編：《雍正朝六科史書‧吏科》（七）（桂林：廣西師範大學出版社，2002），頁 488-490；《欽定大清會典事例》，卷 1105，〈太醫院‧選補醫生〉，收入《續修四庫全書》，第 798 冊（上海：上海古籍出版社，2002），頁 330。

15 參見錢超塵，〈俞樾醫事錄〉，頁 1274；章原，〈俞樾廢中醫之謎〉，頁 169-170。

16 西醫進入國家醫療體制，已經是清末最後十餘年的事。同樣，社會對醫家的批評，變成對中醫的批評，將醫學分成「中」和「西」，也是 20 世紀頭十年的事情。參見高晞，〈晚清政府對西醫學的認知過程〉，《自然辯證法通訊》，第 5 期（1994），頁 45-52；路彩霞，〈清末京津庸醫問題初探〉，《中國社會歷史評論》，第 8 卷（2007），頁 128-148。

17 參見鍾鋟，〈略述俞樾三醫書〉，《上海中醫藥雜誌》，第 7 期（1990），頁 37-38；施觀芬，〈俞樾〈內經辨言〉的校勘方法〉，《醫古文知識》，第 3 期（2000）。

到疾病重創後，他提出「廢醫論」，完全否定醫學。繼
而，意識到自己的不理性，作「醫藥論」，認為醫可
廢，藥不可廢。最後，在病篤之際，不得已延請醫家治
療。俞樾從信醫到廢醫再到信醫的一系列行為，是一個
頻繁遭受疾病重創病家的正常反應，不足為怪。

　　可見，從清代醫療文化的場景看，〈廢醫論〉其實
就是遭受病魔踐踏後病家俞樾對醫家的牢騷，在當時頗
為常見。只不過作為經學大師，俞樾把牢騷發得非常學
理化。

二、民國社會中的俞樾「廢醫論」

（一）民國學者對俞樾「廢醫論」的回顧

　　在民國時期，在激烈的中西醫論爭中，總體來看，
俞樾的「廢醫論」沒有受到多少的重視。

　　提及到俞樾「廢醫論」的主要有章太炎、鄒趾痕和
余巖三個人。作為俞樾的學生，章太炎在醫論中多次提
到了俞樾。首先，他分析俞樾作「廢醫論」的緣由——
因多位家人慘遭病魔殺戮而憤然作〈廢醫論〉，同時
指出了老師的不理性。「先師俞君僑居蘇州，蘇州醫好
以瓜果入藥，未有能起病者。累遭母、妻、長子之喪，
發憤作〈廢醫論〉。不怪吳醫之失，而遷怒於扁鵲、子
儀，亦已過矣！」繼而，章太炎對「廢醫論」的核心部
分「脈虛篇」做了辨析和批評，認為俞樾對脈法及其發
展有著嚴重的誤解，並對俞樾作「廢醫論」的目的進行
新的解讀：「先師雖言廢醫，其譏近世醫師專持寸口以
求病因，不知三部九候，足以救時俗之違經，復岐雷之

舊貫，斯起醫，非廢醫也。」「先師德清俞君，懼俗醫不知古，下藥輒增人病，發奮作〈廢醫論〉」。最後，章太炎記述了俞樾晚年再次信醫的過程，「先師德清俞君，……有疾委身以待天命，後病篤，得先生方始肯服，服之，病良已，乃知道未絕也。」[18]

在這些論述中，最值得注意的是，章太炎對俞樾作「廢醫論」初衷的解讀，他一方面認為「廢醫論」是俞樾「累遭母、妻、長子之喪」的「發憤」之作，即完全是憤怒的宣洩，另一方面指出俞樾的「廢醫論」旨在批評庸醫——「懼俗醫不知古」。這兩種解讀是在兩種不同的語境下產生的，前者是章太炎講述俞樾因多位親人病故而遷怒於醫學的過程，後者是他說明俞樾晚年再次信醫的過程。不管怎麼說，這些解讀都與當時的中西醫之爭沒有直接關係。

回顧俞樾「廢醫論」的另一位醫家是廢止中醫派的領袖之一——余巖。他在一篇反對中醫的文章中，引用了俞樾「廢醫論」中的一句話：「其藥之而愈者，乃其不藥而愈者也，其不藥不愈者，則藥之亦不愈」，[19]證明中醫藥對疾病的治療沒有任何價值。值得注意的是，余巖倒是沒有將俞樾「廢醫論」與消滅中醫掛鉤，只是吸收了其中的一個說法。

將俞樾「廢醫論」與廢止中醫掛鉤的是民國名醫鄒

---

18 參見潘文奎等點校，《章太炎全集・醫論集》（上海：上海人民出版社，2014），頁 22、24-29、144。

19 余巖，〈舊醫學校系統案駁議〉，收入余巖原著，祖述憲編注，《余巖中醫研究與批判》（合肥：安徽大學出版社，2006），頁 220。

趾痕。見於余巖以俞樾「廢醫論」的上述說法為證，鄒
趾痕專門批駁了俞樾「廢醫論」。他說：「然則其作
『廢醫論』也，不過以其治經之暇餘，旁騖及之，管豹
一斑之論，烏可據為徹底之判斷哉。」在文後他還附上
七言長詩：「俞曲園是經學家，不懂醫理也談醫，……
此是越俎代庖話，屍祝怎把庖事知……，余君引出〈廢
醫論〉，要滅中醫費心機，中醫自有聖醫理，不與俗
醫一般齊，是否聖學也要滅，明人公判免偏私。」[20] 鄒
趾痕完全是從中西醫論爭的角度來看俞樾的「廢醫論」
的。他認為俞樾不懂醫理，這似乎也有點勉強，因為俞
樾的《內經辨言》自民國以來，一直為中醫家所贊許。
因此，這是一種情緒化的表達。將「廢醫論」與消滅中
醫直接劃等號，可以說是民國時期個別中醫面對強敵時
「風聲鶴唳，草木皆兵」的心理反應。

（二）俞樾「廢醫論」與廢止中醫派的觀點

在前文中，我們從清代醫療文化證明「廢醫論」
與廢止中醫論無關。而在民國時期，中醫鄒趾痕將兩者
關聯起來。其實，從邏輯和內容兩個方面來看，兩者並
不相關。

俞樾「廢醫論」由「本義篇」、「原醫篇」、「醫
巫篇」、「脈虛篇」、「藥虛篇」、「證古篇」和「去
疾篇」七篇組成。在這七篇中，俞樾的邏輯是將醫藥與

---

20 鄒趾痕，〈俞曲園「廢醫論」辯〉，《醫學雜誌》，第 59 期
（1931），頁 94-95。

古代聖賢、給親人進藥與盡孝脫離關係，去除傳統醫藥的神聖外衣，通過將醫與巫、保養善心與去疾關聯，得出了醫藥可廢，養生可以去疾的結論。無論邏輯和事實是否正確，但可以肯定的是，它都完全立足於傳統文化，諸如巫與醫、醫藥與聖賢、進藥與孝道、養生與去疾等等。[21]

相比之下，民國年間廢止中醫派觀點的內容和邏輯就大為不同。在內容上，首先，他們的立足點是拋棄傳統文化，全面學習西方文化。對此，有學者做了精彩的分析：「如果你還記得吳稚暉的『把線裝書丟到茅廁裡去』的新文化運動口號；如果你還記得陳獨秀的以科學之是為絕對之是，你就會明白，在『五四』以來所形成的科學話語語境中，中學即是舊學，國粹就是垃圾。新舊的差距，就是進步與倒退、科學與迷信的差距。所謂中學、所謂國故、所謂經典、所謂中醫，全被歸入舊的、倒退的、迷信的、要拋棄的範圍。在五四時代所建立的話語霸權之下，帶『中』的一切事物都失去了合法性。而唯一的合法的話語便是科學。」[22]可見，廢止中醫派是「五四」時代的產物。「皮之不存，毛將焉附？」傳統文化都要被拋棄了，傳統醫學還能存在？

其次，廢止中醫派認為，中醫是非科學的，必須廢除。代表性的觀點是余巖列出四點理由：「今舊醫所用

---

21 參見俞樾，《俞樓雜纂》，卷 45，〈廢醫論〉，收入《春在堂全書》，第 3 冊，頁 750-755。

22 鄧文初，〈「失語」的中醫──民國時期中西醫論爭的話語分析〉，《開放時代》，第 6 期（2003），頁 118。

者，陰陽、五行、六氣、臟腑、經脈皆憑空結撰，全非
事實，此宜廢止一也。其臨證獨持橈動脈，妄分一部
分之血管為寸、關、尺三部，以支配臟腑，穿鑿附會，
自欺欺人，其源出於緯侯之學與天文分野，同一無稽，
此宜廢止二也。根本不明，診斷無法，舉凡調查死因，
勘定病類，預防疫癘，無一能勝其任。強種優生之道，
更無聞焉。是其對於民族民生之根本大計，完全不能為
行政上之利用。此宜廢止三也。人類文化之演進，以絕
地天通為最大關鍵；考之歷史，彰彰可按。所謂絕地天
通者，抗天德而崇人事，黜虛玄而尚實際也。政府方以
破除迷信、廢毀偶像，以謀民眾思想之科學化，而舊醫
乃日持其巫祝讖緯之道以惑民眾，政府方以清潔消毒訓
導社會，使人知微蟲細菌為疾病之原，而舊醫乃日持
其『冬傷於寒，春必病溫；夏傷於暑，秋必痎瘧』等
說，以教病家，提倡地天通，阻遏科學化。此宜廢止四
也。」[23] 概而言之，中醫的生理知識虛妄，脈法實屬迷
信，中醫不能用於衛生行政和強種優生，阻礙了科學
醫學知識的普及。一言以蔽之，中醫不科學，百害無
一益。

　　最後，中醫在政治上反動，阻礙了國家富強和民族
復興。對此，余巖的說法則是典型：反對廢止中醫「是
不許醫藥之科學化也，是不許政府有衛生行政也，是不
許中國醫事衛生之國際化也，是坐視文化侵略，而不一

---

23 余巖，〈廢止舊醫以掃除醫事衛生之障礙案〉，收入余巖原著，
　　祖述憲編注，《余雲岫中醫研究與批判》（合肥：安徽大學出版
　　社，2006），頁 217。

起謀所以振刷也。以若所為，求若所欲，必枯守誕妄不根之玄學、時代落伍之國粹而後快。鐵路可廢也，不妨駑馬十駕；軍艦宜禁也，何如舳艫千里；長槍大戟，可以敵槍炮，而兵工廠為無謂靡費之事矣。八股策論、詩賦歌詞可以得英才，而算數理化為奇伎淫巧之學矣。不識天文、不明地理、不知氣象、略識之無，即可以高言氣化，窮研造物之奧妙。而科學實驗，以真本事、實力量從事者，為畫蛇添足之舉矣。陰陽、氣血、寒熱、補瀉諸膚廓籠統之談，足以盡病情、論藥理，而解剖、生理、病理、藥物之學，可寘為骷骼堆中，殺生場上學醫矣（二語見《世補齋醫書》）。不許維新，不許改革，雖疆域日削，國權日喪，以至國破家亡，同歸於盡，而亦悍然不顧。是逞一朝急氣之忿，而忘邦國之大計者也。」[24] 中醫阻礙了醫學和衛生的進步，造成了國家落後以及中華民族遭受欺淩。顯然，這是余巖給中醫扣上政治反動的大帽子。

　　由上可知，廢止中醫派的邏輯是，拋棄傳統文化，學習西方科學，中醫不科學，應該被科學的西醫代替，否則國家富強和民族振興的目標無法實現。

　　從內容和邏輯上對比俞樾「廢醫論」和廢止中醫派的觀點，我們發現，二者差別很大，甚至是對立的。按照廢止中醫派的邏輯，不要說中醫，就連中醫的根基傳統文化都要廢除。俞樾「廢醫論」的依據和邏輯，在

---

24 余巖，〈異哉舊醫之舉動〉，收入余巖原著，祖述憲編注，《余雲岫中醫研究與批判》，頁 234。

廢止中醫派看來，還有價值嗎？俞樾在經學上的輝煌成就，在反傳統文化的「五四」時期，能值幾錢？由此，我們就可理解俞樾的「廢醫論」在民國時期中西醫論爭中，被氣勢強大的廢止中醫派很少提及的原因了。即使中醫界，除了個別醫家，大多數醫家都無視俞樾「廢醫論」。儘管與中醫走得很近，甚至研究中醫，但利益之外的章太炎則心情很平和，對俞樾「廢醫論」就事論事，不將其與廢止中醫掛鉤。

三、中共建政後的俞樾「廢醫論」

在毛澤東時代，中醫的合法性被國家所認可，中西醫論爭也被意識形態所統一，傳統文化基本上被視為迷信，俞樾「廢醫論」連同經學一起為世人忘記。

改革開放以來，學術研究重獲生機，在近代中醫史研究的過程中，俞樾「廢醫論」被重新發現。「廢醫論」的內容和邏輯、俞樾撰寫「廢醫論」的根源以及「廢醫論」與民國中西醫論爭之間的關係等問題，成為中醫史學界研究的重點。關於第一個問題，即俞樾「廢醫論」的內容和邏輯，其錯誤十分明顯，當今學界沒有異議。而後兩個問題，即俞樾撰寫「廢醫論」的根源以及「廢醫論」與民國中西醫論爭之間的關係，並未定讞，聚訟紛紜。

（一）俞樾「廢醫論」根源的爭論

關於俞樾提出「廢醫論」的根源，除了學界公認的「憤然」說外，還有西學思潮的影響、洋務派和維新變

法等因素的影響、起醫等多種說法。西學思潮影響的說法，丁之方首先提出的。[25] 繼而，龍江人指出，「究其原委，時值洋務思潮，崇仰西學之際，又因俞氏的妻兒多病早喪，引發他對醫學的楚痛」[26]。

　　洋務派和維新變法等因素的影響說，主要是劉澤生提出的。他認為「家庭不幸是俞樾提出『廢醫』的內因。而西學東漸，曾國藩，李鴻章幕府洋務派師友的影響、入室弟子的命運、日本學者帶來的資訊及百日維新時光緒帝的諭旨等背景，都是他後來未改變自己廢中醫主張的不可忽視的外因。……他與中國洋務派高層人物長期有密切的交往和頻繁的接觸，故對西醫的效果不但有所聞，而且有所信，才會寫『廢醫說』。」[27]

　　對於這兩種說法，郝先中做了比較中肯的批評。他指出，「『廢醫論』隻字未提到西醫的概念，很難說明俞樾對西醫的優越性有什麼瞭解，更不可能用西醫作為武器，來攻擊中醫的軟肋。退一步說，假如俞樾接觸並信奉西醫的話，何不請西醫為其多病的妻兒診療，而讓其坐以待斃？誠然，俞樾確實讀過西醫合信的譯著，在《春在堂隨筆》裡介紹過西方用『電氣制煉字畫的銅板之法』但通篇未提『西醫』二字。」日本學者「大多與俞樾有書信和詩歌上的交往，筆者未見一篇關於醫藥

25 參見丁之方，〈俞樾論醫〉，《史林》，第 3 期（1992），頁 87、54。

26 龍江人，〈俞樾及他對中醫學的貢獻與困惑〉，《中國中醫基礎醫學雜誌》，第 4 期（1995），頁 52。

27 劉澤生，〈俞樾廢止中醫思想根源探索〉，《中華醫史雜誌》，第 3 期（2001），頁 173。

方面的談論。誠然，日本明治維新是以醫學維新開始
的，而日本廢除漢方醫學，取締漢醫學校則是 1883 年
的事。這一醫事背景對『廢醫論』的產生很難有什麼直
接的瓜葛。至於甲午戰敗（1894）對俞樾的刺激並產生
廢醫思想的論點，未免太牽強附會了。」[28]

　　近年來，對於俞樾「廢醫論」的根源，有一種新的
說法──起醫。這種說法是由章原和錢超塵提出的。先
是章原指出，「俞樾的高足、同樣為國學大師的章太炎
先生一針見血地指出：『先師雖言廢醫，其譏近世醫
師，專持寸口以求病因，不知三部九候，足以救時俗之
違經，復歧雷之舊貫，斯起醫，非廢醫也。』……由
此，章太炎對俞樾『廢醫論』給予了很高評價，『救時
俗之違經，復歧雷之舊貫』，認為這不僅不是反對中
醫，而且是在『起醫』。」「『廢醫』之說，或許只
是『起醫』的另一種表達。」[29]繼而，錢超塵也發表類
似的主張，章太炎「認為〈廢醫論〉的基本思想不是
毀棄、消滅中醫，而是『救時俗之違經，復歧雷之舊
貫』，『先師發憤作論，以三部九候之術譁餙醫師』。
『譁餙』者，高聲告誡也，使中醫知三部九候法之理論
與方法，不要只知寸口而不知其他。」由此，錢超塵認
為，俞樾「本意絕非反對與廢棄中醫，而是提倡閱讀中
醫經典以培養名醫。」[30]我們認為，這種新說很難站得
住腳。其一，在論據上，此說依據的實際上是二手材

---

28 參見郝先中，〈俞樾「廢醫論」及其思想根源分析〉，頁188-189。
29 章原，〈俞樾廢中醫之謎〉，頁 170-171、173。
30 參見錢超塵，〈俞樾醫事錄〉，頁 1275-1276、1273。

料，也就是章太炎對俞樾「廢醫論」寫作初衷的解讀。其二，在觀點上，這個說法與俞樾本人「廢醫」的意思相反。從邏輯上講，章太炎對俞樾的解讀不可能比俞樾對自己的表達更準確。

問題是，章原和錢超塵這兩位學者為何做出這種不符合歷史學研究範式（拋棄一手材料而用二手材料）的論斷呢？他們出於何種心態？章原在文章中的一句話可以說明：俞樾「這樣一位嚴謹治學、造詣頗深的著名學者，卻提出了偏激的『廢醫論』，成為近代史上反對中醫『第一人』，於情於理都令人難以索解。」[31] 其實，這是將俞樾神聖化的一種心理。這種心理認為，像俞樾這樣的學問大家，對待學問很理性，不可能情緒化。然而，從事實來看，在多位親人的性命慘遭病魔吞噬之後，俞樾何以能像之前一樣，對醫學保持理性？易言之，俞樾是一個聲名卓著的學者，但首先是一個有感情的活生生的人，與普通人一樣，他也會失去理性。在多位親人患病之際，他對醫學賦予重托。在失望之後，他以理性的形式做出了非理性的行為——撰寫「廢醫論」，以否定醫學。在晚年病篤之際，他不得不接受名醫仲昂庭的治療，康復之後，又恢復對醫學的信任。如果我們將俞樾與醫學的關係，看成是病家與醫學的關係，那麼，俞樾先是信任而研究醫學，繼而因失望而否定醫學，最後又因被治癒而信任醫學等一系列行為，就很容易理解了。因此，我們大可不必苦苦追究俞樾

---

31 章原，〈俞樾廢中醫之謎〉，頁 168。

「廢醫論」的終極理由，「發憤」是最直觀也是最合理的理由。

（二）俞樾「廢醫論」與中西醫論爭關係的聚訟

　　中醫界不少學者認為，俞樾「廢醫論」影響到了民國時期廢止中醫派的旗手余巖。代表性的觀點是，「俞樾對醫學的看法卻一直影響到 1930 年代中西醫論爭激烈時，章太炎為俞氏弟子，余巖有自稱為章氏弟子，從中似可看出否定中醫的思想，倒是隱約若有師承的。……這篇文章卻給了廢止中醫派不少啟發和考據上的論據。余巖把此文中稍可取法者借用無遺，如他論中醫不可因歷史久遠而保存，即將醫巫並稱，完全是曲園舊套。余氏論中醫脈診之不可信則襲取曲園及鄭觀應兩家之說而成。」[32]「『廢醫論』影響到他經學傳授的學生。特別是章太炎的一位學生余巖，大約受此文『啟發』甚多，一些考據亦被引用。」[33]這種主張認為俞樾「廢醫論」在思維上啟發了余巖，並為其提供了一些證據。

　　俞樾影響余巖的說法，後來發展為俞樾是主張廢止中醫的第一人的觀點。這種觀點來自於余瀛鼇和蔡景峰於 1998 年的合著《醫藥學志》，該書認為，「隨著西方醫學在華大量傳播，國內各界（也包括醫學界）出現了一股『廢止中醫』的思潮。……最有代表的人物

32　趙洪鈞，《近代中西醫論爭史》，頁 53。

33　馬伯英、高晞、洪中立，《中外醫學文化交流史——中外醫學跨文化傳通》，頁 537-538。

俞樾，是廢止中醫論的始作俑者」。[34] 其後，「始作俑者」被學界重新表述為「第一人」。這種說法在新世紀以來的相關論著中經常出現，幾成共識。[35]

對於俞樾影響了余巖，甚至成為廢止中醫第一人的說法，一些學者進行了反駁。胡一峰從章太炎對俞樾「廢醫論」的批評，以及章太炎與余巖並非師徒關係等方面，得出結論：「認為余巖在治學方法上受章太炎影響則尚可成立，而要構建所謂從俞樾經章太炎而余巖的廢醫『隱約師承』，恐為捕風捉影之談。」[36] 章原也說：「有論者每將後來廢止中醫的領軍人物余巖的思想淵源上溯至此，認為二者一脈相承。但在筆者看來，余巖的觀點更多的是在留學時受日本的醫事改革影響，俞樾的言論只是被他引來作為例子而已，他對於俞樾的理解遠沒有其師章太炎深刻，至多算是『誤讀』而已。」[37]

胡、章二人的批評基本切中了這種說法的要害，這種看法過於執著尋找歷史事件之間的因果關係。歷史因果論是史學界在很長一段時間內的一種指導思想，但它存在一個明顯的缺陷，「那就是歷史學家研究歷史時往往是在已經知道結果的情況下進行的追溯和確認，許多

---

34 余瀛鰲、蔡景峰，《中國文化通志・科學技術・醫藥學志》（上海：上海人民出版社，1998），頁 64。

35 參見郝先中，〈俞樾「廢醫論」及其思想根源分析〉，頁 187；劉澤生，〈俞樾廢止中醫思想根源探索〉，頁 171。

36 參見胡一峰，〈尋找中醫立世之「極」——試論章太炎晚年的醫事活動〉，《中國科技史雜誌》，第 1 期（2008），頁 57-58。

37 章原，〈俞樾廢中醫之謎〉，頁 172。

因果關係都是在這種事後追認的狀態下得出的，這和歷史現場中的人們體驗歷史的方式就有了根本不同。」[38]這種研究方法也被譏為「倒放電影」，「即容易以今情測古意，特別是有意無意中容易以後起的觀念和價值尺度去評說和判斷昔人，結果常常是得出超越於時代的判斷。這樣以後起的觀念去詮釋昔人，有時便會出現朱熹指責的『先立說，拿古人意來湊』的現象，主動去『捉』出一些脫離時代的研究結論。」[39]當今學界所持的俞樾「廢醫論」影響了中西醫論爭，以及俞樾成為廢止中醫的第一人等說法，就是典型的事後追認因果，從結果反推原因，「倒放電影」，用後人的觀念，「捉」出了一些脫離時代的結論。

問題是，為何有如此多的學者癡迷於俞樾「廢醫論」與廢止中醫派之間的因果論？原因應該是多方面的。我們以為，其中一個重要的因素是當今一些中醫史學者對於民國年間廢止中醫派的心理情結。當年廢止中醫派差點毀掉中醫的前途，儘管從當時社會的醫療條件來看，廢除中醫絕無可能。[40]中共建政之後，中醫的合法性得到政府的認可，然而，學理上非科學的「緊箍咒」一直存在。1980年代以來，諸如方舟子之類的反中醫人士不時念叨這個「緊箍咒」，2008年張耀功重

---

38 楊念群，《昨日之我與今日之我——當代史學的反思與闡釋》（北京：北京師範大學出版社，2013），代序頁 5。

39 羅志田，〈民國史研究的「倒放電影」傾向〉，《社會科學研究》，第 4 期（1999），頁 106。

40 參見張鳴，〈舊醫，還是中醫？——七十年前的廢止中醫風波〉，頁 140。

啟發動的廢止中醫運動，儘管因為政府的制止而很快消失，但對中醫界依然產生十分強烈的震動。在此情況下，中醫界一直存在危機感，敏感的神經不時被刺激。中醫史學者更是把歷史上任何對中醫不利的言行，劃在敵對陣營，保持警惕。說白了，這是一種典型的弱者心理。這種心理對於近代以來的國人，未嘗不熟悉。

四、結語

通過上述的研究，對於俞樾廢止中醫的問題，我們可以得出這樣幾點結論：

（1）從清代醫療文化的歷史場景看，俞樾「廢醫論」是眾多關於醫之負面認知中的一種，至多是形式上更加學理化，可以視為一種病家批評醫家的高雅牢騷。

（2）將俞樾「廢醫論」與廢止中醫關聯是後人對歷史的誤讀。首先，俞樾「廢醫論」撰寫於 1880 年左右，當時傳統醫學在中國還是當仁不讓的主流，作為末流的西醫尚未進入國家體制，無法撼動傳統醫學的地位。因此，民間醫療問題的討論幾乎不帶「中」字。其次，即使庸醫現象被視為中醫問題的清末十餘年間，中醫只是在輿論層面受到西醫的威脅，根本談不上制度層面的「廢止」。因此，將俞樾「廢醫論」與「廢止中醫」掛鉤，實際上是以民國「廢止中醫」的觀念來解讀晚清歷史事件，是所謂的「倒放電影」，是不合理的研究方法。

（3）即使在民國的廢止中醫事件中，俞樾「廢醫論」也很少受到關注，只有個別中醫家提到。其原因在

於廢止中醫是「新文化運動」反傳統的產物，與俞樾在傳統文化基礎上的「廢醫」迥異，甚至在邏輯上相反。

（4）近三十年以來，在中醫史書寫中，俞樾成為公認的廢止中醫者，而且是第一人。為尋找緣由，學界將俞樾「廢醫論」與晚清社會的諸多方面做了關聯。似乎這還不能令人滿意，最近兩年，又有學者為俞樾「翻案」，認為俞樾撰寫「廢醫論」，其意不是廢止中醫，而是「起醫」。從論證的邏輯和史料的運用來看，這些研究難以令人信服。或許，更接近歷史事實的情況是，在多位親人病亡後的一段時間，俞樾的確主張廢醫，其原因很簡單，就是「憤然」。放在清代醫病關係的場景中，這與俞樾起初的重視醫學和後來的信醫並不矛盾。

（5）既然俞樾「廢醫論」是簡單又單純的事件，為何被中醫界多次建構，不斷重提？一再將其與廢止中醫捆綁？其主要原因有幾個方面：一是目前中醫界學者的心態。儘管廢止中醫運動早已過去，但它給中醫界造成的心理創傷至今猶在。而且，在現實中，「中醫不科學」的緊箍咒不時被方舟子等人所念叨，尤其是 2008年張耀功發起的廢止中醫事件，更是強烈地刺激了中醫界敏感的神經。因此，在近代中醫史研究中，學者必然額外關注廢止中醫運動，著力尋找其源頭。這樣以來，晚清俞樾「廢醫論」就與廢止中醫運動掛鉤了。二是中醫界學者絕大多數缺乏專業的史學訓練，對歷史的認識深度不夠，很難從歷史的場景中考察俞樾「廢醫論」，相反，經常用不相關聯的歷史事件來解讀。三是因果史

觀的限制。在因果史觀的影響下,從結果尋找原因是大多數學者的研究思路。這必然導致俞樾「廢醫論」的原因和結果被聚焦,過程卻遭到忽視。四是以今人之心度古人之腹。在清代,民間醫療是民眾自己的事情,與國家沒有任何關係,國家不對普通民眾的醫療負責。民國以來,國家職能從傳統向現代轉型,大眾醫療成為國家的衛生職能之一,國家必須為其負責。在當今社會,這是一種常識。今人以這種「常識」來認識清代民間醫療,故而將俞樾的「廢醫論」與清代國家醫療政策掛鉤,以為前者能影響後者。事實並非如此,這是用今人觀念解讀歷史的結果。

從中醫臨床探討民國時期廢除中醫的論戰史——兼論合理評價中醫的淺見

陳光華　陳光華中醫診所院長
皮國立　國立中央大學歷史研究所副教授兼所長
游智勝　長庚大學中醫學系副教授
　　　　長庚醫院中醫內兒科主治醫師

　　西醫從明代末年已經開始傳入中國，當時沒有明顯論戰。[1] 到了清末，尤其甲午戰敗之後，逐漸出現對中醫的反思、批判。[2] 到了民國初年，中醫西醫論戰更激烈，並且終於出現廢除中醫的政策。[3] 綜觀這段歷史，中醫西醫論戰可視為近代中國遭遇西方文化衝擊的一環，尤其清末民初的中國，遭受許多不平等條約的束縛，不少地區已實質淪為列強殖民地，引發許多愛國心切的改革運動，很多社會菁英相當程度將中國的衰敗歸罪於傳統文化，而中醫正是傳統文化的一環，而且在某些「強國必先強種」的論述風氣下，中醫於是遭受猛烈抨擊。例如：魯迅相當鄙視中醫，很重要原因是：

1　趙洪鈞，《近代中西醫論爭史》（北京：學苑出版社，2012），頁 39。
2　趙洪鈞，《近代中西醫論爭史》，頁 74-84。
3　趙洪鈞，《近代中西醫論爭史》，頁 87-92、115-143。

「中醫是中國文化固陋的一環」，[4]而且「魯迅每每在文章中顯現他抨擊中醫、追隨西醫的言論，而中醫的一切，又都和中國人無知、愚弱的陳舊國民性連在一塊了」。[5]因此，民國初年廢除中醫的局勢發展，並非單純的醫學問題。

由於篇幅有限，本文選擇從「臨床」角度探討魯迅、余巖（字雲岫，1879-1954）等反中醫代表性人物的主張，並舉胡適醫案為例，瞭解對中醫的態度。此外，孫中山醫案其實更有意義，文獻更多，但涉及彙整、考證，篇幅龐大，將來再另文探討。

一、魯迅：半文學、半醫學的反中醫

魯迅是民初反中醫的重要人物，曾經赴日本「仙台醫學專門學校。居二年值日俄開戰，偶在電影見一華人因做偵探而被斬，感覺中國應先提倡新文藝。遂棄學赴東京，欲赴德不果。二十九歲返國」，[6]其後在北京大學等處任教。[7]魯迅抨擊中醫的文學作品，常結合醫學背景，可能和他曾經學醫有關。

〈狂人日記〉批評「傳統禮教吃人」，[8]還具體提

4　皮國立，《國族國醫與病人：近代中醫的醫療和身體》（臺北：五南，2016），頁166。

5　皮國立，《國族國醫與病人：近代中醫的醫療和身體》，頁165。此外，魯迅憎恨中醫還有私人因素，詳下文。

6　賈逸君，《中華民國名人傳》（上海：上海書局，1936），頁732。

7　樊蔭南，《當代中國名人錄》（上海：上海良友圖書印刷公司，1931），頁135。

8　魯迅，〈狂人日記〉，收入張健校訂，《魯迅全集》（臺北：谷風出版社，1980），第一卷，頁431，註腳1。

到「吃人」：「真是醫生，也仍然是人吃人的。他們的祖師爺李時珍做的『本草什麼』上，明明寫著人肉可以煎吃：他還能說自己不吃人麼？」[9] 雖然也提到這是某個「迫害狂」之類病人的病中日記，「語頗錯雜無倫次，又多荒唐之言」、「記中語誤，一字不去」，似乎可以因此把上述李時珍著作的吃人記載，視為狂人的胡言亂語，[10] 但實際上仍是對中醫的嘲諷。此外，〈藥〉也提到「血饅頭」（沾人血的饅頭）治肺癆，張健的註腳說明：「舊時迷信，以為人血可以醫治肺癆，劊子手便藉此騙取錢財」。[11]

《本草綱目・人部》的確收錄人體用藥，但在卷首已說明：「神農本草，人物惟髮髢一種，所以別人於物也。後世方伎之士，至於骨、肉、膽、血，鹹稱為藥，甚哉不仁也。惟無害於義者，則詳述之。其慘忍邪穢者則略之，仍闕斷於各條之下」。[12] 可見李時珍明確反對「人體用藥」，所稱「今於此部凡經人用者，皆不可遺」，並非認同，而是為了文獻完備。

再查《本草綱目・人部・人肉》，在〈發明〉項目提到：

9　魯迅，〈狂人日記〉，頁 425。

10　張健的註腳認為「本草什麼」就是《本草綱目》，「明明寫著人肉可以煎吃」是「狂人」的「記中語誤」。魯迅，〈狂人日記〉，頁 431，註腳 4。

11　魯迅，〈藥〉，收入張健校訂，《魯迅全集》，第一卷，頁 439-448。

12　李時珍原著，王慶國主校，《《本草綱目》（金陵本）新校注》（北京：中國中醫藥出版社，2013），頁 1535。

父母雖病篤，豈肯欲子孫殘傷其支體，而自食其骨肉乎？此愚民之見也。按何孟春《余冬序錄》云：江伯兒母病，割脅肉以進。不愈，禱於神，欲殺子以謝神。母愈，遂殺其三歲子。事聞太祖皇帝，怒其絕倫滅理，杖而配之。下禮部議曰：子之事親，有病則拜託良醫。至於呼天禱神，此懇切至情不容已者。若臥冰割股，事屬後世。乃愚昧之徒，一時激發，務為詭異，以驚世駭俗，希求旌表，規避徭役。割股不已，至於割肝；割肝不已，至於殺子。違道傷生，莫此為甚。自今遇此，不在旌表之例。嗚呼！聖人立教，高出千古，韙哉如此。又陶九成輟耕錄載：古今亂兵食人肉，謂之想肉，或謂之兩腳羊。此乃盜賊之無人性者，不足誅矣。[13]

可見李時珍已嚴厲抨擊，也引用前人看法，認定為「務為詭異，以驚世駭俗，希求旌表，規避徭役」的不良動機。

再查《本草綱目‧人部‧人血》，在〈主治〉項目提到：「羸病人皮肉乾枯，身上麩片起……並刺血熱飲之」（引自陳藏器《本草拾遺》），不過李時珍也在〈發明〉項目提到：

肉乾麩起，燥病也，不可卒潤也。飲人血以潤之，人

---

13 李時珍原著，王慶國主校，《《本草綱目》（金陵本）新校注》，頁 1555。

> 之血可勝刺乎？夫潤燥、治狂犬之藥亦夥矣，奚俟於
> 此耶？始作方者，不仁甚矣，其無後乎？虐兵、殘
> 賊，亦有以酒飲人血者，此乃天戮之民，必有其報，
> 不必責也。諸方用血，惟不悖於理者，收附於下。[14]

　　李時珍提到「夫潤燥、治狂犬之藥亦夥矣，奚俟於此耶？始作方者，不仁甚矣」，再次提出「不仁」，可見反對用人血治病。

　　可見，魯迅批評古代惡習，卻認為中醫也支持這種惡習，進而嘲諷中醫，已明顯曲解《本草綱目》本意。

　　此外，魯迅之所以痛恨中醫，「很多人都歸咎於中醫沒治好他父親的病所致」，[15] 魯迅自己也曾提到：「到現在，即使有人說中醫怎樣可靠，單方怎樣靈，我都還不信。自然，其中大半是因為他們耽誤了我的父親的病的緣故罷」。[16] 這可以從〈父親的病〉一窺究竟。

　　魯迅介紹「S 城中某名醫」：「他出診原來是一元四角，特拔十元，深夜加倍，出城又加倍。有一夜，一家城外人家的閨女急病，來請他了，因為他其時已經闊得不耐煩，便非一百元不去。他們只得都依他。」[17]「我曾經和這名醫周旋過兩整年，因為他隔日一回，來

---

14 李時珍原著，王慶國主校，《《本草綱目》（金陵本）新校注》，頁 1549。

15 皮國立，《國族國醫與病人：近代中醫的醫療和身體》，頁 158，註腳 17。

16 魯迅，〈從鬍鬚說到牙齒〉，收入張健校訂，《魯迅全集》，第一卷，頁 249。此外，和魯用自己的經驗與有關，詳下文。

17 魯迅，〈父親的病〉，收入張健校訂，《魯迅全集》，第二卷，頁 279。

診我父親的病。……那時一元四角是鉅款，很不容易
張羅了；又何況是隔日一次。」[18] 可是該名醫「待去
時，卻只是草草的一看」。[19] 這樣看來，「S 城中某名
醫」不但「嗜錢如命」，而且看診非常草率。

魯迅提到父親給「S 城中某名醫」診治兩年，但：

> 水腫是逐日利害，將要不能起床……正在這時候，他
> 有一天來診，問過病狀，便極其誠懇地說：「我所有
> 的學問，都用盡了。這裡還有一位陳蓮河先生，本領
> 比我高。我薦他來看一看……。這一天似乎大家都
> 有些不歡……父親的臉色很異樣，和大家談論，
> 大意是說自己的病大概沒有希望的了；他因為看了兩
> 年，毫無效驗，臉又太熟了，未免有些難以為情，所
> 以等到危急的時候，便薦一個生手自代，和自己完全
> 脫了關係。[20]

雖然魯迅對於「S 城中某名醫」印象極差，但這個
「卸責」說法未必公允，因為魯迅也說：「本城的名
醫，除了他之外，實在也只有一個陳蓮河了」，而且當
時 S 城「沒有西醫」。其後，陳蓮河診治效果依然不
理想，卻提出：「我想，可以請人看一看，可有什麼冤
愆……。**醫能醫病，不能醫命**，對不對？自然，這也是

---

18 魯迅，〈父親的病〉，頁 279-280。

19 魯迅，〈父親的病〉，頁 279。

20 魯迅，〈父親的病〉，頁 280-281。

是前世的事……」。[21] 不知當時有多少醫師會提出「冤愆、前世」的說法，但這種「命運說」就是迷信，也正是魯迅痛恨的中國民族劣根性之一，難怪魯迅這麼憎恨這種醫師。

除了批評「中醫的態度」，〈父親的病〉還嘲諷「中醫用藥」。例如：S城某名醫用藥獨特，主要是「藥引」難尋，「蘆根，需到河邊去掘」、「經霜三年的甘蔗，便至少也得搜尋兩三天」。[22] 當時處方應該是出自《溫病條辨》的「五汁飲」，包括：梨汁、荸薺汁、鮮蘆根汁、麥冬汁、藕汁（或用蔗漿），用於「太陰溫病，口渴甚者」。[23] 其中，「鮮葦根汁」就是用剛採收、趁新鮮的蘆根，藥效更好，[24] 所以「到河邊去掘」是合理的，並非刁難、故作玄虛。至於「蔗漿」，就是甘蔗汁，在《溫病條辨》是替代藕汁的用藥，但未註明必需「經霜三年」，[25] 而《本草綱目》也未提到必需「經霜三年」。[26] 如果魯迅杜撰誇大，就不應該據此批評「S城某名醫」；但如果確有其事，卻又查無「經霜三年的甘蔗」的中醫根據，那麼「S城某名醫」的確

---

21 魯迅，〈父親的病〉，頁 281-282。

22 魯迅，〈父親的病〉，頁 280。

23 吳鞠通，《溫病條辨》，收入李順保，《溫病全書》（北京：學苑出版社，2002），頁 28。

24 高學敏等，《中藥學》（北京：人民衛生出版社，2012，第 2 版），頁 315；李飛，《方劑學》（北京：人民衛生出版社，2002），頁 1554。

25 吳鞠通，《溫病條辨》，頁 28。

26 李時珍原著，王慶國主校，《《本草綱目》（金陵本）新校注》，頁 1020-1021。

可議。

　　至於陳蓮河用藥更獨特，「因為他一張藥方上，
總兼有一種特別的丸散和一種奇特的藥引」，例如：
「『蟋蟀一對』，旁註小字道：『要原配，即本在一窠
中者。』似乎昆蟲也要貞節，續弦或再醮，連做藥資格
也喪失了」。[27]蟋蟀的確是中藥，出自《本草綱目》（該
書稱之為「促織」），但未註明必須「一對」入藥。[28]
名老中醫朱良春擅長用蟲類藥，也沒有提到必須用「一
對」。[29]魯迅所稱「要原配，即本在一窠中者」並不符
合中醫實際情形。至於「似乎昆蟲也要貞節，續弦或再
醮，連做藥資格也喪失了」，《本草綱目》、朱良春著
作也無相關記載，應該只是魯迅個人推測、嘲諷，並不
恰當。不過，「蛤蚧」在某些情況（浸酒、和食材燉煮）
的用量的確是「一對」，[30]原因待考。若療效沒有差異，
這種不準確的用量、用法，不必再沿用；但「蛤蚧」也
可以「磨粉、秤重、吞服」或者「切塊、秤重、煎煮」
使用，[31]當然就和「一對」無關了。

　　再例如：「『平地木十株』呢，這可誰也不知道是
什麼東西了，問藥店，問鄉下人，問賣草藥的，問老年

---

27 魯迅，〈父親的病〉，頁281。

28 李時珍原著，王慶國主校，《《本草綱目》（金陵本）新校注》
　　頁1249，見「灶馬」條目的「附錄」。

29 朱良春，《朱良春蟲類藥的應用》（北京：人民衛生出版社，
　　2011），頁418-420。

30 高學敏等，《中藥學》，頁1695；朱良春，《朱良春蟲類藥的應
　　用》，頁551。

31 高學敏等，《中藥學》，頁1695；朱良春，《朱良春蟲類藥的應
　　用》，頁551。

人，問讀書人，問木匠，都只是搖搖頭，臨末才記起了
那遠房的叔祖，愛種一點花木的老人，跑去一問，他果
然知道，是生在山中樹下的一種，能結紅子的小珊瑚珠
的，普通都稱為『老弗大』」。[32] 根據李經緯《中醫大
辭典》，「平地木」就是「紫金牛」的別名。[33] 查《本
草綱目》，該藥出於《圖經本草》，「結實圓，紅色如
丹珠」，[34] 和魯迅所稱「能結紅子的小珊瑚珠」一致。
「平地木」明明見於中藥書籍，但魯迅卻稱「藥店」、
「賣草藥的」、「讀書人」都不知道，卻從「愛種一點
花木的老人」問出答案，似乎嘲諷中藥根本沒有學問。
不過，這的確不是常用中藥，如果為博取名聲而專用冷
僻藥物，其心可議；但若是因為其他常用藥都沒效才用
這個藥，也是無奈的決定，不需責怪陳蓮河。

　　再例如：「敗鼓皮丸……就是用打破的舊鼓皮做
成；水腫一名鼓脹，一用打破的鼓皮自然就可以克服
他。清朝的剛毅因為憎恨『洋鬼子』，預備打他們，
練了些兵稱作『虎神營』，取虎能食羊，神能伏鬼的意
思，也就是這道理」。[35]「敗鼓皮丸」也不是常用方劑，
但正巧何廉臣《增訂通俗傷寒論》第九章傷寒夾證第十
節夾脹傷寒就有收錄：

---

32 魯迅，〈父親的病〉，頁 281。

33 李經緯，《中醫大辭典》（北京：人民衛生出版社，2004，第 2 版），
　　頁 450。此外，《魯迅全集》張健註腳也認為就是「紫金牛」，見：
　　張健校訂，《魯迅全集》，第二卷，頁 284，註腳 7。

34 李時珍原著，王慶國主校，《《本草綱目》（金陵本）新校注》，
　　頁 461。

35 魯迅，〈父親的病〉，頁 281。

終論臟證，通稱單腹脹……約有五臟……水臟……腰
痠足軟，溺色淡黃而少，甚至小便癃閉。病勢至此，
本不可為，即遇明醫，亦惟用……盡人事以挽天機而
已。予屢遵嘉言三法。初用……病家雖甚信從，而醫
者藥無一效，無任慚汗；末遵張景岳大補法……終歸
無功。從此信景岳「虛症難醫，百補無功」之語，真
虛損專家之名論也。急囑病患赴西醫處開臟放水，詎
知放水而水全無，但有淡血粘液，西醫即將腹皮縫
好，勸其速回，後至一旬而斃。於是專覓單方，約有
十劑……十、敗鼓皮丸（破舊銅鼓皮一張，切碎，
河砂拌炒鬆脆，研末，陳燒酒和糯米粉糊丸，每服一
錢，陳酒送下）。其間臨病實驗，一旬至二旬間鼓
脹，效者頗多。若至一二月，不效者多。[36]

根據文中「臟證，通稱單腹脹」以及其後描述的細
節，判斷就是《內經》所稱「鼓脹」，也就是肚子嚴
重脹大、青筋暴露，很類似西醫肝硬化、很多腹水的
情況；[37] 又，「臟、鼓相通，鼓脹亦作臟脹」，[38] 屬於
中醫四大難症「風、癆、鼓、膈」之一。[39]「鼓脹」已
經是困難疾病，而且何廉臣上文還提到出現「小便癃

36 何廉臣著、連智華點較，《增訂通俗傷寒論》（福州：福建科學
技術出版社，2004），頁 400-401。

37 王永炎、魯兆麟，《中醫內科學》（北京：人民衛生出版社，
1999），頁 594、605。

38 李經緯，《中醫大辭典》，頁 1812。

39 周仲瑛、薛博瑜，《周仲瑛實用中醫內科學》（北京：中國中醫
藥出版社，2012），頁 590。

閉」（解尿困難、尿量極少），顯示病情更加惡化，所以是「難上加難」的病情，當然難醫。因此，何廉臣上文提到中醫、西醫治療都失敗，病人最終仍病故，不足為奇。也是在這樣背景之下，何廉臣才想盡辦法全力治療，所以才收集了十個處方（其中包括「敗鼓皮丸」），在「死馬當活馬醫」的情況下揀看看，因此不應該解讀成：「敗鼓皮丸」能輕鬆治療「鼓脹」。

至於魯迅文中認為既然是「鼓脹」，「一用打破的鼓皮自然就可以克服他」，但何廉臣原文其實沒有這種說法。因此魯迅藉此嘲諷中醫，還連結到「清代神虎營」，都是沒有根據的。附帶一提，魯迅文中所稱「水腫一名鼓脹」是錯的，兩者是不同的疾病。[40] 水腫有輕有重，鼓脹幾乎都是重症。

魯迅厭惡中醫，除了「父親的死」，和自己的牙痛有關。〈從鬍鬚說到牙齒〉提到：「也很挾帶些切膚之痛的自己的私怨」、「我從小就是牙痛黨之一……於是或蛀，或破，……終於牙齦上出血了，無法收拾；住的又是小城，並無牙醫。那時也想不到天下有所謂『西法……』也者，惟有《驗方新編》是唯一的救星；然而試盡「驗方」都不驗……自此之後，我纔正式看中醫，服湯藥，可惜中醫彷彿也束手了，據說這是叫『牙損』，難治得很呢。還記得有一天一個長輩斥責我，說，因為不自愛，所以會生這病的；醫生能有什麼法？

---

40 必須釐清水腫、鼓脹，是學習中醫的重點。見：王永炎、魯兆麟，《中醫內科學》，頁 595。

我不解，但從此不再向人提起牙齒的事了，似乎這病是我的一件恥辱。如此者久而久之，直至我到日本的長崎，再去尋牙醫，他給我刮去了牙後面的所謂『齒垽』，這才不再出血了，化去的醫費是兩元，時間是約一小時以內。」[41] 此外，〈忽然想到〉也記載：「我幼時曾經牙痛，歷試諸方，只有用細辛者稍有效，但也不過麻痹片刻，不是對症藥。至於拔牙的所謂『離骨散』，乃是理想之談，實際上並沒有。西法的牙醫一到，這才根本解決了；但在中國人手裡一再傳，又每每只學得鑲補而忘了去腐殺菌，仍復漸漸地靠不住起來。牙痛了二千年，敷敷衍衍的不想一個好方法，別人想出來了，卻又不肯好好地學：這大約也可以算得天下奇事之二罷」。[42] 魯迅說法有待商榷。

魯迅先稱「或蛀，或破，……終於牙齦上出血了」，中醫治療無效，後稱日本西醫（牙醫）「刮去了牙後面的所謂『齒垽』，這才不再出血了」，所以西醫比中醫高明。但細究文字，魯迅看中醫時期的牙病，至少包括蛀牙、牙齦流血；看日本牙醫時候的牙病，重點只是「流血」，而沒提到蛀牙，而且日本牙醫的治療過程就是清除「齒垽」（牙垢），[43] 也沒提到補牙。可見，日本牙醫面對的只是「牙齦流血」，病情比較簡單，治療

---

41 魯迅，〈從鬍鬚說到牙齒〉，頁 249。

42 魯迅，〈忽然想到〉，收入張健校訂，《魯迅全集》，第三卷，頁 14。

43 李時珍原著，王慶國主校，《《本草綱目》（金陵本）新校注》，頁 1550。

當然比較容易成功；中醫面對的是「蛀牙」以及「牙齦流血」，病情比較困難，尤其「已造成嚴重疼痛的蛀牙」，單靠中醫很難奏效。如果魯迅只有「牙齦流血」，通常中醫也能有效治療，他的比較、評論，其實並不客觀。

魯迅當時在小地方生活，可能沒有高明的中醫師，也可能花費甚高而作罷，或許因此查閱《驗方新編》找藥方。《驗方新編》作者是清代鮑相璈，「是過去很流行的通俗醫藥書」。[44]中醫方劑發展到清代，「重視驗方採集與整理」是當代特色之一，《驗方新編》就是這樣的時代產物，「專採藥少價廉，方便易行的驗方」。[45]牙痛原因很多，缺乏正確診斷，只想用「驗方」取效，成功率極低。魯迅試用《驗方新編》無效，其實並不意外，但不應該因此認為中醫無效。

〈父親的病〉還提到臨終時，是否應該積極治療：「中西的思想確乎有一點不同。聽說中國的孝子們，一到將要『罪孽深重禍延父母』的時候，就買幾斤人參，煎湯灌下去，希望父母多喘幾天氣，即使半天也好。我的一位教醫學的先生卻教給我醫生的職務道：可醫的應該給他醫治，不可醫的應該給他死得沒有痛苦。——但這先生自然是西醫」。[46]危急重症、臨終的病人是否應該「搶救到最後一刻」，還是應該「減緩痛苦、得到身心靈的善終」，並沒有標準的答案，古今中外都一

---

44 魯迅，〈從鬍鬚說到牙齒〉，頁 255，註腳 27。

45 李飛，《方劑學》，頁 15。

46 魯迅，〈父親的病〉，頁 283。

樣。直到今天，即使西醫已經發展出「安寧療護」，也不是「所有」臨床西醫師都認同、接受。或許因為禮教等社會文化因素，可能比較多的華人傾向「搶救到最後一刻」，但這並非單純醫學議題，而牽涉文化等許多層面，本文不深論。但事實上，中國古代並非「一面倒地」支持「搶救到最後一刻」，例如《史記・扁鵲倉公列傳》記載：

> 扁鵲過齊，齊桓侯客之。入朝見，曰：「君有疾在腠理，不治將深。」桓侯曰：「寡人無疾。」扁鵲出，桓侯謂左右曰：「醫之好利也，欲以不疾者為功。」後五日，扁鵲復見，曰：「君有疾在血脈，不治恐深。」桓侯曰：「寡人無疾。」扁鵲出，桓侯不悅。後五日，扁鵲復見，曰：「君有疾在腸胃閒，不治將深。」桓侯不應。扁鵲出，桓侯不悅。後五日，扁鵲復見，望見桓侯而退走。桓侯使人問其故。扁鵲曰：「疾之居腠理也，湯熨之所及也；在血脈，鍼石之所及也；其在腸胃，酒醪之所及也；其在骨髓，雖司命無奈之何。今在骨髓，臣是以無請也。」後五日，桓侯體病，使人召扁鵲，扁鵲已逃去。桓侯遂死。[47]

扁鵲是否為真實人物仍存疑，[48] 但至少可藉此段文

---

47 韓兆琦注譯，《新譯史記》（臺北：三民書局，2013），頁 4112。又，《韓非子》有類似紀錄，但文字、部分細節有異，見：甄志亞，《中國醫學史》（臺北：知音出版社，1994），頁 113。
48 甄志亞，《中國醫學史》，頁 112。該書認為是傳說。

字反映當時的思想，未必一昧「搶救到最後一刻」。雖然這是針對魯迅說法的一例反證，相信非常多華人選擇「搶救到最後一刻」，但畢竟這個現象是文化等原因造成的結果，並非單純中醫所致，魯迅不能因為反對傳統禮教而以此暗諷、批評中醫「整個群體」。

魯迅以上文章雖然以醫學為背景，但沒有真正探討中醫、西醫的醫學專業，而是多半批判「迷信、傳統禮教」，並轉而批判中醫。雖然可以理解與他的喪父之痛、親身經歷有關，但畢竟不客觀，甚至曲解中醫文獻。魯迅的反中醫，可說出於反對「迷信、傳統禮教」的意念與私人因素，而缺乏深入的論述。

二、余巖：從西醫專業反中醫

余巖也是民初反中醫的重要人物，「在學術上是廢止中醫派的總代表」，[49] 和廢除中醫政策更有密切關係。[50] 余巖寫了很多批判中醫的文章，大半匯集成《余氏醫述》（又稱《醫學革命論集》），[51] 他指出：「舊醫之理論絕對無研究價值，至於藥物則有數千載經驗可以憑藉。若能用科學方法精密研究之，則對於醫學上將必有價值可言也」，和中醫爭論時也提到：「諸君子不欲發揚舊醫之國粹則已，如欲發揚舊醫國粹，非痛革浮

---

49 趙洪鈞，《近代中西醫論爭史》，頁 251。

50 趙洪鈞，《近代中西醫論爭史》，頁 87、111-118。

51 余巖，〈自序〉前文章（無題名），《醫學革命論集》（上海：大東書局，1932），頁 3-4。余巖自稱該書收錄約民國 2 年至 15 年文章的一半。

誇之空論，實事求是，從藥物之效能上著手不可」，[52]
顯示他雖然鮮明地「反中醫」，但對「中藥療效」卻持
正面態度，因此本文探討余巖對中藥的看法。

　　余巖自稱對中醫態度曾有轉變。「我當初一意要入
醫學校去學醫的時候，原是抱了一種極大的野心。我想
中國的醫學是數千年來相傳的學問，歷代名醫很不少，
歷史和名人筆記裏面所載的醫話，說的很有奇效，《內
經》、《傷寒論》、《千金方》、《外臺秘要》等書籍
也很多，我以為中國的醫學是一定有研究價值，一定有
很好底成績可以研究出來，並且研究這個學問一定是很
有趣味的。誰想學了西醫之後，再把中國醫書翻開來讀
讀，竟是大失所望，把我十年來癡心妄想要發明國粹的
狂熱，竟變成『一片冰心在玉壺』了。」[53] 以上是否為
真心話待考，但書中的確透露希望在國際發揚「中藥」
的宏願，[54] 例如：「我們現在的研究方法自然是要循著
科學底系統，用科學方法來證明藥物底作用。──照著
最新藥物學研究的法兒去幹，然後研究出來的成績方才
靠得住，才可做幾篇外國字的文章，去外國醫學雜誌上
報告報告，外國人就會試用我們的藥了」、[55]「我們若
照這個方針去研究附子，一定是很有趣味、很有價值。
等到研究成功的時候，我們的附子也可以在世界藥物中

52 余巖，《醫學革命論集》（上海：大東書局，1932），頁171。
53 余巖，《醫學革命論集》，頁87。
54 並非發揚「中醫」。但對於結核病，曾提到「對於整理國故，敢
　稍盡一己之力」，見：余巖，《醫學革命論集》，頁136。「整
　理國故」，和當時胡適想法相似。
55 余巖，《醫學革命論集》，頁98-99。

佔有一席。若果確實有功效，恐怕他們東西各國的醫生也要用起來了」。相反地，如果國人不重視、不研究，「貨棄於地，必之外人為之代謀，深可恥也」。[56]

余巖提到對中醫失望的原因，「第一件失望的事情就是中國醫書的解剖學」，「他的十二經脈、五臟六府、三部九候的學說，細細考究起來，剎不多沒有一字不錯」。「第二件失望的事情就是中醫的理論。他們所講的都是陰陽五行，生理的方面也是這樣說，病理的方面也是這樣說。那陰陽五行的話是古代哲學家底一種概想，到了今日科學的時代還有立腳的地方麼？」「照這樣說起來，那解剖和生理、病理是醫學的根本。中醫的學問對了這幾件大事，都沒有靠得住的學說」，「所以我非常灰心」。[57] 他還認為「舊醫學說是一定要被淘汰，是天演一定不可逃的劫數」、「新舊醫學其本末顛倒如此，尚得謂有可通之路哉。孔子曰：道不同不相為謀，言無溝通之路可尋也。無溝通之路可尋，而必欲勉強牽合，則有格格不入之勢，雖同治一爐，猶然冰炭水火，貌合神離」，[58] 可見反對中醫的立場是相當明確堅定的。

余巖雖然強烈批判中醫，但自認是為了「追求真理」，甚至為了「強國」。「然余之作商兌，非有深怨極恨於靈素也，不過明真理而已，不過不能阿附古人、迷信古人而已，不過大聲疾呼以警阿附迷信者之癡夢

---

56 余巖，《醫學革命論集》，頁 115-116、124。

57 余巖，《醫學革命論集》，頁 87-89。

58 余巖，《醫學革命論集》，頁 1-2、121。

而已，不過耳提面命告以不可專尚玄談、圖恃空想，須實事求是、澈底研求以明學術之真相，冀其覺悟而已」、[59]「不是和舊醫們搶奪飯碗，是批評舊醫、喚醒舊醫、想要整理舊醫、改造舊醫、陶鑄舊醫的……不是我誇口，我若掛起中醫的牌子來，恐怕可以做成上海不可多得的有名中醫，說不定要做上海第一等的中醫。現在做了西醫卻還夠不上第一等，我若為了飯碗打算，祇要弄點狡獪……我的門庭一定比現在更加興旺、奪了舊醫飯碗，恐怕舊醫還要來親近親近。何必劍拔弩張，只管挖舊醫的痛瘡，和舊醫壞感情呢。」、「不是和舊醫爭門戶，我是個真理的忠實信徒、反玄學的激烈分子。講到新舊兩醫，那一重門戶能夠限制得我。他們喜歡談氣運，我就同他談氣運；他們喜歡談易理，我就同他談易理……簡直可說是沒遮攔，還有什麼界限可分、門戶可爭呢」、「不是和舊醫鬧意見，我只是服從真理，憑信科學。見了信口胡說，憑空臆說，我就兩眼冒出火星，非是打倒他不可，所以辭意不免激烈，筆鋒不免尖銳，但是我可以說一句，我這部書中抨擊舊醫地方，都是引經據典，或是根據科學，一點兒沒有冤屈他們、誣陷他們、捏造他們的所在。我不是怙過不悛、強詞奪理的卑鄙漢，若是他們果真有精碻嚴密的理論可以壓倒世界的醫學，我是很願意認差、很願意和解，並且很願意投降。大丈夫屈於勢利、屈於威力，或者有點羞恥，至若屈於真理、屈於正義，是天下第一等英雄，何

---

59 余巖，《醫學革命論集》，頁 200。

等磊落光明，不是可羞恥的事情」、「要是醫學之科學化，我認定人身是物質構成的，病疾是實質上發生障阻，醫學是除去身體實質上的障礙……既是實質上的事物，非用科學方法去支配他，終究不能精密翔實，澈底透明。所以用科學的醫術方才能夠把疾病得了真正認識，從這真正認識點出發起來，方才能夠真正治療他、真正調查他、真正統計他、真正發明他。對於個人、對於社會，方才能夠研究真正善後法，真正豫防法。這是現代內政上一件極重要的事情，也是外交上一件重要的事情，民族的繁息、民生的改良、國際的遷善，萬萬不能離開科學的醫學真正的認識點，搭起空架子來，講講虛無飄渺的玄理，就能夠切實發展的。這句『醫學之科學化』的話，就是『政治之衛生化、醫學之社會化』的先決問題。在別國是可以不必說得這樣起勁，我這部書也多半可以不必出版，因為他們已經實行許久了。我國人對於科學思想，簡直還在夢裏，尤其是醫學，真是莫名其妙，大部分還不能脫離野蠻民族的氣味。所以我這部書是救現代中國醫學的晨鐘暮鼓，要提起耳朵來聽著，方才可以警醒呢。」[60]「提倡科學之新醫，而棄不根之舊說，庶幾風行草偃，國俗可變。新醫將日就發達，日臻完善。數十年後，亦可與世界爭衡而無愧矣。豈非所謂創業統垂而可繼者耶？若夫數千年之經驗，亦惟新醫能發揚而光大之，用科學最新最密之法，證實其

---

60 余巖，〈自序〉，《醫學革命論集》，頁 2-5。和舊醫爭利的論述，亦見：余巖，《醫學革命論集》，頁 200。

效，闡明其理，然後發布之於世界，以重華夏之譽。此發揚國粹惟一之上策也。」[61] 此外，關於藥物研究，如果「方針正確，手續完善，須以年月，必有成效可觀。其發表之業績，必能邀世界之歡迎，而學術上之國際位置亦騰騰上矣」。和中醫論戰，也提到：「然諸君子清明在躬，所以汲汲焉謀恢張國譽，使得廁足世界，拮抗於列強間者，此心當不亞於同人」。[62]

余巖認為談到中藥療效，有兩個前提：「（1）要曉得陰陽、五行、十二經脈等話，都是說謊，是絕對不合事實的、沒有憑據的，須要『斬釘截鐵』把這點糊糊塗塗的空套，一切打破，方纔可以同他講真理。若還是半信半疑，捨他不得，這種人我就不同他講了。（2）要曉得中醫底奏效，斷斷不是從陰陽、五行、十二經脈等空議論上生出來的，便要『斬釘截鐵』把這點似偽亂真、空言欺人的勾當一起看破，再去研究他們所以能夠治病的理由，方纔有真理可以尋覓。若還半信半疑，見了他們也能夠治病，就把他們底陰陽五行、三部九候底學說，慢慢兒相信起來，就說到底不能完全推翻。這種簡單的思想，粗淺的證明法，是絕對不合理的」。[63] 由此可見，余巖對「陰陽五行」的深惡痛絕。

關於中藥療效，提到：「我國的醫生常常也有醫得病好的時候，這不但歷史和名人筆記中常常看見，就是近來我的朋友親戚，也往往有說起的」，具有「二千年

---

61 余巖，《醫學革命論集》，頁 174。

62 余巖，《醫學革命論集》，頁 172-173。

63 余巖，《醫學革命論集》，頁 90-91。

來經驗之事實」。[64] 他雖然認為「中國的藥品確是有用的。麻黃確實能發汗、車前子確實能利尿、大黃確實能瀉下、半夏確實能止吐、附子確實能止痛，所以服了我們中國藥也可以醫得好病。」[65] 卻也提出三點輕蔑的理由，解釋中藥的療效：「全靠經驗」、「疾病自然病程結束」、「暗示的效果」。[66] 甚至，因為這些理由，「所以我們中國的醫生，讀書識字的人固然是不必說，不讀書的人、一字不識的人也可以做醫生，做了幾年藥店夥計、識得幾種藥味的人也可以做醫生。說起他們歷史來，也往往有人被他們醫好的。這就是以上幾種的事情湊合巧妙，偶然遭遇的」。[67] 以下討論這些「理由」。

余巖認為「中藥療效」部分只是「疾病自然病程結束」。「許多疾病經過一定時日後，自然能慢慢兒治癒，並非藥物的功效。這件事人人曉得的，就是小兒出疹子種痘等病，到了時期過後，自然慢慢兒好起來，何嘗是醫藥的功勞呢？別種毛病，這樣的也很多。時運亨通的醫生，剛剛病勢要輕下來的時候請他去看病，一帖湯藥就慢慢兒好起來。病家就都說是這個醫生的功勞，醫生自己也就以為是這味藥的功勞。這還對麼？這樣觀察錯誤的事情，就是我們西醫裏面也是有的。」並舉 Kreosote 為例，「所以要研究一個事物的真相，很

---

64 余巖，《醫學革命論集》，頁 89-90、124。

65 余巖，《醫學革命論集》，頁 91。

66 原文提出「四個理由」解釋中藥何以有效，但第一點即以上引文（「中國的藥品……也可以醫得好病」），其實只是肯定中藥有效，並非解釋的理由，所以實際只有三個理由。

67 余巖，《醫學革命論集》，頁 94。

不容易。精細又精細、謹慎加謹慎，還不能夠說一點無
錯誤。研究藥物功效的時候，是很要留心呢」。還提
到：「余曲園《廢醫論》曰：『其藥之而愈者，乃其不
藥而亦愈者；其不藥不愈者，則藥之亦不愈』，然則執
病之愈不愈，以斷治法之當不當，由粗工之見也。由此
觀之……所謂『效如桴鼓』、所謂『歷著明效』、所謂
『成效己著』者，無他，多言之中也，貪天之功以為己
力也」。[68] 治療某些疾病，的確無法改變「自然病程」
（無法提前痊癒、無法避免死亡），沒有透過嚴謹研
究，可能誤判療效。余巖雖然提到中醫、西醫都有這種
情況，西醫也有誤判實例，但卻稱「中醫療效」不過是
「多言之中也、貪天之功以為己力」。在未提出準確研
究之前，余巖這樣的說法，其實也不符合「實事求是」
的精神。

余巖認為「中藥療效」部分來自「暗示的效果」。
「這件事完全是精神作用，和催眠術差不多，藥物是絲
毫沒有關係的。全靠著醫生的平素威信和病人信仰心，
就是把輕描淡寫的藥方開了一張，叫他去服幾十帖，
病就慢慢兒好起來了。這種方法對了神經性的病人，
往往有效，我們叫做『暗示療法』。醫生須要明白這種
道理，否則就把輕描淡寫的藥味，當作有非常功效，
豈不要被藥味暗笑呢」。[69] 這個效應目前通常稱為「安
慰劑效應」（placebo effect）：「用藥」的人自認有效，

---

68 余巖，《醫學革命論集》，頁 92-93、157。
69 余巖，《醫學革命論集》，頁 93-94。

但和「沒用藥」的人比較，經由實驗證實，其實效果「一樣」，所以該藥其實「沒有顯著藥效」。中、西藥都有這個現象，但余巖只用此「嘲諷」中藥，顯然不公正，而且在沒有準確研究證實之前，也違反實事求是的精神。

余巖認定「中藥療效」出於「經驗」，這是最重要、最核心的論述。「我們古人的藥物學，是專從經驗事實上記述起來」、「中醫用藥，是全靠經驗的。一種藥品用了幾十次幾百次，就可以略略知道他的性質。大約哪一種病症用那一種藥、怎麼樣變好變壞，有經驗的中醫確是能夠預料他的，這是經驗多的緣故，沒有什麼深奧的道理在裡面」，再以漁夫熟練捕魚為例，「這般老大們都是目不識丁，沒有學過推步、天文、地理的學問，他的知識完全是從經驗而來的。中醫的用藥也是這樣，並沒有什麼理由。若講到入肺、入肝、尅金、尅木上去，就入了魔障了，就被他們瞞過了」、[70]「藥物者，太古醫學發端之初，所謂治療法之一也。某藥治某病，某病用某藥，全為各處士民經驗而得之單方」、[71]「故今日舊醫之所以療病者，全恃太古醫學發端之治療法，是蓋由經驗而生」、「歷代修本草者……蓋深知藥物療病之全憑經驗」、「《千金》、《外臺》乃方藥之彙編，極少議論之處……臚陳證候，羅列成方，為得其實也」。[72] 而且，研究中藥效能「非參考數千年之經驗」，還要「邀請舊醫之老於行醫，富有經驗者，以備

---

70 余巖，《醫學革命論集》，頁 96、91-92。

71 余巖，《醫學革命論集》，頁 121。

72 余巖，《醫學革命論集》，頁 120-122、155-156。

顧問」、「廣求江湖術士所懷之秘方，人類本能所發明
之事實，以充資材」。[73]

　　余巖認定「中藥有療效」是「事實」，而且是源自
「本能」，而和「空虛、錯誤」的「中醫理論」無關。
《余氏醫述》多次提出這樣的論述：「彼大黃除實、當
歸止痛，乃人類本能所發明之事實，猶之五穀療飢、
湯水止渴，經驗也」、「是以歷代修本草者，其言皆質
直無華，但記其當然，而不強辨其所以然，蓋深知藥物
療病之全憑經驗、無理可說，唯有謹守相傳之師法，而
不敢以私意惑亂也」、「與後起之學說毫無關係……舊
醫之學以太古以來經驗所得之治療法為基礎，附會之以
謬誤之解剖、空想之哲學、推演而成生理病理者也」、
「亦猶菽麥療飢、湯水止渴、月暈蔥風、礎潤知雨，
皆由人類本能之所發明，與後起之學說毫無關係」、[74]
「和他們陰陽五行、三部九候等學說，是『風馬牛不相
及』的。醫好病也不是學說的功勞，醫壞病也不是學說
的罪過。他們底理論和他們底事實，也有從經驗得來
的，也有從徼幸得來的，也有從錯誤得來的。他們的理
論並不是從這點事實上細細綜合起來、抽出一個真實可
信底系統來，乃是三教九流到處用得著、人人會說的籠
統爛套，硬把他們底事實牽牽強強附會上去就是了。幾
千年來並沒有人看破，卻都信他是天然生成的道理，我
現在把他一刀兩斷分開來，知道中醫的學問，理論是理

---

73 余巖，《醫學革命論集》，頁 171-172。

74 余巖，《醫學革命論集》，頁 121-122、157。

論、事實是事實，毫不相干」。[75]

余巖認為「經驗」必須進一步認證是否真實。經驗，非實驗也。所謂實驗者，就人類本能所發明之事實，益之以經驗之所得，用科學精密之法，以分析其錯綜繚亂之現象……以便觀察而免誤解。反覆審慎，以稽覆事物之真相也。今舊醫之所襲用者，太古以來人類本能所發明之事實也、經驗也，其現象混淆不明，安可遂以為自然界之真相，而據之以斷是非乎？[76]

余巖所稱「實驗」，曾提出「豫備選擇及其方法」、「動物試驗」、「化學研究」等具體步驟。其中，關於「選擇研究藥物」，認為「譬如仲景《傷寒論》裏面一百十三個方子，卻過半都有甘草。看去好像甘草這味藥用處極大，但仔細想起來，就此可以曉得甘草是沒有一種特別的作用，無論用在什麼地方，都不要緊，大約就是西藥的矯正藥（Corrigitina）、滑粘藥（Mucilaginosa）之類。這種藥物可以不必苦苦的去研究了」。[77]甘草經常出現，或許表示很重要，也或許很不重要，余巖當然可以提出「假設」，但提出假設的推論過於簡單，缺乏深入考察，幾乎淪為「想當然爾」的輕率想法。事實上，甘草非但不是「可有可無」的藥物，有時甚至是重要的藥物，余巖顯然對中醫實務、對《傷寒論》瞭解相當有限。

余巖進一步表示：「選擇底手段將從何處下手呢？

75 余巖，《醫學革命論集》，頁 94-95。
76 余巖，《醫學革命論集》，頁 157。
77 余巖，《醫學革命論集》，頁 99、124。

這回要用著中醫的經驗了。除了詢問現在老名醫之外，最好把我國有價值舊醫書的古方匯在一起，大可以尋得頭緒。這就是我所說的第一步的手段了」，「因為古人質樸，所講的比較可以信任他」。[78] 藉此可以瞭解余巖對中藥古籍、中藥理論的看法。

他認為：「我國舊有的『本草』讀起來，實在很有可佩服的地方……《神農本草》的文章非常樸實，專門就事實上講話，反沒有一點說陰陽五行的話頭……就是吳普、李當之、陶弘景、許慎微這班人物，他們講究本草也是小心小意，只說到某藥治頭痛、某藥治風濕，但論當然，不論所以然，不敢說一句空話」、「我國自仲景以逮有唐，有方無論，亦漸趨實際，專致力於症候方藥」、「故吾常謂我國醫學自漢而後漸趨實際，有方無論，專從事實上著手，頗有進步可觀」。[79]

余巖認為樸實的中藥古籍，在宋代出現轉變。

> 我們古人的藥物學……沒有像後人這樣荒唐，把杳渺無憑，自己還把不定的陰陽五行，一起攙雜進去……到了宋朝，一班讀書先生就講起『無極太極』、『陰陽』、『術數』起來。多許人奉著他好像祖宗一樣，個個昏頭，人人作夢。從此陰陽五行的學說就能使全國的人都麻醉起來了，那班學醫的人也就傳染了他的時疫，把好好兒一部實事求是的《本草》，也把陰陽

---

78 余巖，《醫學革命論集》，頁 100。
79 余巖，《醫學革命論集》，頁 94-96、119、151-152。

五行的說混入進去了。這毛病寇宗奭《本草衍義》的
裡面就有了、[80]

乃兩宋以來，理學蔚與，竊佛老之秘奧，倡為無極、
太極、河圖、洛書之說，而陰陽五行之空想哲學，日
臻工巧，勢力膨脹，乃以之支配自然界之現象，以為
天人之理、內聖外王之學在是矣。於是許學士之撰
《本事方》、成聊攝之註《傷寒論》，競用玄言。然
是時風氣尚不脫前代之規矩，彼《聖濟總錄》、《政
和本草》言多質樸，此其昭著者也。[81]

余巖更強烈批評金元之後的中藥著作。

後來人心澆薄，機詐百出，更加有金元派的空想羼雜
在內，所以比較的靠不住。[82]

到了金元四家益發自作聰明，他們就要研究藥品治病
的所以然。那時候不曉得什麼叫做算學、什麼叫做化
學、什麼叫做理學，他們的本領只有三部九候、陰陽
五行等濫套，他們就把這點本領來研究藥物學，那有
不落空的道理呢？就說了許多某藥入肺、某藥入肝、
用某藥治肝是金尅木、用某藥治腎是金生水，一派胡
言亂道，真是貽誤後學不淺呢。後來劉潛江的《本草

---

80 余巖，《醫學革命論集》，頁 96。

81 余巖，《醫學革命論集》，頁 119。此外，談論結核病，也有類
  似論述，見：余巖，《醫學革命論集》，頁 149。

82 余巖，《醫學革命論集》，頁 100。

述》、繆仲淳的《本草經疏》都是服了金元四家的麻醉藥，做了金元四家的奴隸，更不必說了。[83]

降及金元，諸大家捨有宋性理之餘緒，粉飾醫術，而醫學進步之前途大遭劫厄，其所以窒礙進化之故……其間雖有傑出者……又如喻嘉言之《寓意草》，亦欲先究病情，後立志法，其所規定，頗近今日新醫。然其所本以立論者，兩千年前謬誤之解剖、荒誕之生理、疏陋之病理也，立意雖高，惜為時代智識所限，雖竭其智力，何嘗能真識病之本體哉？[84]

醫學之壞，自河間始，與易水論藥，同為吾中華醫學界之罪魁也。[85]

雖然「鄒潤安的《本經疏證》他還肯棄了金元四家，從仲景《傷寒論》、《金匱要略》、孫真人《千金方》、王燾《外臺秘要》上去研究，可惜他的論法還是照劉潛江《本草疏》的路徑，所以也不免落了空疏，尋不著一個可靠的道理」。[86]

余巖認為金元的轉變，「厥有兩大弊。一曰復古，河間之《原病式》、東垣之《脾胃論》、丹溪之陰不足陽有餘說，皆節取《內經》之文，奉為金科玉律，演之

83 余巖，《醫學革命論集》，頁 96-97。
84 余巖，《醫學革命論集》，頁 120。
85 余巖，《醫學革命論集》，頁 150-151。
86 余巖，《醫學革命論集》，頁 97。

以名其家者也。二曰尚玄，所言者無非陰陽五行、六氣、八卦之空說，議論愈玄，去實愈遠，此猶寫生家不能肖物，捨狗馬而畫鬼魅者也，雖足驚人，何補事實？後之學者見尊經之可以釣譽，玄言之易以博名者也，群趨而效之，其餘毒蓋至今未熄也」、「西洋各國的醫學都隨著時代一天進步一天，中國則中古反不及上古、近世反不及中古，實在可憐」。[87]

余巖認為中藥古籍「只記經驗」，因為「沒有理論」可說，明顯錯誤。以余巖推崇的《神農本草經》為例，大約成書於西漢後期，在〈序錄〉已提出許多深淺不一的「中藥理論」，包括：「上中下三品」、「君臣佐使」、「單行、相須、相使、相畏、相惡、相反、相殺」（七情）、「酸鹹甘苦辛」（五味）、「寒熱溫涼」（四氣）、「有毒、無毒」、「宜丸、宜散、宜水煮、宜酒漬、宜膏煎」（劑型）、「毒藥用藥原則」、「熱藥、寒藥、吐下藥、瘡藥、風濕藥的用藥原則」、「病位和服藥時間的關係」。[88] 到了金元時期，中藥理論更出現重大的發展，[89]但余巖視為「空想」、「劫厄」、「窒礙進化」、「中華醫學界之罪魁」。余巖可以「不認同」這些理論，但不應該妄稱「沒有」理論。

余巖很厭惡「陰陽五行」，可是他所推崇的《神農

87 余巖，《醫學革命論集》，頁 95-97、120。
88 馬繼興，《神農本草經輯注》（北京：人民衛生出版社，2013），頁 1-24。
89 劉悅，〈藥性起源與「四氣」藥理說嬗變的醫史學研究〉（中國中醫科學院博士論文，2011），頁 120-130。

本草經》記載「芝」、「石脂」都分五色，[90] 正顯示受「陰陽五行」的影響，而且《名醫別錄》也有類似情況。[91] 此外，《神農本草經》也提到「中醫養生理論」、「佛老思想」，例如：「上藥一百二十種……主養命，以應天」、「中藥一百二十種……主養性，以應人」、「下藥一百二十五種……主治病，以應地」、「三品和三百六十五種，法三百六十五度，一度應一日，以成一歲」。[92] 可見余巖認為「唐代之前本草古籍未受中醫理論影響」，也不正確。

　　「四氣、五味」是中藥重要理論，余巖對此評論：「《本草・序例》所說的寒熱溫涼四氣，也只是味，並不是味另外有氣。所以本草各藥條下都省去氣字，單說味甘溫、味苦寒。可見得『氣味』兩字就是『臭味』。寇宗奭說：『凡稱氣者，皆是香臭之氣』，又說：『寒熱溫涼是藥之性……序例中氣字，恐後世誤會，當改為性字』，這話就落入魔障了」、「自古迄唐所能言者，藥之氣味、主治之疾苦而已，其所謂性者，不過曰宜丸、宜散、入酒、入湯已耳，其所謂甘、酸、苦、辛者，味也，寒熱溫涼者氣也，氣也者，臭也。氣味云者，猶言臭味也，簡言之亦可但曰味。故《大戴禮》曰：味為氣，《周禮・瘍醫》：五氣以養之，鄭康成《注》：五氣當作五穀，賈《疏》曰：以氣非養人之物，故破氣為穀。是知漢唐人言養人療疾，本不說氣，

---

90 馬繼興，《神農本草經輯注》，頁 65-67、123-125。

91 劉悅，〈藥性起源與「四氣」藥理說嬗變的醫史學研究〉，頁 65-66。

92 馬繼興，《神農本草經輯注》，頁 1-5。

其論藥可知矣。故本草各條但言味辛溫、味甘寒，而不言氣，蓋自古已然也……自宋寇宗奭《本草衍義》始欲以性字易氣字，後之論藥者，遂以寒熱溫涼為藥之性」。[93] 以上論述，錯誤甚多。

《神農本草經・序錄》提出「酸、鹹、甘、苦、辛五味」、「寒、熱、溫、涼四氣」，[94] 可見藥物的「氣」、「味」已明確分開，並未混稱。余巖可以不認同、提出異議，但不應該稱「《本草・序例》所說的寒熱溫涼四氣也只是味，並不是味另外有氣」、「氣味云者……簡言之亦可但曰味」，這明顯違背原文。

余巖除了把「氣、味」簡化為「氣」，更進一步把「氣」等同為「嗅覺的味道」（臭味），這也是有誤的。《大戴禮記》記載：「公曰：『祿不可後乎？』子曰：『食為味，味為氣，氣為志，發志為言，發言定名，名以出信，信載義而行之，祿不可後也』」，[95] 雖見「味為氣」，但並非指「藥物作用」、「治病」。

《周禮》記載：「瘍醫……凡療瘍，以五毒攻之，以五氣養之，以五藥療之，以五味節之」。關於「以五氣養之」，鄭玄《注》：「既刮殺而攻盡其宿肉，乃養之也，五氣當為五穀，字之誤也」，但未提出解釋，盧宣旬則校注：「九經古義云，內經五穀為養，五果

---

93 余巖，《醫學革命論集》，頁 97-98、122。

94 馬繼興，《神農本草經輯注》，頁 13。

95 高明註譯，中華文化復興運動推行委員會、國立編譯館中華叢書編審委員會主編，《大戴禮記》（臺北：臺灣商務印書館，1984），頁 394。搜尋中央研究院「漢籍電子文獻」而得。

為助，五菜為充，故鄭據此」。此外，針對《周禮》原文，賈公彥《疏》：「以五穀養之者，亦當據病所宜，釋善而用之，故云以五穀養之云……」；針對鄭玄《注》，賈公彥《疏》：「……此五藥在五穀下者，以上已言五毒攻之，用此五穀養之，則此五穀為前五毒攻之，乃後用五穀養之，於理為順。此文重言五藥者，為下五味節成此藥，故須更言五穀也云。五氣當為五穀者，以其氣非養人之物，又疾醫之有五味五藥五穀相將之物，故破氣從穀也……」。[96] 鄭玄、賈公彥都主張將「以五氣養之」改為「以五穀養之」，都因對照其他文獻，認定「文字有誤」而改，並非認同「藥物四氣和治病無關」。

余巖所提到的「氣味等同臭味」，的確出現在部分「早期」中藥古籍，例如：漢代《吳普本草》已記載「香氣」、南北朝陶弘景《本草經集注》有時提到的「氣」指的就是「可嗅之氣」，[97] 但《大戴禮記》、《周禮》注疏的記載，並非因為「氣味就是臭味」，余巖引據錯誤。

中藥古籍所稱「氣」並非只侷限、停留在「可嗅之氣」，而早已發展成「藥物作用」的「寒、熱、溫、涼四氣」。從《史記·扁鵲倉公列傳》記載淳于意、齊王侍醫遂的用藥辯論，可知「西漢後期藥性寒熱已經名實

---

96 阮元審定、盧宣旬校，《重刊宋本十三經注疏附校勘記》（臺北：藝文印書館，1965），頁75-1、75-2。原文無標點符號，為筆者自行增補。

97 劉悅，〈藥性起源與「四氣」藥理說嬗變的醫史學研究〉，頁67、77。《吳普本草》已亡佚，但目前輯復版本已有以上發現。

具備」；[98] 再從《漢書藝文志‧方技略》記載：「經方者，本草石之寒溫，量疾病之淺深，假藥味之滋，因氣感之宜，辯五苦六辛，致水火之齊，以通閉解結，反之於平」，[99] 更進一步「證明藥物的寒熱、五味學說已經完備，寒者熱之，熱者寒之的治療原則也已經確立」。「因此，《神農本草經》中的藥性寒熱屬性及『四氣』理論歸納，大約形成於西漢末及東漢初」。[100] 因此，余巖所稱「是知漢唐人言養人療疾本不說氣，其論藥可知矣」，明顯背離事實。

余巖還引用寇宗奭《本草衍義》說明「氣味就是臭味」，但也不正確。《本草衍義》記載：

> 序例：藥有酸、鹹、甘、苦、辛五味，寒、熱、溫、涼四氣。今詳之，凡稱氣者，即是香臭之氣，其寒、熱、溫、涼則是藥之性。且如鵝條中云：白鵝脂性冷，不可言其氣冷也。況自有《藥性論》，其四氣則是香、臭、臊、腥，故不可以寒、熱、溫、涼配之。如：蒜、阿魏、鮑魚、汗韤，則其氣臭；鵝、魚、鴨、蛇，則其氣腥；腎、狐狸、白馬莖褌近隱處、人中白，則其氣臊；沉檀、龍麝，則其氣香，如此則方可以氣言之。其〈序例〉中『氣』字，恐後世誤書，

98 劉悅，〈藥性起源與「四氣」藥理說嬗變的醫史學研究〉，頁54-56。
99 班固撰，嚴師古注，楊家駱編，《漢書》（臺北：鼎文書局，1981），頁1778。。
100 劉悅，〈藥性起源與「四氣」藥理說嬗變的醫史學研究〉，頁57。

當改為『性』字則於義方允。[101]

可見寇宗奭本意只希望把「四氣」的「名稱」更正為「四性」，[102] 但未否定、改變「寒涼溫熱」的「內涵」。余巖選擇性地肯定「香臭之氣」，卻否定「四性」，不但斷章取義，也違背寇宗奭的本意。另外，余巖稱「自宋寇宗奭本草衍義，始欲以性字易氣字，後之論藥者，遂以寒熱溫涼為藥之性」也有誤，因為「四性」對後世未造成明顯影響。[103]

此外，余巖提到：「自古迄唐，所能言者，藥之……其所謂性者，不過曰宜丸、宜散、入酒、入湯已耳」，但對於「（藥）性」未定義、未深論、未提出引用來源，無法具體瞭解余巖的主張，但很可能源自《神農本草經》記載：「藥有宜丸者，宜散者，宜水煮者，宜酒漬者，宜膏煎者，亦有一物兼宜者，亦有不可入酒湯者，並隨藥性，不得違越」。該文討論的只是「藥物劑型」的「適用場合」，[104] 所稱「藥性」並非泛指「藥物作用」。若真引自該文而擴大解釋為「唐代以前的藥性只是劑型選擇」，不但曲解《神農本草經》本意，也明顯限縮中藥作用的理論，和事實不符合。

余巖所稱「故本草各條，但言味辛溫，味甘寒，而

---

101 寇宗奭，《本草衍義》，宋淳熙十二年江西轉運司刻慶元元年重修本，頁 7-1。。

102 劉悅，〈藥性起源與「四氣」藥理說嬗變的醫史學研究〉，頁 110。

103 余巖，《醫學革命論集》，頁 122；劉悅，〈藥性起源與「四氣」藥理說嬗變的醫史學研究〉，頁 110-111。

104 馬繼興，《神農本草經輯注》，頁 18-21。

不言氣，蓋自古已然也」，也不符合事實。漢代《吳普本草》雖已亡佚，但輯復部分已見「『氣』字冠於寒熱屬性之前」，不但顯示早期中藥著作早已「受『四氣』影響」。至於南北朝陶弘景《本草經集注》及《名醫別錄》、隋唐五代本草著作，通常未用「氣」字描述「藥物作用」，但直接描述「寒熱」屬性，[105] 顯示中藥古籍實際上早就重視「寒熱」的藥效。可見余巖所稱「自古已然」，從「字面」、從「內涵」都不能成立。

余巖不認同金元醫家對「中藥理論」的闡述，除了抨擊「四氣」，也有其他批評：

> 更加之以升降浮沉之說，謂某藥入肺、某藥入肝、某藥屬金、某藥屬木，舉實事求是之本草學，推而陷諸當時空想哲學之旋渦，此其罪蓋自易水師弟始也。故宋元以後之論藥，華而不實，已失憑客觀，據實驗之科學精神，好以主觀空想顛倒之矣。雖然，藥效之本真，未始有變也，雖諸家玄言高論，愈趨奧衍，而用藥制方，所以治病者，仍不離褚氏所謂屢用達藥四字。就其本來。亦祇從經驗而得之單方，會合而成，非從理論上推闡而出也。先有藥物主治之事實，而後以玄言高論穿鑿附會之。昧者不察，見其理論與事實相合，遂信其理論，以為真得造化之祕矣。

---

105 劉悅，〈藥性起源與「四氣」藥理說嬗變的醫史學研究〉，頁66、77、83。

並舉天文學為例，因新發現而推翻舊說：

> 今人但以舊醫亦能用藥療病，遂謂其說不可廢，又安
> 知其所恃陰陽五行之論、經脈營衛之道、五行六氣
> 之學，並其所論藥物之性能、疾病之本體，悉穿鑿
> 附會，而失其本真乎。[106]

關於藥物的「升降浮沉之說」，余巖從中醫發展的
角度，認定「此其罪蓋自易水師弟始也」，即指金元
「易水學派」的張元素、李杲等師徒。不過，其實和宋
徽宗提倡的「法象藥理學說」有關，即「法自然之象，
推演藥性原理」，並受宋徽宗提出的《聖濟經》影響。
更嚴格說，「法象藥理學說」其實又可追溯到北宋初年
《開寶本草》，該書已有相關論述。[107]

此外，余巖又批評藥物「升降浮沉之說」的內涵，
只是「空想哲學」。「法象藥理學說」可說源自《內經》
的「陰陽五行」[108]（甚至和「五運六氣」[109] 有關），發
展到北宋《聖濟經》，更深入影響中藥的理論。「法象
藥理學說」某些內容確有牽強附會、偏離醫學實務，但
其後發展到李杲，其實已從「五運六氣」偏向「醫學實

---

106 余巖，《醫學革命論集》，121-124。

107 劉悅，〈藥性起源與「四氣」藥理說嬗變的醫史學研究〉，頁114-
116。

108 劉悅，〈藥性起源與「四氣」藥理說嬗變的醫史學研究〉，頁114。

109 名老中醫任應秋認為「五運六氣」是「結合醫學探討氣象運動規
律的科學」，見：任應秋，《病機臨證分析・運氣學說》（上海：
上海科學技術出版社，2014 重印），頁 135。

務」，例如：張元素的藥物分類仍稱「風（溫）升生、熱浮長、濕（平）化成、燥（涼）降收、寒沉藏」，[110] 其徒李杲已調整為「肝升生、心浮長、脾其補主化、肺降收、腎沉藏」，[111] 可見已逐漸偏向臟腑，但篇幅有限，本文不深論。此外，李杲提出「補氣升提」的學說，並由此理論制定著名的「補中益氣湯」等方劑，[112] 至今仍具臨床實用價值。如果只因學說起源自「陰陽五行」，因而認定李杲學說、方劑也是「空想哲學」，不但顯示不瞭解李杲學說、易水學派的學術演變，也漠視「藥物升降浮沉」的臨床實用價值。

至於余巖所謂「入肺、入肝」就是「歸經」，指：「將藥物的作用與臟腑經絡的關係結合起來，說明某藥物對某些臟腑經絡的病變所起的治療作用」，[113] 簡而言之就是：「藥物作用的特定部位」。例如：同樣是「清火氣」的中藥，作用在結膜炎、痔瘡，具體用藥不同。對西藥而言，常常也會考慮和某種接受器（receptor）結合，才能發揮作用，而不同接受器常常存在特定的器官，所以也會影響西藥作用的位置。「歸經」是中藥重要的理論之一，金代張元素的《珍珠囊‧引經報使》更

---

110 張元素，《珍珠囊》，收入鄭洪新，《張元素醫學全書》（北京：中國中醫藥出版社，2006），頁 51-57。

111 李杲，《東垣試效方》，收入丁光迪、文魁編校，《東垣醫集》，2014（重刊），頁 413。其中，「心浮長」原作「心浮最」，據「張年順，《李東垣醫學全書》（北京：中國中醫藥出版社，2006），頁 205」改。

112 李飛，《方劑學》，頁 796-797。

113 李經緯，《中醫大辭典》，頁 456。

有專篇探討引經用藥，[114] 開啟後世「歸經」的用藥細節。因此，這應該視為較進步的理論，中藥、西藥都有類似的概念，但余巖卻只批判中藥，而且未經深入討論就直接否定，明顯有失公允。

「五味」除了「味覺」，更是中藥重要的用藥原則。《內經》提出「酸、苦、甘、辛、鹹」的基本作用：

> 甘苦急，急食甘以緩之……心苦緩，急食酸以收之……脾苦濕，急食苦以燥之……肺苦氣上逆，急食苦以泄之……腎苦燥，急食辛以潤之……肝欲散，急食辛以散之，用辛補之，酸寫之……心欲軟，急食鹹以耎之，用鹹補之，甘寫之……脾欲緩，急食甘以緩之，用苦寫之，甘補之……肺欲收，急食酸以收之，用酸補之，辛寫之……腎欲堅，急食苦以堅之，用苦補之，鹹寫之……此五者，有辛酸甘苦鹹，各有所利，或散或收，或緩或急，或堅或軟，四時五藏，病隨五味所宜也。[115]

或許余巖將「五味」僅視為「感官的嗅覺味覺」，所以未批判「五味的作用」。

余巖《靈素商兌》批判許多中醫理論，不過未涉及中藥理論的評論。[116] 經過以上分析，余巖評論中藥理

---

114 張元素，《珍珠囊》，頁 71-72。

115 郭靄春，《黃帝內經素問校注》（北京：人民衛生出版社，2013），頁 224-234。

116 《靈素商兌》包括：〈陰陽五行〉、〈五臟六府〉、〈臟府生理〉、

論的重點，似乎仍針對「陰陽五行」，而對「陰陽五行」的批判，正是民初反中醫風潮的重點之一。[117]「陰陽五行」雖影響中醫中藥發展，但並非中醫中藥的全部，余巖過度放大「陰陽五行」的影響，卻未正視中藥發展的進步。他認定金元的中醫發展受到「陰陽五行」的影響，只是「空想哲學」，而唐宋未受影響，所以較「質樸、可信」，可是忽略了：唐宋的中藥理論其實較原始、簡略，金元並非空想、而是有更深入發展。而且，余巖還認為中藥有效完全是出於「經驗、本能」，和中醫理論無關，這樣把藥物和中醫理論切割，完全脫離中醫臨床實務，是嚴重的錯誤。余巖對中藥理論的評論，存在許多謬誤，也不夠全面，並非理性、客觀、專業的論述。

余巖認為「中藥效果」必須透過「實驗」找出答案，而第一步就是「豫備選擇及其方法」，並以「附子」為例，提出初步方法：「把我國最古的方書『傷寒論』『金匱』做根據」，但也提到「範圍極狹窄，學識也極淺陋，不過這樣的選擇法究竟對不對，還求海內博學家指教指教」。[118]彙整相關條文，余巖認為可歸納為五種「證候」：「脈沉微」、「疼痛」、「惡風惡寒」、「寒厥」、「痙攣」。[119]

〈經脈絡脈〉、〈十二經脈〉、〈病之進行〉、〈原病〉、〈切脈〉，見：余巖，《醫學革命論集》，頁 1-67。未見針對「中藥」、「中藥理論」的篇章。

117 趙洪鈞，《近代中西醫論爭史》，頁 209-217。

118 余巖，《醫學革命論集》，頁 100。

119 余巖，《醫學革命論集》，頁 107-110。

　　余巖歸納附子適用「證候」，忽略了根本的文獻問題。因為《傷寒論》、《金匱要略》屬於古籍，必須注意版本、校勘等因素對文字的影響，[120] 但余巖沒有說明，這可能導致引用錯誤文字。《傷寒論》部分，目前以明代趙開美摩刻北宋治平本為最佳版本，名老中醫劉渡舟以此為底本完成《傷寒論校注》。[121] 經對照《傷寒論校注》，發現余巖所列《傷寒論》條文[122] 有以下文獻問題：第九點「無裏證」的「裏」字有版本差異、第十九點「主久痢」應為「主久『利』」、[123] 第二十二點「反與桂枝湯」的「湯」也有版本差異、第二十二點「反與桂枝湯」其後缺字「欲攻其表，此誤也」、第二十二點「甘草乾薑湯」其後缺字「與之」、第二十二點「膽」語應做「讝」語、[124] 第二十三點應為二處不同條文、[125] 第二十三點後半段「胸腹滿」應做「腹脹滿」、[126] 第二十六點「宜四逆輩」應做「宜『服』四

---

120 基本原則如：陳光華，〈李杲「內傷學說」起源之新探──試論金蒙時代「汴京大疫」及「壬辰北渡」的影響〉（長庚大學碩士論文，2017），頁 18~31。此外，《傷寒論》版本、校勘另有專文探討，例如：劉渡舟，《傷寒論校注》（重刊）（北京：人民衛生出版社，2013），頁 251-283、錢超塵，〈自序〉，《影印本日本安政本《傷寒論》考證》（北京：學苑出版社，2015），頁 1-6。

121 劉渡舟，《傷寒論校注》（重刊），頁 253-254。劉渡舟長期投入《傷寒論》研究。此外，趙開美本非指民初惲鐵樵本，詳：錢超塵，〈自序〉，《影印本日本安政本《傷寒論》考證》，頁 1-6。

122 以下稱余巖彙整條文為第幾點，以免和《傷寒論》原條文順序混淆。

123 劉渡舟，《傷寒論校注》（重刊），頁 147、158。

124 劉渡舟，《傷寒論校注》（重刊），頁 51、197。

125 劉渡舟，《傷寒論校注》（重刊），頁 79、165。

126 劉渡舟，《傷寒論校注》（重刊），頁 165。

逆輩」、[127] 第三十二點「出汗」應做「汗出」，[128] 而且余巖遺漏「理中丸」的加減也有附子。[129] 至於《金匱要略》，目前最早版本為元代仿刻宋本《新編金匱方論》，名老中醫何任所編《金匱要略校注》即以該書為底本，[130] 經核對也發現余巖所列條文有以下問題：第三十八點「身體尪羸」的「尪」字有版本差異、[131] 第四十二點「脅」應做「脇」，最末無「主之」、[132] 第四十四點「心則堅大」應做「心下堅大」，「桂枝去芍藥加麻黃細辛附子湯」應做「桂枝去芍藥加麻辛附子湯」、[133] 第四十六點「錯甲」應做「甲錯」，「腸」字則有版本差異、[134] 第四十八點開頭缺字「夫」、[135] 第五十點「上略」實為語意連貫的條文「問曰：婦人病，飲食如故，煩熱不得臥而反倚息者，何也？師曰：此名轉胞，不得溺也。以胞系了戾，故致此病」、[136] 第五十二點「附子」之後缺字「一枚炮」，[137] 而且遺漏以下附子出處：〈中風歷節病脈證並治第五·《千

---

127 劉渡舟，《傷寒論校注》（重刊），頁 140。

128 劉渡舟，《傷寒論校注》（重刊），頁 170。

129 劉渡舟，《傷寒論校注》（重刊），頁 169。

130 何任，《金匱要略校注》（重刊）（北京：人民衛生出版社，2013），頁 227。何任長期投入《金匱要略》研究。

131 何任，《金匱要略校注》（重刊），頁 44。

132 何任，《金匱要略校注》（重刊），頁 85。

133 何任，《金匱要略校注》（重刊），頁 134。

134 何任，《金匱要略校注》（重刊），頁 161。

135 何任，《金匱要略校注》（重刊），頁 105。

136 何任，《金匱要略校注》（重刊），頁 189。

137 何任，《金匱要略校注》（重刊），頁 129。

金》三黃湯〉「治中風手足拘急，百節疼痛，煩熱心
亂，惡寒，經日不欲飲食」、〈《近效方》朮附子湯〉
「治風虛頭重眩，苦極，不知食味，暖肌補中，益精
氣」、〈崔氏八味丸〉「治腳氣上人，少腹不仁」，[138]
〈胸痹心痛短氣病脈證治第九·九痛丸〉「治九種心
痛」，[139] 〈消渴小便利淋病脈證並治第十三·栝蔞瞿
麥丸〉「小便不利者，有水氣，其人若渴，栝蔞瞿麥
丸主之」，[140] 〈跗蹶手指臂腫轉筋陰狐疝蚘蟲病脈證
治第十九·烏梅丸〉「蚘厥者，當吐蚘，令病者靜而
復時煩，此為臟寒，蚘上入膈，故煩。須臾復止，得
食而嘔，又煩者，蚘聞食臭出，其人當自吐蚘。蚘厥
者，烏梅丸主之」，[141] 〈婦人妊娠病脈證並治第二十·
附子湯〉（但原文已未見具體處方），[142] 第五十三點遺
漏條文「產後中風、發熱正面赤、喘而頭痛，竹葉湯主
之」，[143] 〈雜療方第二十三·紫石寒食散〉「治傷寒令
愈不復，紫石寒食散方」。[144]

其次，應該根據「文獻原意」分析相關條文，才能
歸納真正「證候」。即使余巖不信中醫理論，但歸納過
程也應該「合理」，可是余巖未說明細節，無從驗證。
更重要的是：余巖歸納的「證候」未必符合中醫實務，

---

138 何任，《金匱要略校注》（重刊），頁 47-49。
139 何任，《金匱要略校注》（重刊），頁 78-79。
140 何任，《金匱要略校注》（重刊），頁 118。
141 何任，《金匱要略校注》（重刊），頁 167。
142 何任，《金匱要略校注》（重刊），頁 170。
143 何任，《金匱要略校注》（重刊），頁 178。
144 何任，《金匱要略校注》（重刊），頁 192。

例如：附子並非「惡風惡寒」、「痙攣」的常用藥。就算採用西醫理論詮釋附子，也不應該提出背離「臨床治療」的「證候」，否則後續的探討都失去實用價值。余巖歸納的「證候」就出現了這個嚴重的問題。

余巖還對於五種「證候」分別提出解釋。關於「脈沉微」，「因為脈的跳動，是由心臟動作而來……可見得治脈沉微就是治心臟衰弱，能夠起脈的藥就是強心臟的藥、就是興奮的藥。就仲景方看起來，附子竟是興奮藥強心藥了」。[145] 關於「疼痛」，「止痛的藥都有麻醉性，因為疼痛是全由神經而起的一種知覺……附子的止痛一定也是有麻醉性的緣故，而且恐怕是能夠麻醉末梢神經」。[146] 關於「惡風惡寒」、「寒厥」，「乃是皮面血液不足，所以惡寒惡風。手足冷厥了，這也許是心力不足的緣故，也許是血管收縮的緣故。心力不足就用第一個強心的作用來治他，血管收縮可用麻醉藥，把那『血管運動神經』麻醉了，血管便放大起來，皮膚的血就多了，就溫暖起來了，所以就可利用第二個麻醉的治法」。關於「痙攣」，「一定要用麻醉性的藥來治他，是不消說了。因為他肌肉緊張攣縮的現象，用麻醉性的藥就可使他弛緩起來」。[147]

余巖從西醫藥理學的角度分析，認為：「西洋入藥的附子專用一種『雙蘭菊根』（Aconitum Napellus），乃毛茛料的植物」、「日本產的『草烏頭』『白附子』」、

---

145 余巖，《醫學革命論集》，頁 110-111。

146 余巖，《醫學革命論集》，頁 111-112。

147 余巖，《醫學革命論集》，頁 112。

「日本北海道產的附子」都有「阿科匿汀（Aconitin）」的相關成分，「我國產的『川烏頭』『大附子』的成分現在還沒有知道」，「據歐洲人的研究說道，阿科匿汀對於『知覺運動分泌神經』的末梢最初的時候能夠使得他們興奮起來，後來卻能使得他們麻痺……但是過了一會就覺得麻木，種種感覺都麻鈍起來了」，[148] 再根據「阿科匿汀」這種「初期興奮、後期麻醉」的作用，解釋附子治療的「證候」。

余巖認為因為後期的麻醉作用，「所以風寒濕痺（Rheumatismus）的疼痛，用『阿科匿汀』是有效的。我想起來，我國附子止痛的作用就是這個話了」、「運動神經的末梢被他麻醉了，全身肌肉就弛緩起來，所以可用這『阿科匿汀』去治痙攣。我想我國附子的治痙攣也是這個緣故了」、「血管運動神經也被他麻醉起來，所以血管也擴張了，皮膚的血液就多起來了。我想我國附子治厥冷、治惡風惡寒就是這個緣故了」。[149]

至於治療「脈沉微」（也就是治療心臟），余巖有疑義，因為按照「阿科匿汀」的作用，「這樣看起來，附子的作用是有強心和麻醉兩種，但是這兩種作用剛剛相反對。麻醉性的藥，大多數是有害於心臟的，是能夠使人身起虛脫的，哪裡還有興奮的作用呢……附子的麻醉作用既是確實了，他的強心作用就有點靠不住，恐怕和酒精一類相像，外面看來似乎能興奮、能助心力，其

---

148 余巖，《醫學革命論集》，頁 113-114。
149 余巖，《醫學革命論集》，頁 114。

實說不定是麻醉性」。[150]　他還提到：

> 阿科匿汀對於心臟的作用是甚麼樣呢？最初的時候，
> 心臟的「自動中樞」被他刺戟就興奮起來，心的跳
> 動覺得很活潑。後來慢慢的麻痺起來，心臟就不動
> 了，動物就死了。照這樣看起來，用「阿科匿汀」
> 治病是很危險的，弄得病人忽然起了虛脫，喪了性
> 命，所以西醫現在差不多都不用了。這件事情似乎和
> 我們的附子性質有點反對。我國的附子照仲景方看起
> 來，似乎他的興奮作用、強心臟作用是最有價值的，
> 並沒有說到什麼虛脫，什麼心臟麻痺這個事情。也許
> 是「阿科匿汀」用的極少的時候，卻能夠生出興奮的
> 強心的作用來，不至於有什麼麻痺虛脫的危險，那酒
> 精類的藥物就是這樣的。也許我們的附子成分和他
> 們不同，我們底附子或者有特別底「支那阿科匿汀」
> （Chinaconitin）在裏面，性質是興奮性多、麻醉性少
> 也未可知。這幾樁疑問是要確實地研究起來才能夠明
> 白，所以我想附子是大有研究的價值。[151]

　　余巖主要依據「阿科匿汀」這個成分的作用，解釋
適用附子的「證候」，但這是外國植物（余巖稱為「外
國附子」）的成分，而中國附子成分還不明確，由此推
論中國「附子之作用‧頗近阿科匿丁‧Aconitin」，[152]

---

150 余巖，《醫學革命論集》，頁 112-113。
151 余巖，《醫學革命論集》，頁 115。
152 余巖，《醫學革命論集》，頁 131。就連「真武湯的嘔者去附子」，

立論基礎不夠準確，可以視為「假設」，但需要進一步
實驗證實。

不過，「完全」套用西醫模式來研究中藥，而且研
究設計「完全不考慮」中醫理論，不論結論是否有效，
研究結果都將偏離中醫臨床實務。如果有效，往往表示
「某成分」有效，而不是「某種中藥」有效，而且這種
研究模式其實已行之多年，投入相當大的人力、物力，
但成功「實例」很罕見。如果研究成果沒效，也無法確
實證明中藥無效，因為實驗方法錯誤。

2009 年曾經有一篇關於「缺血性腦中風」的中藥研
究，採用很嚴謹的西醫實驗設計，評估中風病人的恢復狀
況，結果刊登在中風領域的重要國際期刊 *Stroke*，[153] 但明
明是常用在中風的中藥，研究結果卻無效。該文當然有
相關討論，但根本原因在於：研究設計沒有考慮中醫理
論。對西醫而言，每個病人都是「缺血性腦中風」，都
服用該實驗用的中藥，完全合乎道理；但這些「缺血性
腦中風」的病人，對中醫而言卻可以屬於不同病情，實
驗處方未必適合每個病人，甚至不適合。如果「氣虛」
而造成中風，實驗處方當中的「水蛭」屬於比較強的活
血化瘀藥，「氣虛」病人未必適合，或者必須額外加重
「黃耆」用量。如果「嚴重氣虛」而且「完全沒有瘀
血」，甚至實驗處方的「當歸、桃仁、紅花、地鱉蟲」

也因為「阿科匹汀」「吞入胃中．還要嘔吐」，見：余巖，《醫
學革命論集》，頁 114。

153 A double-blind, placebo-controlled, randomized,multicenter study to
investigate CHInese Medicine Neuroaid Efficacy on Stroke recovery
（CHIMES Study）, *Int J Stroke* (2009), pp. 54-60.

也很可能不適合。如果屬於「陽虛、寒」，實驗處方的「牛黃、羚羊角」也可能不適合，反而可以加入適當的「溫陽藥」。因此，實驗處方混合幾種不同類型的用藥，有的用藥「時機」彼此衝突，實驗結果無效，其實是可以解釋的。或許稍微更改實驗設計，將病人、實驗處方都依照中醫重新分類，讓「分類後的病人」服用適當的「分類後的藥物」，實驗結果可能就不同了。用這個例子可以具體說明中藥和中醫理論根本無法切割。

余巖的反中醫，出自「追求真理」的信念，而且深入探討醫學專業，論述比魯迅紮實。可是過度放大了「陰陽五行」對中醫的影響、曲解中醫文獻、硬套西醫觀點檢視中醫，導致對中醫的評論不客觀、失真，也未能達到「真正」追求真理的目的，淪為中醫、西醫各說各話的局面。

三、胡適：檯面下的中醫治療

胡適曾任駐美大使、北京大學校長、中央研究院院長，學術成就及影響力無須贅述。胡適對中醫也有不少批評，部分性質和魯迅類似，非屬醫學專業內涵，因此不再重複評論，本文只介紹胡適看中醫所引起的風波。當時「正是學界掀起『科玄論戰』的風潮正熱之時，胡是科學派的主將，科學派崇尚西醫，但胡的病竟被中醫治好了，在當時引起很大的震動」。[154]

---

154 皮國立，《國族國醫與病人：近代中醫的醫療和身體》，頁 28。

其事件可從民國 9 年的胡適日記得知細節，[155] 但因部分日記遺失，正好包括了此年的內容，[156] 不過，胡適秘書胡頌平在《胡適之先生年譜長編初稿補編》記載：民國 9 年，「當在秋冬之間」，「此時在病中，不能用腦力，醫生亦不許我作文」，[157] 在《胡適之先生年譜長編初稿》民國 9 年提到：「先生回到北京後，就病了」（按：8 月 24 日 - 9 月 22 日之間的記載）、「今秋以來，先生患病多日，診治久不見效。友人馬幼漁介紹陸仲安中醫師替先生診病」，[158] 並且在 9 月 25 日〈復青木正兒〉提到：「現在我正在病中，不能寫信」，10 月 6 日有〈病中有「例外」〉詩，11 月 11 日另一封〈復青木正兒〉提到：「我的病還不曾全好」。[159] 可見，民國 9 年大約 8 月底、9 月初就開始生病，而且到 11 月都還沒好。

當時病情也有間接記載。在民國 11 年日記提到：「11 月 9 日 - 11 月 15 日：病來了！十五夜覺左腳酸痛，理書時竟不能久站；細看痛處在左腳踝骨裡面，面上有點腫。睡時又覺兩腿筋肉內酸痛。腳腫大像我前年起

155 胡適長期寫日記，記錄了許多當時許多名人的互動和評論、重大社會事件，是民國初年的重要史料。

156 吳大猷，〈《胡適的日記》序〉，收入胡適，《胡適的日記》手稿本（臺北：遠流出版公司，1989），第 1 冊，未編頁碼。

157 胡頌平，《胡適之先生年譜長編初稿補編》（臺北：聯經出版公司，2015），第 11 冊，頁 4、胡頌平，《胡適之先生年譜長編初稿》（校訂版）（臺北：聯經出版公司，1990），第 2 冊，頁 422。

158 胡頌平，《胡適之先生年譜長編初稿》（校訂版），第 2 冊，頁 416、419。

159 胡頌平，《胡適之先生年譜長編初稿》（校訂版），第 2 冊，頁 418、420。

病時狀況，故頗有點怕。11 月 16 日：因腳腫，告假一天。……11 月 17 日：昨夜醒時口乾，小便加多，也很像前年病中情狀」。[160] 胡適自述「像我前年起病時狀況」，因此可認定民國 9 年的病，症狀應該是「腳踝酸痛、有點腫、不能久站、睡時又覺兩腿筋肉內酸痛、腳腫大、口乾，小便加多」。

民國 9 年的病，因為陸仲安的治療而痊癒。11 月 18 日，「初服陸仲安的藥方：『生耆四兩，雲苓三錢，澤瀉三錢，木瓜三錢，西黨三兩，酒芩（按：應為「芩」）三錢，法夏三錢杭芍四錢，炒於尤六錢，參七三錢，甘草二錢，生薑二片』以後連服數月，病就好了。（西醫俞鴻寶鈔出全部藥方，刊登在丁福保主編的《中西醫藥雜誌》內，見芝翁《古春風樓瑣記》〈陸仲安秋室研經圖〉）。[161] 在民國 10 年也提到：「林琴南先生的文學見解，我是不能完全贊同的，但我對於陸仲安先生的佩服與感謝，卻完全與林先生一樣。我自去年〔按：民國 9 年〕秋間得病，我的朋友學西醫的，或說是心臟病，或說是腎臟炎，他們用藥，雖也有點功效，總不能完全治好。後來幸得馬幼漁先生介紹我給陸仲安先生診看，陸先生有時也曾用過黃耆十兩、黨參六兩，許多人看了，搖頭吐舌，但我的病現在竟好了」、[162]

160 胡適著、曹伯言整理，《胡適日記全集》（臺北：聯經出版公司，2004），第 3 冊，頁 922。

161 胡頌平，《胡適之先生年譜長編初稿》（校訂版），第 2 冊，頁 421。但對照其後正文，可知處方內容和俞鳳賓〈記黃耆治癒糖尿病方藥〉略有出入。

162 胡頌平，《胡適之先生年譜長編初稿》（校訂版），第 2 冊，頁

「出城，……又送四件衣料去謝陸仲安醫生（此君即治癒我的病的醫生）」。[163] 可見，當時經陸仲安治療，病確實好了，而且胡適明確對陸仲安表達了感謝。

　　胡適到底得了什麼病，引發了不少爭論。當時知名西醫俞鳳賓的〈記黃耆治癒糖尿病方藥〉，提到：

　　胡適之先生，患腎臟病，尿中含蛋白質，腿部腫痛，在京中延西醫診治無效，某西醫告之同樣之病，曾服中藥而愈，乃延中醫陸君處方，數月痊癒。其處方如下：生棉耆四兩，潞黨參三兩，炒於术六錢，杭白芍三錢，山萸肉六錢，川牛膝三錢 法半夏三錢，酒炒芩三錢，雲茯苓三錢，福澤瀉三錢，宣木瓜三錢，生薑二片，炙甘草二錢。此係民國九年十一月十八日初診，治至十年二月二十一日止之藥方。[164]

　　該文稱胡適得到糖尿病，但胡適本人多次否認，在

436-437。引自：芝翁，《古春風樓瑣記》引。

163 胡適著、曹伯言整理，《胡適日記全集》（臺北：聯經出版公司，2004），第 1 冊，頁 59。

164 羅爾綱，《師門五年記‧胡適瑣記》（增補本）（北京：生活‧讀書‧新知‧三聯書局，1998，2 版），頁 86，引自《中醫季刊》5 卷 3 號，頁 92。不過，羅爾綱認為該處方是李杲（羅誤作李「果」）「補中益氣湯」調整而來，有誤，因為不但沒有柴胡、升麻等「升陽」用藥（這正是補中益氣湯的重點用藥），而且還有「淡滲利濕藥」（福澤瀉、雲茯苓），這樣的處方結構已經不是「補中益氣湯」了。此外，羅爾綱提出清代某文集收錄了「補中益氣湯」的醫案，認為陸仲安「不但精研我國古醫書，並博覽到古代年譜、文集」，其未必正確、甚至很可能是過譽，因為李杲的「補中益氣湯」以及李杲學說都是中醫重要內容，而陸仲安身為當代名醫，必定在學習中醫的過程唸過相關內容，幾乎不可能透過唸清代文集而學習到「補中益氣湯」。

民國 47 年日記〈復余序洋〉提到：

> ⋯⋯你見一本醫書上說，我曾患糖尿病，經陸仲安醫
> 好，其藥方為黃耆四兩⋯⋯等等。我也曾見此說，也
> 收到朋友的信，問我同樣的問題。其實我一生從沒
> 有得過糖尿病，當然沒有陸仲安治癒我的糖尿病的
> 事⋯⋯我從沒有聽見陸君說他有治糖尿病的方子。造
> 此謠言的中醫，從不問我一聲，也不問陸仲安，竟筆
> 之於書，此事真使我憤怒！[165]

民國 50 年和秘書胡頌平的問答也提到：

> 這兩天《民族晚報》上連載〈國父北上逝世〉一文，
> 記載先生民國九年曾患糖尿病，服了陸仲安的中藥
> 才好的。胡頌平問：『先生有沒有吃過陸仲安的中
> 藥？』先生說：『陸仲安是我的朋友，偶曾吃過他的
> 藥；但我沒有害過糖尿病，也沒吃過糖尿病的藥。他
> 開的藥方，被人收在一本好像是甚麼『藥物大辭典』
> 裡。最近《作品》雜誌上有一篇〈郁達夫和胡適先
> 生〉，完全是瞎說。[166]

另有一說是腎臟病。例如：胡適同鄉石原皋提到：

---

165 胡頌平，《胡適之先生年譜長編初稿》（校訂版）（臺北：聯經
出版公司，1990），第 7 冊，頁 2671。
166 胡頌平，《胡適之先生年譜長編初稿》（校訂版），臺北：聯經
出版公司，1990，第 10 冊，頁 3539。

早年，胡適患腎炎，那時……西對這個病束手無策，
他乃求之於中醫。該時，北京最好的中醫……第三塊
牌子為陸仲安……胡適請陸診治。陸的處方以黃耆、
黨參為主，分量特別重。普通的藥罐盛不下，乃用砂
鍋煮藥，節制飲食，多吃魚肚，清燉，不加鹽，完全
淡食，難以下嚥。胡適堅持下去，經過陸仲安的精心
治療，他的腎炎居然全好了。[167]

　　對此，胡適的學生羅爾綱提到：「與他家有鄉親關
係的石原皋不但親眼看見他治病的經過」，[168] 應是「與
他家有鄉親關係」，除非很頻繁的互動、甚至住在一
起，否則真能「親眼看見他治病的經過」嗎？而且石原
皋也沒有提出鑑別診斷，直接論定就是腎炎，從醫學而
言，診斷無法成立。至於羅爾綱引用石原皋文字之後提
到：「與他家有鄉親關係的石原皋……明確地記明他的
病是腎炎」，[169] 同樣立論薄弱，無法採信。
　　胡適本人也否認罹患腎臟病，例如：在民國50年
〈復沈某〉提到：

　　……慢性腎臟炎……皆無法治療。雖有人傳說中醫有
　　方治此病，又有人傳說我曾患慢性腎臟炎，為中醫治
　　好，……其實都不足信。……在三十多年前，我曾有

---

167 石原皋，《閒話胡適》（北京：中國人民大學出版社，2011），
　　頁210。
168 羅爾綱，《師門五年記·胡適瑣記》（增補本），頁168。
169 羅爾綱，《師門五年記·胡適瑣記》（增補本），頁168。

> 小病，有一位學西醫的朋友，疑是慢性腎臟炎，後來
> 始知此友的診斷不確。如果我患的真是此病，我不會
> 有三、四十年的活動能力了。我並未患過此病。[170]

此外，祖述憲更從西醫角度深入分析，雖然沒能確認診斷，但足以排除慢性腎炎。[171] 不過，祖述憲認為根本不是陸仲安治癒胡適當年的病，而是病程本來就會好的（不治療也會好）。

胡適可能「礙於新知識分子的身分，看中醫的行為還是屬於隱性的，不敢昭告天下」，[172] 但胡適的學生羅爾綱則認為胡適說謊。《師門五年記・胡適瑣記》記載：「胡適最恨人說假話。他為什麼自己反而說假話呢？這是因為他主張『充分世界化』，主張科學。他認為中醫不科學，他患腎臟病，西醫束手無法，而中醫陸仲安居然醫好他，社會盛傳，發生了不信西醫的傾向。胡適怕對科學的發展有害，所以才不得不這樣說的。」[173] 但綜合以上文獻判斷，胡適其實未否認陸仲安治好自己的病，只否認當時是糖尿病、腎臟病，所以胡適對此事應無說謊，只是刻意淡化這件事。

事實上，在前述民國 11 年病情復發，胡適再次找陸仲安治療，日記就提到：11 月 17 日「昨夜醒時口

---

170 胡頌平，《胡適之先生年譜長編初稿》（校訂版），第 10 冊，頁 3689。

171 祖述憲，〈胡適對中醫究竟持什麼態度〉，《中國科技史料》2001 年，第 22 卷第 1 期，頁 11-25。

172 皮國立，《國族國醫與病人：近代中醫的醫療和身體》，頁 56。

173 羅爾綱，《師門五年記・胡適瑣記》（增補本）2 版，頁 90。

乾，小便加多，也很像前年病中情狀。出城訪陸仲安，
請他給我開一個方子。」[174] 11 月 18 日「病漸好，上
課，辦公」，11 月 22 日「上課。出城診病，換一方，
檢藥後，回家吃飯，已兩點鐘了。」[175] 此外，胡適還
介紹周遭的人找陸仲安看病，例如：民國 14 年，胡適
引介陸仲安幫病危的孫中山看診；[176] 民國 19 年夏秋，
胡適生病也請陸仲安出診治療，連同羅爾綱、胡適的廚
師和女傭、[177] 胡適的姪子也都曾找陸仲安看病。[178]

　　此外，胡適曾有一篇〈題「陸仲安秋室研經圖」〉：

　　　去年幼漁先生的令弟隅卿患水鼓，腫至肚腹以上，
　　　西醫已束手無法，後來頭面都腫，兩眼幾不能睜開，
　　　他家裏才請陸先生去看。陸先生用參耆為主，逐漸增
　　　到參耆各十兩，別的各味分量也不輕，不多日，腫漸
　　　消減，便溺裏的蛋白質也沒有了。不上百天，隅卿病
　　　也好了，人也更胖了。隅卿和我的病，頗引起西醫的
　　　注意，現在已有人想把黃耆化驗出來，看他的成份究
　　　竟是些甚麼？何以有這樣大的功效？如果化驗的結
　　　果，能使世界的醫藥學者漸漸瞭解中國醫學藥的真價
　　　值，這豈不是陸先生的大貢獻嗎？我看了林先生這幅

---

174 胡適著、曹伯言整理，《胡適日記全集》（臺北：聯經出版公司，
　　2004），第 3 冊，頁 922-923。
175 胡適著、曹伯言整理，《胡適日記全集》，第 3 冊，頁 923、928。
176 皮國立，《國族國醫與病人：近代中醫的醫療和身體》，頁 28、85。
177 羅爾綱，《師門五年記・胡適瑣記》（增補本），頁 84。
178 胡適著、曹伯言整理，《胡適日記全集》（臺北：聯經出版公司，
　　2004），第 4 冊，頁 38。

「秋室研經圖」，心裡想像將來的無數「試驗室研經圖」，繪著許多醫學者在化學試驗室裏，穿著漆布的圍裙，拿著玻璃的管子，在那裡做化學的分析，鍋子裏煮的中國藥，桌子上翻開著：《本草》、《千金方》、《外臺秘要》一類的古醫學，我盼望陸先生和我都能看見這一日。[179]

可見胡適並非全面否定中醫，而對中醫還有些期待。

胡適檯面上反中醫，[180] 但檯面下卻願意接受中醫治療，或許可視為在「整理國故」和「追求科學」的游移不定，[181] 也或許可解讀為：雖然明知中醫療效，但礙於時代風氣、追求革新的信念，所以在「中西醫論戰」選擇沉默，不為中醫發聲。[182]

四、總結：合理評論中醫的淺見

民國初年的社會氣氛下，許多知識分子都批判中醫，把中醫理論視為「迷信、不科學」，也貶抑中醫實際療效，而且這種爭論持續至今。但中醫真的就是迷信、不科學嗎？

首先必須分辨「街談巷議」和「真正中醫內涵」。

---

179 胡頌平，《胡適之先生年譜長編初稿》（校訂版），頁437。引自：芝翁，《古春風樓瑣記》引。
180 趙洪鈞，〈近代名人論中西醫（代再版序）〉，《近代中西醫論爭史》，頁30-37。
181 皮國立，《國族國醫與病人：近代中醫的醫療和身體》，頁37-39。
182 何時希，《近代醫林軼事》（上海：上海中醫藥大學出版社，1997），頁151。

前者根本不應視為中醫，也不應藉以批判中醫，而後者才有討論價值，例如：中醫典籍、醫家著作、本草著作。不可諱言，即使「真正中醫內涵」也參雜了部分迷信成分，不論是時代背景或個人因素，都應該屏棄迷信，但不應單純因為「不符合西醫看法」就直接認定「迷信」。

　　例如：中醫常說吃冰和痛經有關，傳統解釋因為「寒凝氣血」、「寒主痛」，筆者解釋為：因為「吃冰」就是「攝取低能量物質」，這會造成「人體氣血循環變慢」，引發「疼痛」，也包括「痛經」。雖然西醫不認為「寒」和「痛經」有關，但「未驗證」而直接否定中醫看法，其實也有違科學精神。有人認為：冰水喝進肚子，最後也是三十七度，所以「吃冰和痛經有關」是無稽之談。可是，冰水變成三十七度是「結果」，重點在於這個「過程」涉及能量交換，也就是人體能量降低、冰水能量增加，最後達到熱平衡，所以人體最終還是受到影響的。再舉醫學實例，寒流會引發氣喘、心肌梗塞、腦中風、高血壓，都可證實西醫也認為「低溫」（寒）會造成疾病。

　　古人用字遣詞未必符合現今知識，但不表示全都迂腐、錯誤（當然也不會全對），我們應該實事求是的驗證，讓中醫去蕪存菁。這個驗證過程必須先注意：引用中醫的古籍，文字是否正確。以上余巖所列《傷寒論》、《金匱要略》的附子條文，就有文獻錯誤，還包括條文遺漏，勢必影響結論。

　　其次，評估中醫臨床療效，不應硬套西醫模式而曲

解中醫思維，因為這會導致評估失真、不符合中醫實際所見，例如前引 *Stroke* 刊登的中醫相關論文。不只如此，探討中醫理論更不能完全硬套西醫理論解釋，因為這將脫離中醫原貌，無法證實中醫的錯誤或正確。

 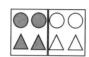 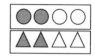

以上列左圖為例，有八個圖形，圓形、三角形各半，而且同形狀也黑白各半。如果用顏色區分，就是中間圖形的分類法；如果用形狀區分，就是右圖的分類法。同樣的觀察對象，卻有不只一種分類法。這就像中醫、西醫的差異，觀點不同，但未必有絕對的對錯、優劣。

再以數學為例，有時候「代數」解題比較快，有時候「幾何」比較快，但都是對的方法，未必只有「代數」（或「幾何」）才是正確解法。疾病就像數學問題，中醫、西醫就是「代數」、「幾何」二種解決方式，有時候中醫有優勢，有時候西醫有優勢，未必誰對誰錯。例如心悸，有的病人嚴重到有生命危險，必須做心導管、裝節律器等西醫治療，這是西醫的優勢；但也很多病人明明症狀很明顯，但西醫心臟科檢查都沒有明顯問題，開了西藥臨時備用就可以，這類病人往往中醫治療能長期改善，這是中醫的優勢。

中醫需要進步，而批評和檢討是必經過程，但不應該削足適履、硬套西醫，因為中醫、西醫存在巨大差

異，很難簡單類比、對照，而應該發展適合中醫的模式。就如以上提到 *Stroke* 的中醫論文，或許按照中醫思維修正後再次實驗，就能呈現「有意義」的結果：或許有效，或許無效，但就算無效也能進一步探討中醫的盲點或侷限，對中醫臨床才有實際助益。

雖然中醫、西醫臨床各有優勢，但要研究出互相可以溝通的道理，是相當困難的，中藥研究就常見這種情況。黃芩、黃連、黃柏是常用的「清熱解毒藥」，用在「發熱病症」，於是許多西醫研究學者視為「治療發炎」的用藥、甚至能「殺細菌」而類似西藥「抗生素」，並認為「某化學成分」有效、確認「最佳濃度」之後，就能找出中藥有效的原因來開發新藥。但事實上即使找出成分，但往往發現效果比現有西藥還差，沒有實用價值，於是認為黃芩、黃連、黃柏沒有「治療發炎」的效果。但這樣的思維有盲點，因為「西醫的發炎」未必等同「中醫的熱性病症」，例如：「氣喘」對西醫而言和「發炎」有關，但很多病患遇到「寒流」惡化，這對中醫就屬於「寒性病症」，和「發熱病症」完全相反，治療也通常不用黃芩、黃連、黃柏。所以，中醫與西醫的理論很難互相套用，即使中醫不符合西醫觀點，但如果據此認為中醫錯誤，往往不符合中醫臨床效果。

用「化學成分」思維研究中藥，也有很多重點有待釐清。例如：如何確認「全部成分」或「有作用的成

分」都已萃取？不同中藥基源、[183] 產地、炮製，[184] 是否成分不同？萃取出的多種成分，如何確認何者發揮藥效？或者「多種成分」聯合發揮藥效？「人體外的原始成分」還是「人體代謝後的成分」發揮藥效？更重要的是：單一成分不能「完整」代表中藥的作用，而中藥也不是憑藉單一成分而作用。因此，從中藥理論到臨床用藥，中醫、西醫很難簡化成「點對點」的對應關係，應該用符合中醫理論的方式研究中藥，這樣的研究成果才有中醫實用價值。

　　中醫、西醫的爭論到今天仍然持續，難以避免，但應該以「造福人群」為目標，進行「良性競爭」。民初爭論過程出現的不理性、不嚴謹、不客觀的論述，今後應該避免，以免虛耗精力，徒增對立。而且時至今日，中醫可以結合跨領域、跨學科的研究，不但可以超越民國初年的水準，甚至能在國際發揮強大的影響力，就像余巖的心願一樣。

---

183 某種中藥的來源經常不止一種植物。
184 中藥加工，屬於重要因素，因為某些中藥必須加工後才能運用。

第三部　中國醫學的藥品與技術

俄藏黑水城西夏文寫本 Инв. No. 6476 《𗗝𗗿𗑣𗏁𗏁𗗵》熱病治療方法中女科藥方一則之再解讀

吳國聖

國立清華大學歷史研究所助理教授

一、研究緣起

在已出土的西夏文文獻之中，保存了許多古代漢地醫學的醫方。部分來自現今尚存的古代漢文醫藥典籍，其餘則多半為已佚漢文藥方之西夏譯本或西夏人自行編纂的醫藥學著作，富含珍貴醫史資訊，是非漢文文獻中難得的中醫醫學寶藏。唯因這些文獻留存荒漠遺址中承受千年風化，紙面時有殘缺，文字不明晰處甚多。且多為西夏文撰寫之孤本，缺乏漢文底本可供對勘，研究難度高。自 20 世紀初發掘以降，逾一世紀無人涉足。

自從 2010 年筆者首次提供西夏錄文，建立方法論且完整解讀，最終發表了一份黑水城（𗼨𗰖）出土，未有漢籍可稽的西夏文單語藥方〈𗏆𗱲𗑣𗄈〔三棱煎丸〕〉之後，[1] 引起學界注意，此後陸續展開了系列討論。不僅單一藥方的解讀漸次發表，甚至已有專著出版。西夏語醫藥文獻自從發掘以來，長期未受重視，近

1　吳國聖，〈俄藏黑水城出土西夏文藥方〈𗏆𗱲𗑣𗄈〔三棱煎丸〕〉之解讀考釋〉，《西夏學》，第 1 期（2010），頁 38-53。

年始獲研究者注目，然相關研究中出現一些令人擔憂的現象：論者缺乏西夏語文知識，遂將西夏語文記載附會古代漢文醫籍。論述缺乏根據，甚至有以預設結果決定西夏原文解讀方向的情形。[2]

　　醫學博大精深，古代醫學文獻中的記載，不一定只有固定的解釋方案，但研究者所提出的解讀，勢必得有其他輔證作為依據。對於西夏語記載，也必須有其他語料以資證明。目前西夏醫藥研究中，就連基本藥材名稱、炮製方法，以及藥材的劑量等都有悖離西夏原文的狀況，令人深感憂心。西夏醫藥的研究群體尚未穩定，對方法論的掌握程度仍然有待完善。

　　西夏醫學文獻，絕大多數都以西夏文存世，而西夏語文研究者多未諳中國傳統醫藥之學，中醫藥研究者又與西夏語言學有相當距離。這類著作之所以存在重大問題卻至今未受討論，全因跨越兩個深奧的專業領域，研究者難窺堂奧之故。筆者認為，各種胡語撰寫的醫藥文獻縱然已有先行研究，宜重新回歸原寫本與刊本，仔細檢討、辯證，有助於提升研究深度與其正確性。

　　本文為討論西夏文藥方的解讀問題，以俄藏黑水城西夏文寫本 Инв. No. 6476《𗀀𗤶𗀕𗗫𗥽》（熱病治療方法）中一則女科藥方為例，對照前人既有解讀，再次分析研究。從西夏文文字辨識與語法分析的歷史語言文

2　既成研究有甚多未逮之處，已對當代中醫醫學產生不良影響。筆者已整理前人研究中出現的各種典型問題，撰文詳細論證之。參見吳國聖，〈論西夏文醫藥文獻的歷史語言文獻學研究：兼評《黑水城出土西夏文醫藥文獻整理與研究》及其他相關論述〉，《民族學界》，第 42 期（2018），頁 111-188。

獻學（philology）方法出發，根據相關文獻並參考以及
其他西夏文藥方，重新釐正藥味與劑量，討論藥材的處
理與炮製方法等方面的重要記載。

二、研究背景與文獻解題

（一）文獻介紹

　　本文研究的西夏文藥方，出自俄藏黑水城西夏文
寫本 Инв. No. 6476 《𗇃𗜣𗜣𗪊𗦧》，為俄國探險家家彼
得·庫茲米區·科茲洛夫（Петр Кузьмич Козлов，
1863-1935）在 1907 年前往內蒙古額濟納旗（蒙古語
� ���/ejen_e qusiɣu。「額濟納」或「�」近年
學者咸認可能為西夏語「𗋑𗤮」[zjɨir² njaa¹]『水-黑』
之譯音）的黑水城遺址中，一座大型佛塔內發掘而得，
為該佛塔的裝藏物，或為墓塔內眾多隨葬物之一。[3]

　　Инв. No. 6476 寫本，為一小冊，原本可能是縫
繢裝或蝴蝶裝。[4] 現狀已從裝訂線處斷開為三十八葉，
加上些許尚未能恢復原位的殘塊。[5] 每頁五行，右至左

3　關於黑水城發掘，以及相關西夏醫藥文獻的概況，參見吳國聖，
　　〈俄藏黑水城出土西夏文藥方〈𗾫𗄈𗤮𗋑〔三棱煎丸〕〉之解讀考
　　釋〉，頁 38-41。

4　趙彥龍等人認為 Инв. No. 6476 是冊頁裝，見趙彥龍、楊綺，〈西
　　夏醫藥檔案整理與研究〉，《寧夏師範學院學報》，第 4 期（2013），
　　頁 47。此一判斷是就文件裱裝現狀而言，並不能反映文獻原先的
　　狀態。從寫本紙張邊緣來看，每兩頁相鄰的內側邊緣幾乎沒有破
　　損，為原始裝訂邊的可能性很大；而外側的三個邊緣多有程度不
　　一的破損與污漬，有明顯的使用磨損痕跡，表示外側為原來翻頁
　　時手指的接觸面，和冊頁裝時「文獻本體紙張四邊多受底紙（臺
　　紙）保護」，或「四面皆為接觸面容易磨損」有所不同。

5　此文獻圖版已出版，見俄羅斯科學院東方文獻研究所、中國社會
　　科學院民族學與人類學研究所、上海古籍出版社編，《俄羅斯科

行，上下直行，每行八至十一字，內有夾行雙行小字。
紙面略呈長方形，全係西夏文墨書，字體尚稱大方，運
筆熟練。但筆畫有時黏連，不易辨識者相當多，誤寫或
訛體字也俯拾即是。頁面下方與外側邊緣多有缺損，
嚴重處甚至半頁以上滅失不存，頁面也有廣泛的水傷
痕跡和污漬沈澱。

　　此書包含藥方約四十餘方，大致分為「熱病」、
「婦科病」、「瘡癰」等部，每部分似有獨立標題，然
詳細內容仍須後續研究再行釐清。[6]寫本原無頁碼，現
存樣貌為俄羅斯科學院東方研究所重新裱褙後的結果。
頁面順序有可能經過擾動，現狀有錯簡的可能，不一定
是原本的頁面順序。因此藥方的數目，以及藥方的內
容，也有重新檢討的必要。

（二）書名考證

　　此藥方集最早在 1963 年 Горбачева 等人編寫的
西夏文獻目錄 *Тангутские Рукописи и Ксилографы*（西夏文
寫本與木刻本）中登記為第九十五號，將西夏文書名
「𗾺𗟲𗰛𗗙𗟩𗒀」對譯為「咂患醫順要文」。當時學界對
西夏語文的理解未深，將首字「𗾺」[tsja¹] 視為譯音字

學院東方研究所聖彼得堡分所藏黑水城文獻》，10（上海：上海
　古籍出版社，1996），頁 200-210。本系列叢書此後簡稱《俄藏黑
　水城文獻》。

6　梁松濤有初步介紹，見梁松濤，《黑水城出土西夏文醫藥文獻整
　理與研究》（北京：社會科學文獻出版社，2015），頁 308-309。
　本書此後簡稱「梁書」。

「咂」，以致譯文不知所云。[7]1977年西田龍雄將此寫
本列入其「西夏譯佛典目錄」之中，譯為「熱病治療要
論」，懷疑此書譯自藏文。[8]近年最新的研究中，如《俄
藏黑水城文獻》10和梁書都著錄為「治熱病要論」。[9]

　　此書名來自該文書第一頁第一行，有
「𘑻𗼀𗾧𗖰𗆷𗏒」六字。前人譯文大致上指出是
一本「治療熱病」的書，但不同解讀之間，細
節與單字對譯有些出入。[10]

　　若重新探討此一西夏題名的意義，可以對
應如下：

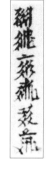

𘑻	𗼀	𗾧	𗖰	𗆷	𗏒
tsja¹	ŋo²	dji²	śjij¹	tshji¹	ŋwuu¹
熱	病、痛	醫治	法	要	言

　　西夏字的逐字譯，看似可以依序連成一句
讀得出意思的題目「熱病醫法要言」，前人所
著錄之「要論」一語仍能看到逐字譯新鑄詞的
痕跡。但將西夏語的逐字譯視為意譯，常會製
造出洋涇濱式的解讀。[11]正式的西夏文獻研究，
仍須回到西夏語的語境之中，以實際的例證，
觀察並討論研究對象的語意指涉。

圖1
俄藏
Инв. No.
6476
寫本標題

7　Горбачева, Зоя Ивановна; Н.И.Конрада, *Тангутские Рукописи
и Ксилографы. Список Отожествленных и Определенных Тангутских
Рукописей и Ксилогрфов Коллекции Института Народов Азии АН СССР.*
（Москва: Издательство АН СССР, 1963), pp. 97, 132. 梁書頁307，
腳注 2 稱此目錄未收錄 Инв. No. 6476 號文獻，有誤。

8　西田龍雄，《西夏文華嚴經III》（京都：京都大學文學部，1977），
頁 37。

9　《俄藏黑水城文獻》，10，頁 200-210。梁書，頁308-309。

10　早期研究對西夏語文認識累積有限，無可厚非。而當代西夏學的
　　問題之一，正是部分研究者對譯出單字意義之後，忽略了西夏語
　　文的語法現實，逕將逐字譯任意置換詞序，剪裁解讀。現今已有
　　眾多前輩之業績可作為研究基礎，研究者宜充分利用。

11　逐字譯的串連，不盡然是該句子正確的意義。例如英語「Don't

1.「𘜶𘗽」

首先是「𘜶𘗽」二字。「𘜶」有許多文獻可以證明該字對譯為「熱」，[12]同時其發音[tsja¹]也與藏語「ཚ་བ」[tsha wa]（熱）、彝語「ꊈ」[t͡sʰa]（熱）密切相關，應為藏緬語族「熱」（hot）的基礎同源詞之一。[13]

「𘜶𘗽」見於多種夏-漢、夏-藏對譯文獻，如下文引用的西夏語《𗼓𗴺𘘖𗰔𗾟𘄒𘜶𘎵𗦲𘝞𘃸》（聖觀自在大悲心總持功能依經錄）的一則偈語（見下引文與圖2）。此經典譯自藏語《འཕགས་པ་སྤྱན་རས་གཟིགས་དབང་ཕྱུག་ ཐུགས་རྗེ་ཆེན་པོའི་གཟུངས་ཕན་ཡོན་མདོར་བསྡུས་པ་ཞེས་བྱ་བ》（攝聖觀自在大悲尊陀羅尼利益經），下面將相應的藏文本與西夏文本相對應，同時並列：[14]

---

give up」，逐詞查字典，意義分別是「否定-給-上」，但整體意義是「不要放棄」，不能連綴逐字譯成為「別給上」、「別上給」；同樣地，「How are you」不能逐字翻譯為「怎麼-是-你」，其理甚明。西夏語亦然，不可過度依賴逐字對譯漢語的效度，必須尊重西夏語語法、語意及其語境的存在。

12 李範文，《簡明夏漢字典》（北京：中國社會科學出版社，2012），頁75。其他例證於西夏文佛經或世俗文獻中甚夥。

13 相關例字可參考黃布凡主編，《藏緬語族語言詞匯》（北京：中央民族大學出版社，1992），頁354。

14 有西夏時代從藏文漢譯而來的鮮卑寶源《聖觀自在大悲心總持功能依經錄》漢譯本一種可供參考，俄藏黑水城文獻編號TK164。圖版見《俄藏黑水城文獻》，4，頁34。下文中將此本漢譯文標注為「TK164」。

圖 2 偈語

龍	王	粗	惡	等	之	毒	氣	而／以
we¹	njij²	bja¹	niow²	ŋewr²	jij¹	do¹	yiç²	ŋwu²

|གྲུ་གདོན་གཏུམ་པོས་གདུག་པའི་དབུགས་བཏང་བས།

兇惡龍魔釋出毒害氣，[16] [TK164：或中暴惡毒龍氣]

熱	病	染病	而／以	嚴峻	苦	逼迫	逼、驅	時
tsja¹	ŋo²	thjwi¹	ŋwu²	γar¹	tśji¹	tha-	njij²	dzjij¹

|ཚ་བའི་ནད་ཀྱིས་ཉེན་ནས་འཆིར་ཉེ་ཚེ།

罹患熱病且瀕死之時，[17] [TK164：熱病侵身受極苦]

---

15 圖版見寧夏大學西夏學研究中心、國家圖書館、甘肅五涼古籍整
理研究中心編，《中國藏西夏文獻 17》（蘭州：甘肅人民出版
社，2005），頁 38。段玉泉有相關研究，見段玉泉，〈語言背後
的文化流傳：一組西夏藏傳佛教文獻解讀〉（蘭州大學博士論文，
2009），頁 132。此處引文為筆者參考原文獻圖版，重新錄文並
解釋分析。

16 段氏將「●●●」對譯為「休息」，誤也。「●●●」為「●●●」之
過去式，此處意為「釋出、放出」。他又將「●●●●」（兇暴）
誤譯為「魍魎」，且漏譯「●●●●●●●」（毒氣）。此處漢譯文為
本人依照藏文原文譯出。

17 這段經文，無論是西夏語翻譯「染熱病而苦逼時」，或者西夏時代的

𗟲	𗟲	𗟲	𗟲	𗟲	𗟲	𗟲	𗟲	𗟲
ja¹	njïï¹	ljjj²/tha²	wjuu¹	zji²	jïïj¹	ŋwəə¹	tshjïï¹	ku¹
一	心	大	悲	總	持	咒	誦	則

།ཙེ་ག་ཅིག་ཕྱུགས་རྗེ་ཆེན་པོའི་གཟུངས་བཟླས་ན།

至心誦念大悲陀羅尼，〔TK164：一心稱誦大悲呪〕

𗟲	𗟲	𗟲	𗟲	𗟲	𗟲	𗟲	𗟲	𗟲
tjo¹	ŋo²	t-²	zjïj¹	zjo²	dźjo¹	lhjụ²	rjir¹	ljɨ¹
傳染	病	卻止	時	壽	長	得	獲	也

།རིམས་ནད་བསལ་ནས་ཚེ་ནི་རིང་བར་འགྱུར། [18]

消除疫癘並壽命增長。〔TK164：得除惹患壽延長〕

漢譯本 TK164「熱病侵身受極苦」，很可能都有翻譯問題。首先，藏文原文沒有能解為「苦」的語詞，且「འཆེར་ཏེ་ཚ」應為「འཆེར་ཏེ་བའི་ཚ」在偈頌中的略寫，亦即平行構句的「ཤི་ལ་ཕའི་ཚ」，意為「臨近死亡、瀕死之時」，例子見〈ཡན་ལག་བརྒྱད་པའི་སྙིང་པོ་ཞེས་བ་བའི་སྨན་དཔད་ཀྱི་བགད་པ〉（八支心髓藥劑釋）：「ཕྱགས་བུ་དང་དབུགས་མི་བའི་ནད་གཉིས་ནི་ནས་འཆེར་ཏེ་ནས་ཚའི་ཚེ་འོང་བར་འགྱུར་རོ」（〔因〕呃逆與呼吸阻塞二病，而瀕死之時來臨）〔德格本 Vol. 199, fol. 109a〕，又見《རྣལ་འབྱོར་སྤྱོད་པའི་ས》（瑜伽行地）「འཆེར་ཏེ་བའི་ཕྱིར་དེ་དག་ཉིད་ཀྱི་མ་བའི་དུས་སྐབས་ལ་བབ་པ་ཡང་ཡིན་པའོ」（因瀕死故，彼等之最終時刻來臨）〔德格本 Vol. 127, fol.108a〕。「འཆེར」的結構應該是「འཆ（死）-ར（格助詞）」，而非「འཆེར་ར」（壓迫、壓榨）；西夏語譯者可能將藏文誤讀為同形的後者，而譯為「𗟲𗟲」（逼迫）。西夏時代的漢譯也寫成「受極苦」，如果不是當時使用的底本與現存者有所不同（這段藏文偈頌還出現在其他經典中，內容完全一致，原文如此的可能性存在），那麼可能是西夏時代的夏譯、漢譯者皆誤讀了藏文。就此句偈之文脈而言，染上熱病後，唯有「死」才能與後文敘述中「持咒之後，壽命轉長」形成合理的對應，原文譯成「瀕死」比「受逼迫」更為合理。

18 德格本藏文甘珠爾 Vol. 93, fol. 102b。相同經句另見於《འཕགས་པ་བ྄རྒྱ྄ུན་མ྄ེལ྄྄ྂདཔ྄ལ྄྄ྂཕྱག྄ར྄ས྄ཕྱག྄ས྄྄ྂཆ྄ེཅ྄ེབ྄ོལ྄྄ྂཕྱ྄ུན྄ར྄ཕྱ྄ག྄ས྄ན྄྄ིམ྄ༀ྄ད྄བ྄྄ྂཔའ྄ིཕྱ྄ག྄ས྄ན྄྄ིཆ྄྄ེཅ྄྄ེཆ྄྄ེཅ྄྄ེབ྄྄ོལ྄྄ྂས྄མ྄྄ྂས྄ཕྱ྄ག྄ས྄ཆ྄྄ེཅ྄྄ེན྄ད྄ཕྱ྄ས྄྄ྂཔ྄ག྄ཕྱ྄྄ྂྂར྄྄྄ོྂན྄྄྄ྂྂཕྱ྄ག྄ས྄ན྄ཞ྄ས྄བ྄བའ྄ིག྄ཟ྄ན྄ས྄》（聖千手千眼觀自在菩薩無礙大悲心廣大正圓滿陀羅尼）。

　　與「𗂧𗄈」對應的藏文詞語為「ཚ་བའི་ནད」，意即
「熱病、熱症」。[19]在吐蕃醫學概念中，認為是膽汁或
膽熱（མཁྲིས་པ）增量逾常，[20]導致體內陽氣（མེ་ཏོག）不平
衡，燥熱之邪氣所產生的病症。而西夏時代從藏文譯出
之漢譯本 TK164，也將其譯為「熱病」。無論其實際定
義為何，應可視為藏漢醫學中都存在的體內邪熱「過
量」，偏熱性的一系列虛實症候之總名。

2.「𘂤𗄈」

　　題目後四字「𘂤𗄈𘂤𗄈」可以分為「𘂤𗄈」、「𘂤
𗄈」二詞，本段先解決前半「𘂤𗄈」。首字「𘂤」為
「醫療」之意，如《番漢合時掌中珠》（番漢合時掌中
珠）有「𗾛𘂤𗧨𗀔／醫人看驗」：[21]

𗾛	𘂤	𗧨	𗀔
dzjwo²	dji²	.juu¹	gji¹
人	醫	看	驗

　　「𘂤𗄈」為「醫療方法」，俄藏黑水城文書 Инв.
No. 4384 有「𗾶𗾶𗂧𘂤𗄈」，即「治偏頭痛（病）法」：[22]

19　མེ་ཏོག་སྨན ，《བོད་ཀྱི་གསོ་རིག་ཚིག་མཛོད་དཔག་བསམ་ལྗོན་ཤིང》（མེ་ཚིན： མི་རིགས་དཔེ་སྐྲུན་ཁང ，2007，
　　頁 847-848。

20　即體內致病的「燥火、邪熱」。與「མཁྲིས་པ」相關的病症為藏醫三
　　大病類之一，又有音譯為「赤巴病」者。

21　《番漢合時掌中珠》（番漢合時掌中珠）甲種本 303。圖版見《俄
　　藏黑水城文獻》，10，頁 16。

22　相關討論見吳國聖，〈論西夏文醫藥文獻的歷史語言文獻學研究：
　　兼評《黑水城出土西夏文醫藥文獻整理與研究》及其他相關論述〉，

γu^1	pha^1	ηo^2	dji^2	$\acute{s}jij^1$
頭	半、偏	病痛	醫治	法

此外，俄藏黑水城文書 Инв. No. 2554 收有「𗙴𗣼𘒣𘊦」，孫伯君譯為「馬瘡醫方」，[23] 西田龍雄譯為「馬癩治順」。[24] 俄藏黑水城文書 Инв. No. 807c 有所謂「𗶷𗧓𘒣𘊦𗣼𗧓」，Горбачева 等人譯為「瘡惡治順要語」。[25] 從以上俄藏西夏文文獻中，「𘒣𘊦」二字多與治療某種疾病連用，並且作為該疾病的治療方法，可知將其譯為「治法」十分合理。

觀諸前文舉出的各種例子，可見前人對第四字「𘊦」的意見最為分歧，早期研究者經常因為《掌中珠》的語例「孝順父母／𗥃𘊦𘝛𘊦」，將「𘊦」對譯為「順」；亦有如段（二）開頭提及的，西田龍雄、《俄藏黑水城文獻》10 和梁書均缺譯此字。然而在西夏文醫藥文獻中十分明確，「𘊦」應該譯為「法」。[26]

頁 125-126、163。

23 孫伯君，〈西夏文相馬、養馬法《育駿方》考釋〉，《北方民族大學學報（哲學社會科學版）》，第 2 期（2018），頁 16-17。

24 西田龍雄，《西夏文華嚴經 III》，頁 266。

25 Горбачева, Зоя Ивановна; Н. И. Конрада, *Тангутские Рукописи и Ксилографы*, pp. 68, 128.

26 Невский 曾引用至今尚未公開的西夏文《七佛八菩薩所說陀羅尼神咒經》，證明有對譯漢字「法」的例子。Невский, Николай Александрович, *Тангутская Филология: Исследования и Словарь в Двух Книгах = Tangutica. 22* (Москва: Изд-во восточной литературы, 1960), p. 248.

3.「𗗚𗦀」

接下來的問題是：「𗗚𗦀」究竟應如何翻譯？如前已述，前人有譯為「要文」、「要論」等多種未固定譯法。「𗗚𗦀」的逐字譯為「要 - 言」，能否直接連讀成「要言」（或「要文」、「要論」）呢？必須觀察西夏語料中的用法，才能決定。

在 1963 年 Горбачева 的西夏文獻目錄中，「𗗚𗦀」對譯為「要文」；[27] 1999 年 Е. И. Кычанов 編著的《俄藏西夏佛學著作目錄》的文本內容總目（Список содержания текстов）中，從編號 552 至 616，已知共有六十五種著作屬於「𗗚𗦀」類。書中將此語詞翻譯為「Важнейшие сведения」，即「精要述論」之意。[28] 從俄藏西夏文獻數量來看，可知這個語詞在西夏文獻中相當常用，且有許多現存文本可供比對，進而判斷詞義。

2006 年 Кычанов 與荒川慎太郎合編的《Словарь Тангутского (Си Ся) Языка : Тангутско-Русско-Англо-Китайский Словарь》（西夏 - 俄 - 英 - 漢辭典）中，收有「𗗚𗦀」一詞，詳見圖 3：

> 3140-2 𗗚𗦀 tshi ngwu 1.11 1.5
> "трактат; рассуждения о", "treatise", "要
> 文; 本母; 論議".

圖 3 Кычанов 辭典中的「𗗚𗦀」條 [29]

27 Горбачева. *Тангутские Рукописи и Ксилографы*, pp. 97, 132.

28 Кычанов, Е.И., *Каталог Тангутских Буддийских Памятников Института Востоковедения Российской Академии Наук* (Киото: Университет Киото, 1999), pp. 40-42.

29 Кычанов, Е. И., 荒川慎太郎, *Словарь Тангутского (Си Ся) Языка: Тангутско-Русско-Англо-Китайский Словарь* (Kyoto:

與「𗗝𗙴」對譯的俄語定義為「трактат; рассуждения o」（關於…的論著、議論）；英語定義「treatise」也是「論文、論著」之意。漢文則對應「要文、本母、論議」。看似有所本，然而這三種語文定義都只是近代學者的一種假設與解釋，研究時還是要看具體例子。

首先，「要文」應是Горбачева與西田龍雄根據「𗗝𗙴」逐字譯設定的造語，沒有漢文文獻譯例佐證。其次，「本母」並非「𗗝𗙴」的對應譯語，西夏文獻中對譯「本母」的多半是「𗰜𗕣」[mər² mja¹]（本母）。而「𗰜𗕣」很可能源自藏語的「 མ་མོ 」[ma mo]（本母、論藏），使用這個特殊的用語，也暗示了該文獻係譯自藏語底本。[30]西夏語的譯語，因應不同的底本來源會有不同的處理方式。雖然西夏語的「𗰜𗕣」在前人著作中看似作為漢語「論」的西夏對譯，然而西夏語中還有另一個詞「𗭀」[lji¹]，專門對譯漢語的「論藏」。[31]西夏文獻譯本，絕大部分來自漢、藏語文獻，既然「論藏」（śāstra／ མདོན་པའི་སྡེ་སྣོད ）在西夏文獻中已經有對譯漢語「𗭀」和藏語的「𗰜𗕣」等兩個固定用語，那麼必須考慮「𗗝𗙴」與「論藏」的對應是否合理。

Филологические науки Университет Киото, 2006), p. 462.

30 「 མ་མོ 」意為「本源、本母、根基、基礎」，又為「論藏」的另稱。「 མ 」為「母、雌」之意。

31 西夏文《亥母耳傳記》中有明確將「經、律、論」三藏並舉的記載，因此可以確認「𗭀」對譯漢語的「論藏」。孫伯君、聶鴻音，《西夏文藏傳佛教史料》（北京：中國藏學出版社，2018），頁260。

　　若觀察西夏典籍，將題名含有「[西夏文]」的作品中，已知另有漢文譯本者加以比較列表如下：

表 1 題名含有「[西夏文]」的作品中已知漢文譯本者之西夏文—漢文題名對照表

西夏語經名	西夏語經名漢譯[32]	相對應的漢文本經名
[西夏文]	三十五佛隨懺悔要論	佛說三十五佛名禮懺文
[西夏文]	六吽要論	六字神呪經
[西夏文]	水食施放順要論	施諸餓鬼飲食及水法
[西夏文]	如來一切之百字要論	百字論
[西夏文]	淨土生求順要論	往生淨土懺願儀

　　從表 1 可見，「[西夏文]」雖然曾經對譯「論」，但也曾對應「經」或「文」，甚至「法」、「儀」，而這些分類都不屬於傳統上「論藏」應收的範圍，反而更接近修法、實作時的「指導原則」與「方法」。

　　而西夏語文獻題目含有「[西夏文]」者，底本更多來自於藏文經典，數量龐大。如果觀察目前已知藏文底本的西夏經典之名，例如表 2：

---

32 為方便讀者對照查閱，此處引用 Кычанов, Е. И., *Каталог Тангутских Буддийских Памятников Института Востоковедения Российской Академии Наук*（俄羅斯科學院東方學研究所西夏佛學文獻目錄）書中的經名漢譯，並非筆者之譯文。

表 2 題名含有「𘝵𗁮」的作品中已知藏文底本者之西夏
　　　文—藏文題名對照表

西夏語經名	西夏語經名漢譯	藏文經名	藏文經名漢譯
𗎢𗆐�770𗟲𗖊𘝵𗁮	你□芭師之雙入要文[33] Na ro pa 師之雙入要論[34]	རྣལ་དུ་འབྱུང་བ་ གསལ་བ་ཞེས་བྱ་ བའི་དབང་གི་བྱ་བ།	雙入明灌頂作法
𗣼𗩾𗘂𗟲𗖊𘝵𗁮	金剛王亥母之求修順要文[35]	རྡོ་རྗེ་ཕག་མོ་མཆོད་ པའི་སྒྲུབ་ཐབས།	金剛亥母供養成就法

在表2中，「𘝵𗁮」分別對應藏語的「བྱ་བ」（所
做、行為）與「སྒྲུབ་ཐབས」（作法、儀軌），若配合表 1
「𘝵𗁮」與漢語經名的對應，《施諸餓鬼飲食及水法》
是布施法的儀軌，《六字神呪經》是持誦六字大明呪
的儀軌，《佛說三十五佛名禮懺文》、《往生淨土懺願
儀》是懺法的經文與儀軌，可知「𘝵𗁮」應屬某種行事
的「方法、儀軌、軌範」。[36]

---

33 Горбачева, Зоя Ивановна; Н.И.Конрада, *Тангутские Рукописи и Ксилографы*, pp. 111, 149.

34 西田龍雄，《西夏文華嚴經 III》，頁32。所謂的「𗎢𗆐�」即著名的10世紀末-11世紀中葉印度佛教瑜伽士Nāropadā（ནཱ་རོ་པ）藏傳佛教噶舉派遠紹其教法「那若六法」（ནཱ་རོ་ཆོས་དྲུག），並將其名列為根本上師傳承之一。孫伯君、聶鴻音，《西夏文藏傳佛教史料》書中關於ནཱ་རོ་པ的敘述中（見該書頁347），從梵文（Nāropa）、藏文（ནཱ་རོ་པ）、到說明（藏傳佛教噶舉派著名譯師）逐項都有問題。ནཱ་རོ་པ是法之所原的印度祖師，沒有到過西藏，亦不屬於藏傳佛教體系出身者，噶舉派的創始人咸認是其弟子馬爾巴（མར་པ）譯師。且ནཱ་རོ་པ應不會藏語，無法翻譯佛典為藏文，不會有「譯師」（ལོ་ཙྭ）頭銜。

35 西田龍雄，《西夏文華嚴經 III》，頁 15。

36 經過本文研究，也凸顯了若依據「𘝵𗁮」一詞中個別西夏字的逐字譯，猜測出來的名義「要文」、「要論」、「論」，會有望文

　　綜上所述，《𗾭𗅏𘂤𗏆𗄽》這部寫本的標題，可意
譯為「熱病治療方法」。

（三）藥方簡介

　　本文研究的藥方，位於《𗾭𗅏𘂤𗏆𗄽》寫本現狀的
第 9-12 頁，前後方皆為專治婦人疾病的記載，又相關
藥方前面有下列標題：

𗓰	𗤁	𗏆	𗪊	𘂤	𗜓	𗦻
sji²	dzjwo²	ŋo²	gjuu²	śjij¹	phjij¹	xjow¹
女	人	病	救	法	病	方[37]

可以確定位於「婦人病治法病方」的段落之中。

　　原文圖版已出版於《俄藏黑水城文獻》10。[38] 此藥
方至今僅有梁松濤研究過，成果出版於其專書《黑水城
出土西夏文醫藥文獻整理與研究》之中。[39] 兩年後同一
作者又以〈黑水城出土西夏文 3 則治婦科病方考釋〉之
名，摘取專書中三則藥方的內容，再次發表於期刊。兩
者內容相同，故本文主要參考引用專書之研究內容。[40]

生義的問題。對於各種西夏語文獻的題目，在未能通讀的過渡時
期列舉逐字譯固然方便且簡單，但日後研究者仍須盡量設法查證，
追溯原文的意涵。

37 此句為筆者重新研究列表。西夏字第六「𗜓」、第七「𗦻」字均
　為音譯漢字的西夏字。梁書將此句第五字直譯為「所」，語意不
　通。此處應如本文前段所論，譯為「法」。

38 《俄藏黑水城文獻》，10，頁 202-203。

39 梁松濤，《黑水城出土西夏文醫藥文獻整理與研究》，頁 331-335。

40 梁松濤，〈黑水城出土西夏文 3 則治婦科病方考釋〉，《中華醫
　史雜誌》，第 47 卷第 5 期（2017），頁 298-302。此文較同一作
　者之專書《黑水城出土西夏文醫藥文獻整理與研究》後出，但文
　章內容與已出版的專書一致，論文中亦未引用或提及其前已出版
　的專書。

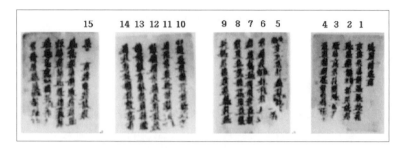

圖 4 本文研究藥方（筆者製圖並加上行號）

　　為回顧既有研究，首先標舉並摘引梁書對該藥方的錄文、直譯與意譯，以及對藥方的介紹如下。此藥方共十五行，梁書的錄文如下：

L01 ⿰⿰⿰⿰⿰⿰⿰　　　　　　　　　L09 ⿰⿰⿰⿰⿰□□

L02 ⿰⿰⿰⿰⿰⿰⿰⿰⿰　　　　　L10 ⿰⿰⿰⿰⿰⿰⿰⿰⿰

L03 ⿰⿰⿰⿰⿰⿰⿰　　　　　　　L11 ⿰⿰⿰⿰⿰⿰□□

L04 ⿰⿰⿰⿰⿰⿰□　　　　　　　L12 ⿰⿰⿰⿰⿰⿰⿰

L05 ⿰⿰□⿰⿰⿰⿰⿰⿰⿰　　　　L13 ⿰⿰⿰⿰⿰⿰⿰

L06 ⿰⿰⿰⿰⿰⿰⿰□□　　　　　L14 ⿰⿰⿰⿰⿰⿰⿰

L07 ⿰⿰⿰⿰⿰⿰⿰⿰　　　　　　L15 ⿰

L08 ⿰⿰⿰⿰⿰⿰⿰⿰

　　梁書錄文的逐字直譯，以及同書中全文的意譯參見表 3：

表 3 梁書的藥方直譯與意譯對照表 [41]

梁書編號	梁書逐字直譯	梁書意譯
20—5—右 2	(1) 治女人内中血风系結	(1) 治女人体内生血瘕者
20—5—右 3	(2) 生者，大黃一两，水蛭五六	(2) 大黃一两，水蛭五六
20—5—右 4	(3) 結内系为灰热温中烧	(3) 热灰中烧熟
20—5—右 5	(4) 熟时，牵牛子一两□□	(4) 牵牛子一两□□
20—5—左 1	(5) 二钱，皮濯割为，柴胡二钱苗割	(5) 二钱，去皮，柴胡二钱叶去
20—5—左 2	(6) 为，当归二两苗割为□□	(6) 为，当归二两去叶，
20—5—左 3	(7) 生二钱，此数粉为一钱	(7) 生二钱，此数粉为一钱
20—5—左 4	(8) 各，水一盏中甘草一钱	(8) 各，水一盏中，甘草一钱
20—5—左 5	(9) 撒煨六分为时，乃	(9) 撒煨六分为时，乃□□
20—6—右 1	(10) 一两食盐粉中烧裂令，其数	(10) 一两，食盐粉中烧裂，共
20—6—右 2	(11) 捣粉为，酒煨面糊水□	(11) 捣为粉，酒煨面糊水□
20—6—右 3	(12) 丸如大为，当归酒等水	(12) 丸如大为，当归酒等水
20—6—右 4	(13) 中五丸七丸各食，则愈	(13) 中服五丸七丸，则愈
20—6—右 5	(14) 当归等中一种有，亦	(14) 当归酒浸泡，亦
20—6—左 1	(15) 能。	(15) 治。

梁書認為此藥方為：

該藥方為治療女人體內生血結的藥方，可能是症瘕
中血瘕之類。症瘕多因與臟腑經絡功能失調有關，
一般因氣滯、血淤、痰濕或濕熱而成。血瘕是指婦
女因血淤阻於盆腔，而出現痛經、腰酸肛墜、月經
失調不孕和盆腔腫瘤或結節等臨床表現。〔中略〕
此方中有大黃、水蛭、牽牛子、柴胡、當歸、甘草
等。水蛭可逐淤消症，通絡破積；大黃、牽牛攻淤
蕩邪；當歸、柴胡可調經；甘草解毒及調和諸藥。

---

41 原書為簡體字，由於部分用字有一簡體字對應多個繁體字的可能，
如簡體字「系」可對應繁體字「系」或「繫」等。因無法確認作
者原意，故自該書引文均盡量保留簡體原文以徵信。

> 中醫文獻中各藥相配多為主治月經不通之方，目
> 前沒有查到各味同時入藥治血瘕之方。《諸病源候
> 論》卷三七「月水不通候」載：「月水不通，久則
> 血結於內生塊，變為血瘕，亦作血症。」月水不通
> 也可導致血瘕，西夏文藥方仍遵循中原醫理。[42]

　　可從上述引文中歸納出梁氏對此藥方的定義為治療
女人「體內生血結」或「血瘕」，牽涉到「大黃、水
蛭、牽牛子、柴胡、當歸、甘草」等六味藥材。讀者若
觀察其直譯與意譯兩方的差異，可一窺研究者從逐字譯
轉為意譯的過程。

　　從上述既成研究的成果，可見幾項特點：

1. 意譯文無法理解，有許多部分與逐字直譯完全相
   同，距離中醫藥方的寫法仍有距離。例如行（7-8）
   「此数粉为一钱各」、行（9）「撒煨六分为时」、
   行（10-12）「食盐粉中烧裂，共搗为粉，酒煨面糊
   水□丸如大为」，都不是能正常通讀的醫古文。研
   究之後仍然留下尚未處理、解讀的內容。

2. 有些字詞在錄文、直譯中存在，但不見於意譯，或
   對應為意義有出入的意譯，卻未說明判斷理由。例
   如行（3）西夏文「𘟙𗙴𗾟𗡪」（直譯「结内系为」）
   四字未見於意譯；又行（14）「𗩳𗾟𗢳𗼲𘋩 / 等中一
   种有」，在意譯中變成「浸泡」。

42 梁書，頁 334-335。

3. 前後矛盾處：西夏字「﹃﹄」在行5與行6各有一處，
   逐字直譯兩處同作「苗割」，為何其意譯在行（5）
   譯為「叶去」，行（6）則譯為「去叶」？

　　前人研究有開創之功，解決了一些問題，但同時也
創造了一系列新的問題。以下就該藥方解讀中值得討論
處，進行分析研究。

三、解讀與分析

（一）主治

　　這則藥方的主治，根據梁書指出，是婦人的「血
瘕」。與所謂「血瘕」相對的西夏原文為「﹃﹄」，藥
方首句原文為：

夏字	夏字	夏字	夏字	夏字
dji²	sji²	dzjwo²	·u²	gu²
醫治	女、婦	人	於	中

夏字	夏字	夏字	夏字	夏字	夏字
sjij¹	lji¹	tśjir¹	tśhiow¹	tśhju¹	tja¹
血	風	繫／結	結	懷／生	者[43]

　　但保存至今的西夏文文獻，沒有「﹃﹄」和漢文
典籍「血瘕」的對譯紀錄。「﹃﹄」的逐字對譯是
「血 - 風」。而在同一文獻中，此藥方之前一藥方，其
主治為：

夏字	夏字	夏字	夏字	夏字
dji²	sji²	dzjwo²	sjij¹	lji¹
醫治	女、婦	人	血	風

---

43 此句為筆者重新翻譯。

　　前後兩則藥方有相同的西夏文病名「□□」，梁書將前者譯為「血瘕」，後者卻譯為「血風」，前後矛盾。兩者同名異譯卻未提供其根據，莫衷一是。

　　回到本文的西夏藥方，「□□」是「□□」的主體，「□」一般只作「血」解，「□」一般只做「風」解。而「□」、「□」二字均有「繫」、「結」、「綁」之意，「□」為「存有、存在」，在西夏醫藥文獻中，多形容一種症狀持續存在之意。衡量唐宋漢文醫籍，最可能的對應病症為「血風攻疰」（攻注）。「攻疰」是病氣來襲（傳染或外感），為邪所圍，在特定部位縈繞不去，連綿不能斷的病狀。

　　而「血瘕」的定義，則是體內因婦人生殖系統之血分，受寒熱或其他刺激影響，淤積固實，形成瘤腫或痞塊。產生遊走遍身各處，位置不固定，嚴重時令人無法俯仰之疼痛。《太平聖惠方》中多處提及「血瘕」之病機：

> 血瘕者，婦人月水新下，未滿日數而中止，因飲食過度、五穀氣盛，溢入他藏。若大飢寒、翕翕不足、呼吸未調而自勞動血下走腸胃之間留落不去。內有寒熱與月水合會，為血瘕之聚。[44]
>
> 夫新產之後有血與氣相摶而痛者，謂之「瘕」。「瘕」之言「假」也，謂其痛浮假無處也。[45]

44　王懷隱，《太平聖惠方》〔影印國家圖書館藏烏絲欄鈔本〕（臺北：新文豐出版公司，1980），頁 7006。

45　王懷隱，《太平聖惠方》，頁 7780-7781。

　　引文中特別提及「血瘕」之痛「浮假無處」，即四處游移，不固定一處，與「𗠪𗍫𘟙𘎪／血風攻疰」攻入特定部位，固定不動之症狀截然不同。既然目前沒有足以支持讀為「血瘕」的證據，應考慮將「𗠪𗍫𘟙𘎪」對譯為與漢文文獻有所連結，且可合理解釋西夏原文的「血風攻疰」。

　　歷代中醫典籍記載的婦科疾病中，最複雜的系列病症之一正是「血風」。歷代醫書中「血風」的患者，婦人佔了絕對多數，許多文獻中「血風」疾患僅與女性相連。《聖濟總錄》卷三上，特別提到「血風」是獨立於男子諸症之外的一門：

　　　婦人之病，除姙娠產後血風、血氣門外，餘雜病及
　　　耳目口鼻諸疾與男子無異，當於逐門中隨證用之。[46]

　　在宋、元時代的藥方類集中，常用相當篇幅收錄多種處理婦人「血風」的疑難雜症。「血風」的病機與症狀多元且複雜，幾乎與婦女獨有的「產」、「孕」、「月事」所引起的各種痛癢、煩悶、痠痛、拘攣、暈眩、瘡腫、偏枯、寒熱往復等多種症狀，盡皆歸納屬之。

　　中醫所謂「風病」，多半與其虛勞，受風寒或邪氣入侵轉理，於身體之中傳變有關。「風」不僅是形容病因，更是描述邪氣竄入，影響正常運作，且症狀易轉變之樣態。相關症狀變化大，凡婦科病出現的突發或慢

---

46 《聖濟總錄》國家圖書館藏清康熙影鈔元刊本，頁8-1。

性不適都可能歸咎於「血風」，也造成研究者檢視文獻時，辨別病機與成因甚為困難。

值得注意的是，以筆者管窺所見，宋代之前的醫書似乎沒有「血風」一詞，「血風」可能是北宋才開始見諸文獻的新醫學概念。若就數量統計而言，宋代編纂的官方醫書《太平聖惠方》與《聖濟總錄》，其中收有較其他各時代醫書更多的「血風」藥方。[47] 如《太平聖惠方》卷 69 有大量關於婦人血風的記載；《聖濟總錄》卷 150 更有〈婦人血風門〉，內含相當複雜的「血風」類疾病與藥方，可為代表。可以推測「血風」此一婦女疾病的分類，主要是在宋代醫學中出現並獲重視。西夏醫藥受到宋代醫籍大量影響，可能因此部分反映了前述醫學思想的痕跡。

（二）藥方開頭

標題說明藥方主治之後，開始描述藥材與配方。根據梁書，第一段的西夏文字錄文、直譯、意譯對照如下：

梁書錄文	逐字直譯	意譯
𗥤𗪉𗪉𗥤𗴺𗤀𗇜𗥤	大黃一兩，水蛭五六	大黃一兩，水蛭五六
𗏁𗤀𗡅𗏇𗫐𗇜𗼕𗷏𗧲𗤀	結内系为灰热温中烧	热灰中烧热
𗥤𗪉	热时	

---

47 較其晚出的醫籍中，僅有集大成性質的《醫方類聚》、《普濟方》數量超過《聖濟總錄》與《太平聖惠方》。元、明、清醫籍中，雖有血風相關藥方，但未見如宋代醫書般以特別章節專論之。

　　大黃瀉下破血化瘀，力道甚強，水蛭也是常用於破
血瘀的藥物。大黃用量達一兩，若西夏文解讀正確的
話，衡量劑量和整體配方，應為本藥方的君藥。古代漢
文醫籍中，大黃與水蛭確實有一起入藥的記載，最早可
見的醫籍，為唐代孫思邈《備急千金藥方》中四種治療
月經不調的著名經方：「桃人湯」、「黃芩牡丹湯」、
「杏人湯」、以及最為人所知的，以水蛭入藥的「抵党
湯」（抵當湯）。其中許多藥方及其方義，也延續並收
錄於後代醫籍中。

　　但將大黃和水蛭，或單獨置水蛭於「熱灰中燒
熟」，均罕見於現存歷代醫書。雖然水蛭於《太平聖惠
方》中曾經有少數藥方有將水蛭「燒」或「燒作灰」的
處理方法，但這些「燒（灰）存性」的藥方，多半是為
了對付需逐下的婦科問題，如「惡露不下」或「產後逐
惡血」之用，未見婦人血風藥方採用此種作法，一般水
蛭僅僅炒至微黃或黃即可，未見放置於灰中燒烤的處理
方式。

　　再者，這些大黃、水蛭並用的藥方，主治都是調經
以及與月事不順引起的瘀血、阻滯、痞塊等實症，主要
是為了攻下化瘀，和「血風」病主因為邪氣所感，需要
驅風理氣（而非化去陳血瘀積）的虛實相兼症候，兩
者方向有異。同用大黃與水蛭在此藥方中，與主治不甚
相合。

　　值得注意的是，在原文「水蛭」與「熱灰」之間還
有西夏文「𗆮𗗟𗂾𗰗」四字，梁書直譯為「結內系为」
者，不僅在該書意譯中完全消失，於行文中亦未解釋原

因。此四字必定牽涉到藥材的處理方式，卻被毫無解釋地省略不談。

此外，水蛭的用量「五六」沒有註明單位，也頗可疑。歸納唐宋醫籍，一般大黃、水蛭併用的藥材，水蛭用量從二十枚至二兩都有。如果「五六」的單位是「枚」，與文獻記載的數字相差太多，劑量恐怕不足，連基本的化瘀都無法達成。僅五、六枚水蛭卻對上大黃一兩，不僅就中醫理論，在臨床上也是不明撰者方義，配伍失當的作法。若單位是「錢」，唐宋醫方中常用水蛭「三十枚」、「五十枚」，而數十枚水蛭已超越「錢」而達到單位「兩」以上的重量了，單位「枚」在實務上或許比「錢」、「兩」計量更為細緻易用。[48] 本藥方中其他藥味都有寫出單位，單位「錢、兩」亦多次出現，既然省略易致誤解，沒有單位必有其他原因，不見得是以「錢、兩」計數。若單位是「兩」，重用水蛭「五六兩」，已遠遠超過唐、宋醫籍記載之兩倍以上。就算是為了對付梁書認定的「血瘕」一症，用藥也已過峻。以是，若「五六」是「水蛭」的劑量，不管運用何種單位，均有明顯不合理之處。

---

48 水蛭的重量依其品種、體型大小不一，鮮體或乾貨差異也相當大，不過水蛭並非容易大量取得的藥材，鮮體不易保存運送，古代醫方中以乾貨可能性較大。西夏的重量單位「錢」約當今日公制單位4公克上下，「兩」大約40公克。史金波，〈西夏度量衡芻議〉，《固原師專學報》，第2期（2002），頁9-12。陳炳應，〈西夏的衡制與幣制〉，《中國錢幣》，第1期（1994），頁3-8、17。陳炳應，〈西夏的衡制與幣制〉，《內蒙古金融研究》，第3期（2003），頁63-37~63-43。張瑞賢、蘆琴、張衛、張慕群，〈宋代藥物非衡量計量單位的考察〉，《中國中藥雜誌》，第21期（2008），頁2574-2576。

　　要解決以上問題，最重要的關鍵證據，必須仔細檢視西夏原文。上引文中對應藥材「水蛭」的「□□」，梁書的解讀如下：

　　「□」對譯為「紙」，「□」意為「潮濕」可引申為「水」，故「□□」可意譯為「水蛭」。[49]

　　他認為西夏文的「□」即漢文「紙」，而漢文「紙」與「蛭」同音，所以可用「□」字對音「蛭」；而「□□」一詞中又有「□」（濕）字，故與生活在水中或潮濕處的「水蛭」有關。[50] 但以上立論大有問題。其實「□」字音為 [kjwɨj¹]，是漢語「紙」的西夏文意譯，[51] 不能音譯漢字「紙」字，「□」字之發音 [kjwɨj¹] 更無法對音漢字「紙」或「蛭」字。《番漢合時掌中珠》272 有「□□」（紙筆）一詞（見圖 5），明顯可見「□」在「紙」字右側，為意譯，而非對音。「□」在當時的發音，與右側「扃」字相類，[52] 不可能讀成「紙」或「蛭」。以上梁書引文全數無法成立。而「□」

49 梁書，頁 332。

50 此外梁書也引用了許多醫書證明「水蛭」可以作「破血逐瘀」之用，以此證明於此藥方中確係治療女人血液方面疾病。因梁書所謂「水蛭」是不正確的解讀，以上引證皆歸無效。

51 梁書頁 346 的另一處，亦意譯為「紙」，故此字「非『紙』之音譯而為意譯」一事本無疑義。

52 至元代《蒙古字韻》中，「扃」以八思巴文書寫為 □□□ [gÿung]，聲母仍讀為舌根音，與「紙」□□ [ji] 的捲舌音大有不同，韻母也完全不同。反觀西夏時代的西北方音，兩者一樣沒有重疊的空間。見 Coblin, W. South, *A Handbook of 'Phags-Pa Chinese* (Honolulu, Hawaii: University of Hawai'i Press, 2007), pp. 115, 121.

𤭖」應即西夏文的「濕紙」之意。

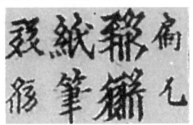

圖 5　《番漢合時掌中珠》乙種本 272「𦆀𤭖」[53]

西夏文本中，大黃之劑量「一兩」之後的文字是在解說「大黃」的炮製方法。筆者錄文與試譯如下：

𩇩	𧆧	𠆢	𣏌	𦆀	𤭖	𫤥	𫛨	𪓟	帰
dəj[1]	ɣow[1]	lew[1]	lju[2]	kjwij[1]	tsji[2]	ŋwə[1]	tśhjiw[1]	tśhjaa[1]	u[2]
大	黃	一	兩，	紙	濕	五	六	於	內，

大黃一兩，（置）於五、六（枚）濕紙中，

𪖻	𫰣	𫕋	𦆘	𤊐	𫛏	𧤄	𥝹	𣏑	𨙓
kwa[1]	wji[1]	lhjwa[1]	tsja[1]	lhjii[1]	kha[1]	pju[2]	we[1]	zjij[1]	dźji[1]
裏[54]	做，	灰	熱	溫	中	燒，	熱	時，	拔。

裏（之），（於）溫熱灰中烤，熟時，去掉（紙）。

首句第九個字「𪓟」，梁書錄文為「𫤒」，但原文下方中央部件並非「攴」而是「彡」或「彳」，原字應作「𪓟」。[55] 至於原文「𪓟」比「𫤒」多了一豎，可能

53 《俄藏黑水城文獻》，10，頁 32。

54 「𪖻」為「紮、捆」之意，於西夏文《類林》中對譯漢文《類林雜說》之「裏」字，此處依之，對譯為「裏」。

55 以「攴彳」為最右下方兩個部件的西夏字，除「𪓟」外大約有十五

為原撰／抄寫者筆誤或異體字，或者是誤將「𫝀」下方的寫法誤入「𫝀」字。就語意而言，梁書錄文「𫝀」，意為動詞「交」，對照前後文脈說不通，宜修正為「𫝀」（於、在）更合理。「𫝀𪘏𪙙𣨼」，實應分段為「𫝀𪘏，𪙙𣨼」，為此藥方中處理大黃的重要步驟之關鍵，不可省略不譯。

「大黃」藥力強，刺激性大，依照不同的藥方，有各種炮製法，其中煨製法相當常用。作為一種植物根部藥材，在本草及炮製學典籍中，常用「濕紙」包裹後置於灰中，以餘燼徐徐烤焙，藉以調整其藥性，謂之「濕紙裏煨／濕紙包煨」法。於宋、金、元三代醫書中例證甚夥，常用於女科及兒科藥方：

大黃濕紙裏，灰火中煨令香熟

〔（宋）《聖濟總錄》〕

大黃濕紙包煨　朴硝　各一兩

〔（宋）陳自明《外科精要》〕

大黃濕帋裏炮焙　　〔（宋）劉昉《幼幼新書》〕

大黃濕紙煨　神麴炒

〔（宋）楊士瀛《仁齋直指》〕

大黃濕紙裏煨　〔（宋）王貺《全生指迷方》〕

大黃濕紙裏煨　　〔（金）李杲《內外傷辨》〕

大黃濕紙裏煨　〔（金）張從正《儒門事親》〕

大黃濕紙裏煨令香熟

〔（元）佚名《居家必用事類全集》〕

個左右，無一上方為單純的「一」。

　　大黃紙裏，水濕，灰火煨，勿令焦，去紙，切，焙乾。

〔（元）朱震亨《丹溪醫集》〕

　　大黃濕紙裏，連灰火內煨熟，去紙

〔（元）許國禎《御藥院方》〕

　　筆者對該西夏醫方的譯文，研究之後發現與《丹溪醫集》「紙裏，水濕，灰火煨，勿令焦，去紙」與《御藥院方》「濕紙裏，連灰火內煨熟，去紙」之記載如出一轍。近年最新實驗證明，隨著煨制時間增長，大黃的主要致瀉成分「結合蒽醌、番瀉苷 A＋番瀉苷 B」含量均隨之減少。[56] 在實驗室中，若長期或大劑量給大鼠服用大黃生粉，會導致其胃腸功能紊亂。若餵食濕紙包煨法炮製後的煨大黃，則腹瀉作用與胃腸功能紊亂指標都顯著小於餵食生大黃粉末者。[57] 可見包煨法有助於緩和大黃之峻下及苦寒，適合婦幼等所需劑量較低之人群使用。上引古代諸漢文醫籍以及當代實驗可作為解讀這句西夏錄文的輔證，筆者譯文更為合理。[58]

　　「水蛭」在此藥方中，是前人對「濕紙」的誤讀，

---

56 張志、李聽弦、姚楠、謝婧、王光忠，〈多指標正交試驗優化大黃的濕紙煨製工藝〉，《中國藥房》，第 7 期（2018），頁 967。傅敏、張志、李聽弦、陶彩霞、賈平、王光忠，〈大黃煨製前後 HPLC 指紋圖譜的比較研究〉，《時珍國醫國藥》，第 6 期（2020），頁 1363-1364。

57 張志、李聽弦、徐柳、謝婧、孔德暄、王光忠，〈大黃煨製前後對正常大鼠胃腸功能的影響〉，《中國實驗方劑學雜誌》，第 12 期（2019），頁 140-144。

58 本段落曾於筆者《論西夏文醫藥文獻的歷史語言文獻學研究》一文中初步討論，見該文頁 159-161。此處修正先前斷句、解讀，並增補筆者後續研究與分析內容。

實際並不存在。因此梁書所有關於「大黃、水蛭」這個
藥對的討論均無法成立，更不能據以反推方劑主治。若
欲包裹一兩大黃，僅需數張濕紙而已。「濕紙五、六」
無須量詞，已可充分表示紙張的數量，也能解釋為何整
個藥方獨有此處未寫出劑量單位。

（三）藥方中段：「石斛」而非「柴胡」

到了藥方中段的行 5-6，有一味藥材，梁書中解為
「柴胡」，其錄文、直譯與意譯如下：

錄文：𗂾𗾺 𗄈𗾺𗾺𗾺𗾺
直譯：柴胡二钱苗割为
意譯：柴胡二钱叶去为

並說明其用途：

𗂾𗾺：译为「柴胡」。柴胡有解表退热、疏肝解
郁、升举阳气之功效。[59]

縱然柴胡曾經用於「血風」相關藥方之中，也不能
保證此藥方一定含有柴胡。畢竟是以西夏文撰寫之藥
方，還是必須尊重西夏原文的記載。

有疑問的是藥材的第一個字「𗂾」，仔細觀察原
西夏文書（參見表 4），其實這個字並不是「𗂾」，該
字左方的文字部件不是「𘤊」，而是「𘤊」。看似「、」

---

59 梁書，頁 333。

的其實是「彡」下方「乂」的筆畫左上角。中間的部件
也不是「彡」，而是「彡」，上方明顯為點與撇，而非
一點，下面的「彡」也很清楚。右方部件最容易辨識，
並非「阝」而是「阝」，上方為兩橫，而非一橫。此字三
個部件通通都辨認錯誤，應修正為「繎」，而非「繎」。
故「柴胡」解讀有誤。

表4「繎」與「繎」、「繎」的比較

文書中該字	繎	繎
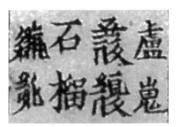	[60]	[61] [62]

「繎」字在西夏語中是常見的音譯用字，在《掌中
珠》中直接作為漢字「石」字左方的注音（見圖5）。

圖6 《番漢合時掌中珠》143 的「石榴」[63]

---

60 《同音》（甲種本）35B25。《俄藏黑水城文獻》，7，頁18。

61 《俄藏黑水城文獻》，10，頁229。

62 《同音》（甲種本）40B54。《俄藏黑水城文獻》，7，頁20。

63 《俄藏黑水城文獻》，10，頁26。

在西夏文「尊勝陀羅尼」的音譯字中，「𘝾」[śji¹]
也對應梵語的嘶音（sibilant）開音節「śi、ṣe」，而西
夏時代鮮卑國師寶源曾經以漢文翻譯此陀羅尼，對應當
時的漢語發音，音譯字也是「石」。參見表 5：

表 5　西夏文「尊勝陀羅尼」中「𘝾」的梵漢對音字
　　　對照表

梵語	天城體	西夏寶源對音漢字	對應梵語音節	對應漢字
viśiṣṭāya	विशिष्टाय	覓石實悒（二合引）也	śi	石
abhiṣekair	अभिषेकैर्	啊唅（重）石詼（引）[64]	ṣe	石

雖同一個西夏字有可能對音多種漢字，考慮到這
個字位於藥材名稱中，而其他西夏醫藥文獻中，「𘝾」
都作為「石」字的對音字，如「𘝾𗥎」[śji¹ kew¹]（石
膏）、「𘝾𗘊𗂖」[śji¹ kjwã¹ mjij¹]（石決明）、「𗤙𘝾」
[tshə¹ śji¹]（磁石）等，因此「𘝾」[śji¹] 最有可能的候
選對音漢字，仍然是「石」。

而「𗙻」[xu¹] 字也是常見的音譯用字，除了「胡」
之外，還對譯很多不同的漢字。《掌中珠》「斛斛」一
詞，首字「斛」正是以「𗙻」對音（圖 6）：

64　孫伯君著，《西夏新譯佛經陀羅尼的對音研究》（北京：中國社
　　會科學出版社，2010），頁 169, 170。

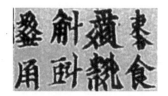

圖 7《番漢合時掌中珠》154 的「斛斗」[65]

　　盱衡各種可能的對音組合，筆者以為「纚鏺」目前最合適，最符合西夏原文的解讀，應該是藥材「石斛」。以下將該藥方與劑量的西夏文逐字轉譯列出：

纚	鏺	梮	毲	燚	耗	袳
śji¹	xu¹	njii¹	dzjij¹	ljij¹	khjwi¹	wji¹
［石］	［斛］	二	錢	苗	折、斷	為

　　「耗」意為「截割、砍去」，「燚耗袳」為「斷苗、去苗」之意。[66]「石斛」為蘭科植物多種石斛的莖部，在當代生藥規格化、商品化的結果下，很多人先入為主地認為只有乾燥處理成楓斗狀或條狀的才是「正石斛」。其實在古代藥方中，石斛無論鮮品或乾品，有可能是整棵植物或未經太多處理就到達使用者手上的，而古籍記載之不同作法各有其功用。以《太平聖惠方》為例：有「石斛一兩去苗」、[67]「石斛去根剉」、[68]

65　《俄藏黑水城文獻》，10，頁 26。

66　關於西夏語的「燚」（苗），可參考吳國聖，〈杜建錄《黨項西夏碑石整理研究》〉，《臺大歷史學報》，第 61 期（2018），頁 461-462。

67　王懷隱，《太平聖惠方》，頁 521。

68　王懷隱，《太平聖惠方》，頁 2099。

「石斛去皮剉」、[69]「石斛去苗根剉」[70] 等多種處理法。這些紀錄也是西夏引文應譯為「石斛二錢去苗」的有力旁證。

此處可以引申討論一下《天盛律令》中是否有「石斛」的問題。西夏文《天盛律令》史金波等人漢譯本中，記載了西夏政府庫房中生藥的分類，依其耗損量（受蟲蝕與否），分為四等。其中第一等「蛆蟲不食，不耗減」項下，列有藥材「石斛」。[71] 相對應的西夏原文為「𦇚絣」（書影見圖 8 ）

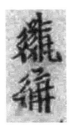

𦇚　　絣

śji[1]　　xew[1]

[石]　　?[72]

圖 8 《天盛律令》中的藥材「𦇚絣」[73]

---

69 王懷隱，《太平聖惠方》，頁 2113。

70 王懷隱，《太平聖惠方》，頁 9820。

71 史金波、聶鴻音、白濱譯注，《天盛改舊新定律令 二十卷》（北京：法律出版社，2000），頁 550。

72 史金波、聶鴻音在 2000 年譯文出版後，將此藥材改譯為「石灰」。見史金波，《西夏社會》下（上海：上海人民出版社，2007），頁 781。聶鴻音，〈西夏《天盛律令》裏的中藥名〉，《中華文史論叢》，4（上海，2009），頁 301。問題是「絣」[xew¹] 和可對音漢字「灰」（或中古音同一小韻的「回」、「揮」等字）的西夏字「緷」[ɣwej¹]、「𦇍」[ɣwej²]、「緷」[xwej²] 等的韻母差異甚大，且目前沒有見到例證，得以跨越或同用這兩組不同的韻字，故「石灰」目前只是從分類上看確實不會被蛀蟲消耗，尚稱合理的假說之一，就西夏文而言尚有問題。

73 《俄藏黑水城文獻》，8，頁 338。

　　西夏文史料中「緆」[xewˈ]字與對應漢字「斛」的「毲」[xuˈ]，兩者能對音的漢字分屬不同韻部，且有相當差異。「緆」對音字為「喉（珠184）、㬋（珠082）、筷（珠324）、後（珠108）、霍（音203）」等，與「斛」字不相類。《天盛律令》中的「纞緆」用來對音「石斛」的可能較小。

　　而從藥材的屬性，也能清楚地判斷這個解讀有問題。石斛是植物的莖，放在庫房中肯定無法持久，更不可能和列於同一等的「硃砂」、「雲母」、「雄黃」等礦物藥材同流。[74] 凡瞭解「石斛」本草特性者，對於將它列入「蛆蟲不食」的分類中必定有所猶疑，然這樣的譯文卻仍有論文持續引用。[75] 由此可見西夏醫藥研究，確實需要步步為營，對現有的著作也需謹慎以對。[76]

---

[74] 石斛的鮮條，無論冷凍或冷藏皆只能暫時維持數月，保存不易。而乾品和茶葉、乾貨或生藥類似，不止蛀蟲會吃，保存不當的話還容易發霉。且其有效成分在於植物體內的各種多醣、酚、萜類（Terpene）及氨基酸多不耐久放，雖然也有因特殊考量而陳年存放者，為避免變質喪失藥效，不宜存放太久。

[75] 如肖屏、余軍，〈西夏醫藥知識詮次〉，《西夏歷史與文化：第三屆西夏學國際學術研討會論文集》（蘭州：甘肅人民出版社，2010），頁109。

[76] 關於《天盛律令》中的藥材清單，聶鴻音教授坦言「中國學者當初成書倉卒，復原藥名時只是參考了今人編寫的中醫藥工具書，有大約三分之一的疑難實際上並沒有解決。其中最大的問題在於有不少詞語是套用西夏字在其他文獻裏的漢語對音臨時湊合上去的，並非經典中實有的藥名，而且沒有隨譯文加注予以指出。2007年，史金波先生又為我們提供了一套略經校正的藥名，其中有一些改譯是正確的，只不過他並沒有給出之所以這樣改譯的理由，也沒有為我們展示必要的書證，這同樣導致現在的漢譯文在許多地方令中醫藥學者讀來不知所云。」見聶鴻音，〈西夏《天盛律令》裏的中藥名〉，《中華文史論叢》，第4期（2009），頁292。他在此文中修正了許多過去沒有處理的譯名，但仍留下一些查不出漢文名稱的藥材名。李丹於〈《天盛律令》中的藥名〉，《《天盛律令》研究》（上海：上海古籍出版社，2014），頁

可以合理判斷《天盛律令》的庫房藥材清單中，並未
收有「石斛」。其他已知的西夏醫藥文獻中，也沒有見
過石斛這味藥材。而本文所討論此一藥方中的「﹝﹞﹝﹞」證
明了與石斛相關的醫藥知識已經傳入西夏地區，顯示西
夏地區有將石斛入藥的知識或實際行為。至於西夏藥方
中有「石斛去苗」的紀錄，顯示或許石斛在西夏地方應
用時，可能不僅有乾燥的莖部，甚至仍保有部分苗葉。
或可依此線索，討論石斛的可能流通路徑或產地。[77] 吐
蕃醫藥中有多種石斛屬的藥材如「﹝﹞」（石斛）、
「﹝﹞」（有瓜石斛）等，其產地、藥性、用法有何
異同，日後也應一併列入考慮。

（四）藥方結尾

本藥方的結尾，共六行（行 10-15），係敘述前述
藥材的煎煮製作方式。梁書的錄文、[78] 直譯與意譯表列
對照如下：

447-474。文中，綜合上述前輩學者的修正，也提出自己的看法，
但其對「石灰」之音韻討論簡略，亦難以成立。西夏醫藥研究，
必須對醫藥及西夏語言學都有一定掌握，並非依靠漢語對音或辭
典便能克竟其功。

77 石斛作為藥材在當時為何種型態，產地為何，目前學界瞭解不多。
「石斛去苗」的作法也見於《太平聖惠方》。究竟西夏藥方的記
載是轉譯某種漢文藥方，或者此藥方的設計能反映西夏地方現實
狀況，仍待研究。唯此寫本中的藥方，多有西夏本地特色，以及
不見於中原醫籍的配伍，部分記載與黑水城出土漢文醫方有相通
之處。就算是某種已佚漢文醫籍的西夏翻譯，也與西夏當地風物
有所關連。

78 換行處已連接，原貌見圖 4 及相關錄文。

西夏錄文	直譯	意譯
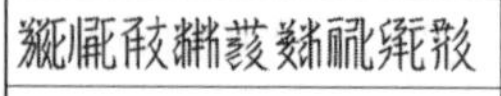 𗢳𗤒𗯴𗋽𗜀𗎩𗤻𗗙𗿢	食盐粉中烧裂令，其数	食盐粉中烧裂，共
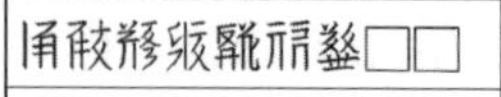 𗤻𗯴𗦴𗴍𗏇𗈁𗮼□□	捣粉为，酒煨面糊水□	捣为粉，酒煨面糊水□
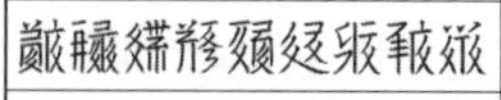 𗤻𗭪𗤻𗦴𗄛𗏇𗴍𗈁𗮼	丸如大为，当归酒等水	丸如大为，当归酒等水
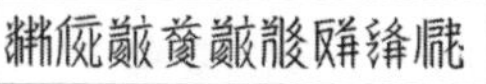 𗎩𗮟𗤻𗤒𗤻𗫂𗉾𗎩𗃞	中五丸七丸各食，则愈。	中服五丸七丸，则愈。

　　如前文二（三）已經歸納，此段意譯與直譯十分相
似，大部分文字並未意譯，有必要重新整理研究。[79] 以
下為筆者從原文圖版，重新錄文翻譯者：

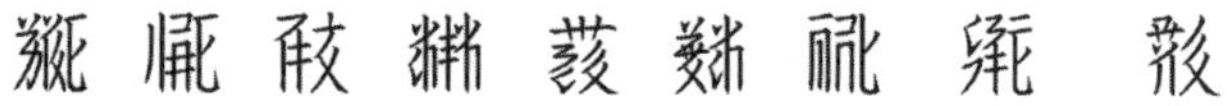

𗢳	𗤒	𗯴	𗋽	𗜀	𗎩	𗤻	𗿢	𗗙
tshji²	·u²	mẹ²	kha¹	pju²	lej²	phji¹	thja¹	ŋewr²
鹽	[末]	中	燒	裂	令	其/此	數、	等

使於鹽末中燒裂，該等（藥物）

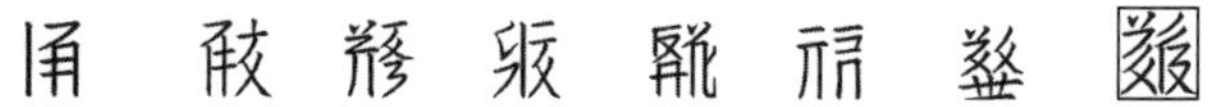

𗦴	𗯴	𗴍	𗏇	𗈁	𗮼	𗜀	�《》
tew¹	mẹ²	wji¹	·o²	wie²	mjij¹	xu¹	neej²
搗	[末]	為，	酒	煮，	[麵]	[糊]	搓揉，

（借詞）

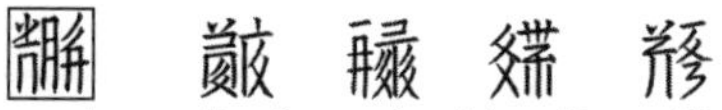

𗤻	𗤻	𗄛	𗦴	𗦴
γow¹	gjiwr²	su¹	khwej²	wji¹
蕎麥	丸	如	大	為。

搗末，以酒煮之，揉（為）麵糊，做成如蕎麥丸般大
（的藥丸）。

---

79 人類腦部功能本身就具有將順序紊亂的資料，整理成可以理解的
　　資訊之能力。因此，讀者看到這些西夏文的逐字譯，大致上能猜
　　測出其內容，並不令人意外。但無論猜測的結果如何，都只是將
　　譯文的漢語「合理化」而已，並非真正依據西夏語文的語法進行
　　解讀。因此，猜測過程中往往會出現許多單看譯文卻無法發現的
　　嚴重誤讀問題。

𗧓	𗰲	𗷅	𗽛	𗺉	𗜀
tow¹	kjwi¹	·o²	nji²	rjir²	kha¹
［當］	［歸］	酒	等	湯／汁	中，

𗥹	𗴾	𗣀	𗴾	𗤙	𗹟	𗦴	𗒀
ŋwə¹	gjiwr²	śja¹	gjiwr²	gji²	thji¹	ku¹	ŋwər²
五	丸	七	丸	任一	飲	則，	癒。

於當歸酒等湯液中，每服五丸或七丸，即癒。

　　此段為本藥方最後階段，係將前述藥物做最後總處
理的步驟。所謂「𗺉𗒀𗷅𗜀𗤙𗤙𗹟」（使於鹽末中燒
裂）可對應漢文醫籍中曾出現的炮製方法之一，即所謂
「鹽炙」。根據西夏原文還能合理設想有「炮裂」的作
法。「鹽炙」是處理比較容易變質的藥材，將其一面烤
乾，一面以鹽漬之，轉化其特性，可利用鹹味導引藥性
入腎經、膀胱經之用。而「炮裂」為炮法中對付性烈之
藥，將藥物置於炭灰或其他介質之中炮炙，除使其利於
保存之外，尚能濃縮並略為減輕其毒性、烈性。例如本
藥方就是以鹽末為輔料，將其加熱烤炙，程度約略至藥
材表皮微焦，起泡開裂為度。例如宋代《太平惠民和劑
局方》曰：

　　天南星、白附子：凡使，于熱灰中炮裂，方入藥
　　用。或別有制度，各依本方。[80]

---

80 太平惠民和劑局編、劉景源點校，《太平惠民和劑局方》（北京：
　人民衛生出版社，1985），頁 428。

　　本藥方係主治婦科生殖系統之血氣受風入寒之症，勢必得導引陽性或通利藥物進入腎與膀胱等表裡二經。而將特定藥物「以鹽炙裂」，確實是相當合適的作法。從中醫藥理而言，以上譯文之合理性也有所輔證。

　　根據西夏原文，以鹽炙裂之後，需將藥材搗為粉末，加入酒，煮之。後拌入麵糊搓揉和丸，大小如「蕎麥」丸。此段於紙張下緣有破損，缺漏兩字（見圖9左）：梁書未給出此二字之西夏錄文，但在直譯、意譯中皆書為「水□」，前後未見一致。如對照其下一句錄文「𗢳𗋽𗓑𗍹𗷒𗼮」（当归酒等水中）的第五個字之錄文與直譯，與缺字的第一字「𗷒」形似，顯然該書作者認為「𗷒」就是「𗷒」，但錄文中並未標明。其實「𗷒」的意思為「湯、汁」，不是「水」，錄文需更正。若補入「水」在此處，亦與其他西夏藥方的記載不相合。

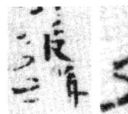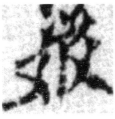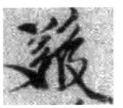

圖9　（左）西夏原文缺漏兩字　（中）「𗷒」[81]
（右）「𗷒」[82]

81　《俄藏黑水城文獻》，10，頁203。
82　《俄藏黑水城文獻》，10，頁239。

　　雖有所破損，吾人可以在其他西夏藥方中，見到類似的構句形式。筆者根據殘留的筆畫，將缺漏的兩個字，參照其他的西夏醫藥文獻，補入「𗌦」、「𗎩」二字。「𗌦」曾見於 Инв. No. 4384（見圖 9 右）：

𗤫	𘉅	𗼻	𘊠	𗎹	𘉬	𗌦	𘒙	𗘴
mjij¹	xu¹	wji¹	śji¹	·o¹	tsə¹	rjir²	lwu¹	neej²
［麵］	［糊］	為，	先前	存有	藥	與	攪和	搓揉

做麵糊，與先前之藥攪和搓揉。

　　不僅語境相同，用詞接近，對照圖 9 左，「𗌦」的右側部件「𠁣」也顯然比「𗌦」右側的「彡」更為正確。此外，位於本藥方之後的下一方子，也有十分接近本方形式的文字敘述：

𗙴	𘉅	𗤫	𘉅	𘈧	𗌦	𘈲[83]	𘈶	𗤻	𗼻
·o²	wie²	mjij¹	xu¹	kha¹	neej²	γow¹	gjiwr²	zjij¹	wji¹
酒	煮，	［麵］	［糊］	中	搓揉	蕎麥	丸	幾許	為

以酒煮，於麵糊中揉，做（如）蕎麥（大小）的丸。[84]

　　本藥方缺漏的二字，恰好能在下一藥方中，覓得句中位置或殘存筆畫都相當符合的候補字，故可據此補充完整。

---

83 此字梁書（頁 336）認為是「𘈲」，然而根據原文（見本文圖 10），明顯應作「𘈲」。

84 《俄藏黑水城文獻》，10，頁 203。

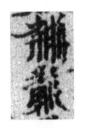

圖 10「𥹥」[85]

　　「𥹥」字為某種植物名稱，由於植物名稱較少出現在有漢、藏文底本的西夏文獻中，許多字詞難以判斷原意。以此字部件觀之，含有左側「𥹥」者，多與禾本科或豆科植物有關。「𥹥」字見於《番漢合時掌中珠》，對譯「蕎麥」（見圖 11）。而「𥹥」發音 [ɣow¹]，與「𥹥」[ɣow¹] 相同，只相差右側的「糸」部件，故Кычанов 等人懷疑兩字意思相同，[86] 筆者認為在此藥方中「𥹥」可能是與蕎麥相近的某種植物，或者是另一種「蕎麥」。[87]

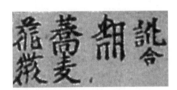

圖 11 《番漢合時掌中珠》甲種本 155 中的「蕎麥」[88]

---

85 《俄藏黑水城文獻》，10，頁 203。

86 Кычанов, Е. И., 荒川慎太郎, *Словарь Тангутского (Си Ся) Языка: Тангутско-Русско-Англо-Китайский Словарь*, p. 216.

87 蕎麥野生或栽培種甚多，有可能在發音相同的西夏字上運用不同構字部件標示特殊、細微的指涉差異，這組同音異構字可能也是符合西夏此一造字原則的個案。

88 《俄藏黑水城文獻》，10，頁 8。

　　本段西夏藥方的敘述，反應了一種典型的漢方中「如何製作藥丸」與「服用劑量」的處方。如以宋代醫籍慣用的語詞和語法來翻譯，大致可以重建如下：

　　　鹽炙炮裂，右為末。酒麵糊丸如蕎麥大，當歸酒
　　　（等）下，每服五丸、七丸，即解。

　　相似的處方行文模式，也見於黑水城出土的漢文醫方。例如 TK187 文書中有：

　　　酒丸鹽湯下，三五十丸。[89]
　　　右為細末，醋麵糊為丸，如梧桐子大小，空心溫酒
　　　鹽湯下。[90]
　　　右件醋糊為丸，如菉豆大小。[91]

　　這種特殊的形式，不僅在西夏地區的漢文、西夏文醫藥文獻中出現，甚至也見於西夏時代，甚至更早的藏文醫藥文獻。如瓜州東千佛洞出土，現藏甘肅省瓜州縣博物館，編號 01272-1 的吐蕃文書背面，有以下關於劑量的處方：[92]

---

89 《俄藏黑水城文獻》，4，頁 175。
90 《俄藏黑水城文獻》，4，頁 175。
91 《俄藏黑水城文獻》，4，頁 183。
92 圖版見趙天英，〈甘肅新見瓜州縣博物館藏西夏藏文藥方考〉，
　　《中國藏學》，第 2 期（2016），頁 121。此處錄文與翻譯為筆
　　者重新研究撰寫。

དེ་སྐྱར་ [93] ལ་རེ་ལུ་སྲན་མ་ཚད་བུ་འ། [94]

再次製作，約略如小豆丸（大小）。

ནད་ཆེ་བ་ལ་བཅུ་གསུམ་ཆུང་ན་དགུ་གཏང་།

重病者（給予）十三（丸），輕者（給予）九（丸）。

　　2006年西藏山南地區當許鎮（གཏམ་ཤུལ）嘎塘蚌巴奇（དགའ་ཐང་འབུམ་པ་ཆེ）塔整修之際，出土了一件古藏醫寫本，中有如下記載：

… དུ་བརྡུངས་པ་དང་རེ་ལུ་སྲན་ཆུང་ཚམ་དུ་བྱས་ནས [95]

在〔…〕中槌打，做成小豆子般（大小）的小（藥）丸。

… སྦྱང་ཆེ་ལ་རེ་ལུ་བྱི་རྩག་ཚམ་དུ་བྱས་སྟེ … [96]

（和）以蜂蜜，製作鼠糞大的小丸。

---

93 趙天英錄文為「སྐྱར」，此字不屬於規範古典藏文具有意義的音節，趙氏將 དེ་སྐྱར 譯為「配好後」，根據不明。見趙天英，〈甘肅新見瓜州縣博物館藏西夏藏文藥方考〉，頁121。

94 最後一個音節，趙天英錄文為「བུ」，但後方確實有一個草書的 འ，筆者錄文依原文謄寫。

95 圖版見 པ་སངས་དབང་འདུས，《གཏམ་ཤུལ་གུལ་དགའ་ཐང་འབུམ་པ་ཆེ་ནས་གསར་དུ་རྙེད་བྱུང་བའི་བོན་གྱི་གནའ་དཔེ་བདམས་བསྒྲིགས》（ལྷ་ས：བོད་ལྗོངས་བོད་ཡིག་དཔེ་རྙིང་དཔེ་སྐྲུན་ཁང，2007），頁215。初步研究見劉英華、羅秉芬，〈西藏山南當許鎮蚌巴奇塔出土藏文醫書淺析〉，《中國藏學》，第4期（2010），頁138。

96 圖版見 པ་སངས་དབང་འདུས，《གཏམ་ཤུལ་གུལ་དགའ་ཐང་འབུམ་པ་ཆེ་ནས་གསར་དུ་རྙེད་བྱུང་བའི་བོན་གྱི་གནའ་དཔེ་བདམས་བསྒྲིགས》，頁223。

　　都與本文研究的西夏藥方承襲相近的製丸作法與劑量說明。傳統中醫的丹膏丸散，分屬不同的作用且各自具備功能，各有千秋。本段從西夏文藥方的解讀，歸納出一種製作藥丸的處方類型：首先是藥材的清單，以及個別藥方的炮製方法，之後加以搥打為末，以某種液體（水、酒、醋等）煎煮後加麵糊揉丸，或以蜜加上麵糊作為賦形劑再揉丸。丸子的大小必須明示，大多以穀物的尺寸說明之，也有用「動物糞便的大小」形容其大小者。最後是服用的方式（用何種液體配服）與劑量。劑量或因病情輕重而有不同，或給予一個數量範圍，供使用者因應不同情況，自行增減。

　　西夏同類型醫方之間，用語和格式十分接近。同樣的情形也出現在吐蕃醫方之中，單就「藥丸的大小」的相關說明來看，「རིལ（丸子）-〔用以說明大小的物體〕-ཚད（如許）ʼ（製作）」此一公式在不同地方出土的不同寫本中，幾乎完全一致。由此可見吐蕃醫學中，似乎也曾經有不少漢地醫藥的譯本流通，且已形成固定的翻譯模式。在胡語醫方中，固然保存大量古代漢籍方藥，但也包含了各地特有的藥材與處方模式。[97]

四、結論

　　本文聚焦於一份底本不明，內容常因破損而有缺漏的俄藏黑水城出土西夏語單語藥方 Инв. No. 6476 中，

---

97 胡語藥方不盡然是漢語文獻的翻版，在找尋相似處時，也應註明方藥之中屬於各自醫學傳統的特點。

關於婦科「血風」疾病的一則方劑。本文從寫本之背景，西夏語題名的考證，直到環繞此藥方的各種資訊，提出了新的錄文，並且以具體例證，修正多處前人研究中留下的誤讀。筆者尊重西夏原文的記載，因此成功找出能與漢文醫籍相互對應的解讀方案，大幅提升了對此藥方的理解。

中醫的藥丸，相較於湯藥或粉劑，基本上其有效成分與濃度較淡，效力也多半稍慢見效。有言道「丸者，緩也」，中醫的藥丸，主要是為了中長期調養身心，處理較難纏的慢性疾病，意圖打底、補益之用。本藥方最終將藥材製作成丸藥，顯示主治之症可能也是虛寒不調的症候，需要一段時間慢慢恢復。雖然於現存醫籍中未得完全一致的藥方，但從藥方的設計與敘述中，仍然可以確認其與中原醫學的關係十分密切。無論此藥方是不是漢籍的譯本，仍然保留了漢地醫方的完整形式與用法，也因此獲得了利於解讀胡語文獻的線索。

從本文引用的各種文獻例句可以發現，雖然製作藥丸的大小和成分不同，但在西夏語、藏語、漢語的醫方中，關鍵的用語、語句排列的順序等仍有驚人的相似之處。吾人恰可利用此種形式上的類同性，找出不同藥方之間的相同點。不僅可以用於補充破損不存的文書內容，還可以參考這方面的資訊，嘗試修訂藥方中可能的筆誤或誤譯。特別是在絕大部分胡語藥方都是找不到翻譯底本的孤立案例時，從個別類型下手，逐步歸納特殊領域用語的用法與可能的語意，是值得開發的研究方法論。

迄今學界研究西夏醫藥文獻，參照對象始終只面向
漢籍本草、醫方、醫典。本文首度開展西夏與吐蕃醫學
的初步比較，日後要繼續結合其他夏藏對譯文獻的解讀
成果，反思胡語醫藥研究中尚未得解的癥結點。

熱者寒之？——從冰敷法之使用看近代中、西醫療觀念之歧異

曾宣靜

臺北市立聯合醫院林森中醫昆明院區兒科主任

一、前言

　　1929 年 2 月 23 日至 26 日衛生署召開第一屆中央衛生委員會行政會議，西醫余巖（1879-1954）提出「廢止舊醫以掃除醫事衛生之障礙」案，[1] 認為中醫是西醫推行的障礙，當時西醫在醫療行政、法律、教育上皆處於中醫無法抗衡的優勢地位，為何仍視中醫為障礙呢？[2] 余氏除認為中醫理論不科學、無法在衛生行政上有所貢獻外，更提及中醫理論引導民眾走向錯誤的醫療認知，影響西醫觀念的踐行，其意識到民眾對醫療觀念的接受度，為中、西醫競爭的重要場域，可知，中、西醫衝突的場域，不僅存在中、西醫者間，亦存在醫者與病者間。醫者與病者間因醫學知識接受度不同，會產生怎樣的爭議？筆者在梳理近代中、西醫療糾紛的過程中，觀察到冰敷法，這個看似簡單的治療方式，卻因為

1　余巖，〈中央衛生委員會議決議「廢止中醫案」原文〉，《醫界春秋》，第 34 期（1929），頁 9-11。

2　中西醫間之論戰及西醫在近代衛生行政上的優勢，詳參趙洪鈞，《近代中西醫論爭史》（北京：學苑出版社，2012）；郝先中，〈近代中醫廢存之爭研究〉（上海：華東師範大學博士論文，2005）；筆者所著之〈近現代中醫醫療法律研究（1840-2016）〉（臺中：中國醫藥大學博士論文，2017）。

醫家與病家接受的醫學脈絡不同，造成中、西醫家及病家三者間極大的矛盾，因此欲從冰敷法，觀察中、西醫者與病者間的爭議問題。

其實，運用冰敷法退熱消腫，對於中醫來說，不是嶄新的醫療觀念，而是早為知曉，卻不常使用的醫療方法，如《黃帝內經素問・至真要大論》中早有「熱者寒之」[3] 治療思維。西醫傳入中國後，將冰敷法漸漸推廣至民眾居家救急的醫療步驟，當時稱為「冰罨法」或「冷罨法」，即以冰塊、冰水或冷水裝袋，以毛巾濕敷或直接洗浴身體，[4] 如此簡易治療方法，尚未被當時民眾普遍接受，甚至多有疑慮：「醫院對於身體發熱，往往用冰，不合華人體質，每致病狀加重」，有「俞松筠醫師訟案」（1933）、「吳旭丹醫師訟案」（1934）等因冰敷爭議引起的醫療訴訟。[5] 以往常見於口頭、文字理論，中、西醫者間的爭衡，延伸至臨床診療時，讓病人在舊有與新植的醫學知識間形成不安、疑惑、無所適從、堅持或擺脫成見等紛雜之感。

近代中國民眾對於中醫傳統醫學觀念的信仰與西醫觀念容受間的情景，於雷祥麟〈負責任的醫生與有信仰

3　（唐）王冰注、（宋）林億等校正，《重廣補注黃帝內經素問》，收入《四部叢刊初編》（臺北：臺灣商務印書館，1965），第361冊，據景上海涵芬館藏明翻北宋本影印，卷22，〈至真要大論〉，頁15b。

4　本文以下所稱之「冰敷法」即包含運用冰塊、冰水或冷水等冷寒之物降低體溫之方法，不再另稱為「冷敷法」、「冷浴法」等。

5　田鶴鳴，〈律師田鶴鳴控俞松筠醫生業務過失致產婦染痢成疾少婦顧林一產後腹瀉致死〉，《申報》（上海），1933年11月1日，第15版、宋國賓編，《醫訟案件匯抄（第一集）》（上海：中華醫學會業務保障委員會，1935），頁63-64。

的病人——中西醫論爭與醫病關係在民國時期的轉變〉
一文中首先論及，如外國西醫為建立中國病家對其專
業的信任，努力融入中國風土人情之中，先建立非專業
的信任與友誼，進而期望民眾信賴其醫學觀念並傾心服
從，而中國西醫為使病家接受西醫治療，亦對病家做了
許多妥協，諸如「按脈處方」或迎合病人「火氣」、
「腎虧」等疾病上的說法。[6] 馬金生《發現醫病糾紛：
民國醫訟凸顯的社會文化史研究》則從醫療糾紛的角
度，分析近代西醫對現代醫療模式的踐行，與病人試圖
固守傳統間的緊張情勢，及解釋病人在傳統中醫脈絡下
的疾病認知遭到西醫質疑時，形成與醫生間的疏離和不
信任感，進而產生醫病糾紛。[7] 兩位學者皆描述了近
代中醫雖然日趨落敗，但從古以來由中國社會根生而出
的醫學觀念，在民眾間仍舊保持著相當的地位。

　　本文欲在此基礎上，嘗試透過民眾日常可用的冰敷
法，觀察近代中、西醫對於冰敷法用與不用的醫療觀念
歧異，探究因此落差造成中、西醫複雜難明的醫療知
識、訊息，如何被社會民眾排斥、曲解或接受，以及如
何影響建立醫療信賴關係等。

二、冰敷法在近代中國社會中之推行

　　《黃帝內經素問‧刺熱論》「諸治熱病，以飲之寒

6　雷祥麟，〈負責任的醫生與有信仰的病人—中西醫論爭與醫病關
　　係在民國時期的轉變〉，《新史學》，第 14 卷第 1 期（2003），
　　頁 77-80。

7　馬金生，《發現醫病糾紛：民國醫訟凸顯的社會文化史研究》（北
　　京：社會科學文獻出版社，2016），頁 128-149。

水，乃刺之，必寒衣之，居止寒處，身寒而止也。」[8]
及《黃帝內經素問・至真要大論》「熱者寒之」[9]，
顯示中醫早有冰敷法觀念，然於《黃帝內經素問・水熱
穴論》中言：

> 帝曰：人傷於寒，而傳為熱何也？
> 岐伯曰：夫寒甚則為熱也。[10]

岐伯對於寒邪太甚，會化為熱的轉歸說明，奠定中
國醫學人體呈現熱象的原因，可因寒邪而起，不一定皆
由熱邪的思維方向。王冰（710-805）對此為註云：

> 寒氣外凝，陽氣內鬱，腠理緊緻，玄府閉封，緻則
> 氣不宣通，封則濕氣內結，中外相薄，寒盛熱生，
> 故人傷於寒，轉而為熱，汗之而愈，則外凝內鬱之
> 理可知，斯乃新病數日者也。[11]

王冰解釋「寒甚則為熱」是因「玄府閉封」，即體
表毛細孔閉塞，造成陽氣、濕氣鬱結於體內而無法外
散，轉生為熱，故應由汗發散。《黃帝內經》對於熱症

8　（唐）王冰注、（宋）林億等校正，《重廣補注黃帝內經素問》，
　　卷9，〈刺熱論〉，頁5b。
9　（唐）王冰注、（宋）林億等校正，《重廣補注黃帝內經素問》，
　　卷22，〈至真要大論〉，頁15b。
10　（唐）王冰注、（宋）林億等校正，《重廣補注黃帝內經素問》，
　　卷16，〈水熱穴論〉，頁11a。
11　（唐）王冰注、（宋）林億等校正，《重廣補注黃帝內經素問》，
　　卷16，〈水熱穴論〉，頁11a。

闡述，打開後世醫者對於熱症的思維向度，提醒後世醫者面對熱症，不能見熱即認為熱邪，仍應詳察病源，給予合適治療，才能使熱消散於無形。

除《黃帝內經》，張仲景（150-219）在《傷寒論》中亦提及：

> 病在陽，應以汗解之，反以冷水潠之，若灌之，其熱被卻不得去，彌更益煩，肉上粟起，意欲飲水，反不渴者，服文蛤湯；若不差者，與五苓散。身熱皮粟不解，欲引衣自覆者；若水以潠之洗之，益令熱被卻不得出，當汗而不汗則煩。假令汗出已，腹中痛，與芍藥三兩如上法。[12]

由《傷寒論》紀錄可知，體溫升高時，由外澆灌冷水（即使用冰敷法治療），在張仲景時代常被運用，此法用之得當，收效固大，但若用不得法，危害滋甚，如仲景所述，身熱以冷水澆灌，雖然熱暫時稍退，但終究還是會再度發熱而無法完全退去，造成熱煩更盛的現象，且水寒外束，亦會產生皮膚起疹，仲景先生有鑑於此，特為立法以戒後世。《黃帝內經》至《傷寒論》皆昭示冰敷法的應用有其局限，需考量疾病轉歸，並非身體有熱即可使用，從而後世中醫對於冰敷法之使用相當謹慎，傳統醫書對於此法的描述亦不多，僅如孫思邈

---

12 （清）吳謙等編，《訂正仲景全書傷寒論注》（臺北：新文豐出版公司，1994），頁 48-49。

（581-682）《備急千金要方・解五石毒》：

> 凡石之發，當必惡寒頭痛，心悶，發作有時，狀如
> 溫瘧，但有此兆，無過取冷水淋之，得寒乃止，一
> 切冷食，惟酒須溫。[13]

因石散組成藥物多屬燥熱，[14] 如《千金翼方・飛
煉》中所載五石更生散為「紫石英、白石英、赤石脂、
鐘乳、石硫磺、海蛤、防風、栝樓、白朮、人參、 桔
梗、細辛、乾薑、桂心、附子」，[15] 其中如石硫磺、細
辛、乾薑、桂心、附子等皆為熱藥，藥氣發散時，易感
全身發熱，皮膚也會感到發燙易破，因此可用冷水淋身
或服用冷食，降低不適。

又如李時珍（1518-1593）《本草綱目・夏冰》云：

> 傷寒陽毒，熱盛昏迷者，以冰一塊置膻中，良。[16]

---

13 李景榮等校釋，《備急千金要方校釋》（北京：人民衛生出版社，
　1998），頁 518。

14 服石係指透過服用礦物、植物以達健壯延壽等益處，如《備急千
　金要方》所載：「論曰：人不服石，庶事不佳，惡瘡疥癬，溫疫
　癘疾，年年常患，寢食不安，興居常惡，非止己事不康，生子難
　育，所以石在身中，萬事休泰，要不可服五石也。人年三十以上，
　可服石藥，若素肥充，亦勿妄服；四十以上，必須服之；五十以上，
　三年可服一劑；六十以上，二年可服一劑；七十以上，一年可服
　一劑。」（唐）孫思邈著、李景榮等校釋，《備急千金要方校釋》
　（北京：人民衛生出版社，1998），卷 25，頁 518。

15 （唐）孫思邈著、李景榮等校釋，《千金翼方校釋》（北京：人
　民衛生出版社，1998），卷 22，頁 339-340；另參楊曉菁，〈五
　石散考究——兼以《世說新語》為輔，看魏晉士人之服散風氣〉，
　《嶺東通識教育研究學刊》，第 3 卷第 2 期（2009），頁 79-99。

16 （明）李時珍，《本草綱目》（臺北：文光圖書公司，1970），
　水部天水類，冊上，頁 233。

膻中約在胸部正中線上，兩乳頭連線之中點處，即便熱盛至昏迷的病人，依《本草綱目》之法冰敷，亦僅將一個冰塊置於病人兩乳之中，方寸之地而已。

清代醫家唐宗海（1846-1897）則云：

> 世傳五臟辨法，謂肝熱筋灼，驚癇瘈瘲，肺熱欬嗽，氣上口渴，脾熱消肉，便祕潮熱，腎熱骨蒸，精枯髓竭，上焦熱則心煩口渴，頭咽目痛，中焦熱則飲食減少，腫脹痢瘧，下焦熱則小便不利，大便失調，熱之見證雖不一，而總之歸於心經。蓋心為火臟，凡是火熱，皆心所司，心化血以養火，則心不亢而熱除，若火太亢，則心血受傷，故心惡熱。凡治熱證，無不用苦藥，所以治心之火也。西醫見熱病即以冰置胸前，此熱輕者可以立刻撤去，若熱重者，外被冰阻，則熱反內攻，為熱毒伏心而死。現在香港疫症，為西醫十治十死者，皆此之故也。[17]

晚清中醫醫者即已發現西醫以冰敷法治病的問題，認為西醫治療香港疫症失敗即是使用冰敷法。

然隨著西醫逐漸深入近代中國社會，在報刊上常見西醫推廣冰敷法，如 1929 年 12 月 26 日《大公報》所載：

---

17 （清）唐宗海，《醫經精義》（臺北：力行書局，1998），頁114。

若忽然下腹疼痛，發燒，並有多量之白帶下，且尿
意頻數，排尿時有疼痛等情形；則必有子宮卵巢、
膣或輸卵管之急性炎症，子宮周圍炎，尿道膀胱等
的急性炎症等可疑，就要馬上請醫生治療，下腹部
置冰囊，安靜身體，不可運動。[18]

此報導衛教女性若遇卵巢、子宮、膀胱等急性炎
症，應請醫生治療，並於下腹部置冰囊。又如 1930 年
7 月 5 日《大公報》：

受日射病人如果過重了通常是沒法治的，就說輕病
的人，能夠治好，也要留下一點精神障礙。治療的
法子，就是可用冰囊去冷卻頭部，並用冷水摩擦全
身，兼用水蛭貼在耳後和項部去吸，同時服瀉藥和
興奮藥。[19]

說明中暑病人治療的方法為用冰囊冷卻頭部，並用
冷水摩擦全身等。1936 年 8 月 25 日《大公報》亦云：

問：病人有咯血時，用冰袋，吮食冰塊，及內服
　　藥，以何者為有效？
答：當病人咯血時，最要緊的是病人宜鎮定，環境

18 羅嵩翰，〈婦女的衛生及婦人科疾病的攝生法〉，《大公報》（天
　 津），1929 年 12 月 26 日，第 13 版。
19 鄧鬱蒼，〈中暑（二）〉，《大公報》（天津），1930 年 7 月 5 日，
　 第 12 版。

> 應安靜。病人應躺臥床上或半躺半坐在床上，
> 完全不動。不可任意咳嗽，不可時時看自己所
> 吐出的痰血。用冰袋或用毛巾將冰塊包裹，安
> 放在胸部心房上面（即胸部偏左下部分），使
> 神經鎮靜，同調節心的跳動。吸吮冰塊，可制
> 止刺激性的咳嗽，同鎮定胃口的反應。[20]

認為肺結核病人有咯血時，可以用冰袋或毛巾將冰塊包裹，放在胸部心房上面可鎮靜神經和調節心的跳動，亦可吸吮冰塊，制止刺激性的咳嗽等。對於小兒嘔吐處理亦可使用冰敷法，如 1936 年 12 月 13 日《大公報》道：

> 對於嘔吐的處置，可用冰袋等放在心窩部（即胃部）。對於稍大的孩子，可以讓他嘴裡含一小塊冰塊。[21]

嘔吐時可以在心窩放置冰袋，甚至可以含冰塊止嘔，可見當時西醫對於冰敷法的使用範圍非常廣泛。此外，西醫亦宣傳冰敷原理：

> 冷的刺激可以使肌肉組織血管神經的收縮，當局部

20 崔穀忱，〈肺結核病問答一千則（續）〉，《大公報》（上海），1936 年 8 月 25 日，第 11 版。
21 沈其震，〈小兒之哺乳與看護第五十三封信〉，《大公報》（天津），1936 年 12 月 13 日，第 12 版。

發生了充血的現象，炎症發生的初期，就要用冷
罨包以刺激血管的收縮，使血壓減低，炎症不致廣
延。所以一般的日射病、中熱病酒客頭痛等的腦充
血就要用著冰囊了。至於炎症的初期如肋膜炎、盲
腸炎、癤腫、膿瘍、蜂窩織炎、關節炎等早期施以
冰罨包往往可以使炎症減退。其次於出血性痰患等
亦可以冰冷的刺激使血管收縮，作止血的作用，好
像肺出血，中風腦出血等不可沒有冰罨包。此外因
為神經受刺激而收縮，所以冷罨包亦可以得到止痛
的作用。[22]

闡明冰敷法原理是使血管收縮，血壓減低，防止炎
症蔓延擴展，其適用範圍相當寬廣，包含炎症初期、出
血症候和疼痛疾患。

西醫不僅在報刊上推廣，在臨床治療時亦常運用，
如 1931 年 2 月 25 日《申報》刊載民眾對於西醫使用冰
敷法的描述：

據說醫生一個也沒有來過，祇是看護長和護士給他
（病人）換上病衣，記過姓名等便去了，因為他們
說病人進來時已是十點，醫生底服務時間已過了，
怎樣呢？病是垂危的，難道就這樣換上病衣，頭上

---

22 克非，〈醫藥知識：診室瑣錄（續）：（七）溫罨包與冷罨包之應用、
　（八）一般外科手術前須注意的幾件事〉，《廣西衛生旬刊》，
　第 2 卷第 28 期（1935），頁 10-11。

加上冰囊便可以延到明天來受診嗎？[23]

　　這位腦膜炎病人的家屬控訴，病人病情危急進醫院後，醫生都未來診治，僅在病人頭上放冰枕，可知當時放置冰枕的治療方式，可以不經醫師診斷，護理人員可以直接處置。

　　小說中亦有使用冰枕的描述，如 1935 年 5 月 26 日〈王女士的日記〉中寫道：

生過了一場外病，又來了一場內病。當我熱度很高，顯上頂著冰袋昏沉的時候，暨友跑到我的跟前報告：「快設法錢呀：你孩子哭著要奶吃，房子又過期了好幾天」。噢！我振作了一下，一隻手撫著冰袋，一隻手提筆寫「某某朋友！請幫助一下……。」[24]

　　敘述病人生病後，為籌錢一邊頂著冰袋退熱，一邊提筆寫信借錢，如此場景的描述，顯示逐漸有民眾自行在家中使用冰敷方式退熱。

　　西醫透過報刊以及實際醫療場域，逐步讓民眾瞭解冰敷的用法及原理，讓民眾習慣冰敷是處理疾病的方法之一，其對於自身醫學理論宣傳，其實伴隨著在中國社會建立新的醫學理論、慣習的目的。

<hr>

23 麋，〈腦膜炎弟弟之死中醫對呢？還是西醫對牠能夠預防嗎？〉《申報》（上海），1931 年 2 月 25 日，第 23 版。
24 吳似鴻，〈王女士的日記（續）〉，《申報》（上海），1935 年 5 月 26 日，第 18 版。

三、近代中、西醫在冰敷法上的衝突

冰敷法引起的衝突，以 1933 年律師田鶴鳴控告西醫俞松筠，並刊載在《申報》，引發社會大眾廣泛關注，中、西醫界亦因此相互攻訐，最為嚴重，然在此之前，冰敷法的使用即已令民眾或中醫醫者產生許多疑慮，如 1923 年《晨報副刊》第三版刊出民眾對於冰枕頭的恐懼：

> 我在這裡要警告將來遇到腥威將軍的同志們，以及有親友在腥威將軍治下的朋友們，冰枕頭是很危險的，或者比猩紅熱本身更危險呢！我幸而沒有用，又幸而同仁醫院底日本看護婦並不強迫我用。我病後聽醫院裡的一個茶房說：「在冰枕頭上死的人很多，死後嘴裡湧出黑水來。」我出醫院後接連著聽得兩個與我同病的小孩都已脫離這個世界去了！其中一個就是觀場先生底小兒子，的確是在冰枕頭上死的！[25]

文中「腥威將軍」是指猩紅熱，形容猩紅熱是一種相當危急的傳染病，得此病如同面對兇霸威權的將軍，令人九死一生，然作者竟謂：「冰枕頭是很危險的，或者比猩紅熱本身更危險呢！」，特意彰顯冰敷法在治療猩紅熱過程中可能造成嚴重傷害，慶幸自己可以不必使

---

25 大悲，〈雜談‧腥威將軍的威味〉，《晨報副刊》（北京），1923 年 4 月 2 日，第 3 版。

用，他之所以認為冰敷法相當危險，並非親身體驗，而是聽聞許多人因冰敷法治療而死。此文一出，另一位民眾感到相當質疑：

> 「冰枕頭！」這句話平素不大聽見，這回被大悲先生一講，像煞有介事的竟成了危險物品了。……我因為沒有請西醫醫過重病，所以沒有嘗過「冰枕頭」的味兒。不過據我所知道的，從前中小學的生理書上都早說過，體溫過高的時候，應該用冷水或冰塊放在頭部，使神經不至因體溫的過高而錯亂。冰枕頭也無非是這種極粗淺的知識的應用罷了。固然，我並不知道醫學，我也決不配來為「冰枕頭」辯護，不過大悲先生所謂必不可用，一定是犯了太粗率的毛病，我希望有醫學知識的學者應該來一個簡單的說明，不但冰枕頭一項，其他西醫方面的有些設備，每每能引起沒有醫學常識的病人的懷疑，似乎也該在通俗的出版物上常有這一類的解釋。……反對「冰枕頭」的一類論調，如果確經證明為沒有根據，那麼也是迷信中醫的意見的一種餘毒罷了。[26]

指出中小學生理書已教導過冰敷法原理及使用方式，稱無法接受西醫治療的民眾往往缺乏醫學常識，認

---

26 伏園，〈雜談·冰枕頭〉，《晨報副刊》（北京），1923 年 4 月 7 日，第 4 版。

為這是中醫落後觀念的餘毒。可知西醫在醫學常識的推
廣上已深入中小學生的教材。此番論戰引起西醫企洛
解釋：

> ……用藥物治病是化學的治療法，用冰治病是物理
> 學的治療法之一種。我們以歷史上的關係，專注重
> 化學的治療法，對物理學的治療法，不但疏忽，而
> 且輕視，因習慣的關係，對冰尤其更甚。醫生因冰
> 在治療上，第一能緩和熱度，全夏季我們應用冰箱
> 一樣理由，不過夏季用冰箱可以使一個房中的熱度
> 緩和，使我們全身舒暢；用冰枕頭或冰囊治病，使
> 病人一部分或數部分貴重器官不產生熱影響，不至
> 發病，應用上範圍大小略有不全就是了。第二冰對
> 於已經發病的器官，有消炎的能力，有調節心動的
> 能力，有止血的能力，有安靜神經的能力，有止痛
> 的能力，他的功用有時還比吃藥長呢！所以醫生看
> 到要用冰來治的病，只好用冰。病人以上述歷史上
> 觀念和習慣的關係，又常常反抗用冰，所以醫生對
> 於治療上，常感困難，病人的不幸往往因此增加，
> 冰的無辜被謗，亦就日積月累了！但我們醫生總想
> 代他申冤，並且希望智識階級的人，大家一齊來都
> 代他申冤呢！

企洛詳細論述冰敷法治病原理，認為冰敷法功用
有時還比吃藥多，民眾常因過往的觀念和習慣，反抗
使用冰敷法。其後說明腥紅熱病人的死因究竟和冰有無

關係：

> 腥紅熱病人最多致死的原因，就是腦經和心臟發病，
> 所以要用冰枕頭來緩和腦部的熱度，預防腦經發病，
> 用藥品來維持心臟的機能，有時心臟沒有壞，腦倒
> 先病了而死，有時腦沒有病，心臟倒先壞了而死。
> 但從冰的治療發明以來，腦病可以預防了，腥紅
> 熱病人的死亡率就因而大減，可見得用冰來治腥紅
> 熱，並不是個個治療的，不用冰來治腥紅熱，只要
> 症候輕，熱度低，膿性強，心臟機能好，亦不是絕
> 對不能治的，現在大悲君可算一個例了，但總覺得
> 危險，總覺得比較的沒有把握呢！猩紅熱的死因和
> 冰沒有關係總算可以告一段落了。……我又感到醫
> 生用冰治病的困難，冰在治療上宣告無罪，且要忠
> 告大悲君，警告社會朋友們：「冰在治療上極有價
> 值的，我們不應該來反對他的。」[27]

　　強調冰敷法可以預防腥紅熱病人的腦病，降低死亡
率，故腥紅熱的死因與冰無關。從西醫與民眾間的對話
可以發現，冰敷看似簡單的治療方法，受到許多民眾的
抗拒，腥紅熱本身就是極凶險的傳染病，西醫認為在治
療過程中使用冰敷法但最終死亡，並非因為冰敷法的治
療思維出了問題，而是疾病本身危殆所致。

---

27 企洛，〈對於陳大悲君之「腥感將軍的感味」的批評和忠告〉，《晨
　報副刊》（北京），1923 年 4 月 18 日，第 3-4 版。

　　民眾除對於腥紅熱使用冰敷法感到存疑外，對產婦發炎運用冰敷法，亦感恐惑：

> 在西醫對於產婦發炎，是主張用冰袋冰的，但是這種試驗的結果，已慘死了多少可憐的產婦，每每服些中醫和平的藥，雖則耽延些時日，倒是有不少能夠獲救的。也許中國人體質和西洋人不同的緣故。[28]

　　相較於中國社會對產婦不可受風寒的照護習慣，產婦發炎治療過程中若使用到冰敷法，容易將死亡結果與冰敷法聯想一起，就算西醫在報刊上詳盡解釋冰敷法益處，民眾可能還是無法信服西醫說法，最終還是從「體質」的角度認為，就算符合醫學理論也不適合中國人。

　　民眾對於冰敷的憂慮不僅於此，一般治療高熱亦主張不該冰敷：「西醫遇病人高熱時，往往用冰袋療法，最為危險，不如飲瓜汁為妥。」[29]文章目的原是在討論西瓜的藥用效果，竟亦建議高熱時使用冰敷，不如喝西瓜汁。從以上論述可知，無論是在危急重症、產婦照護或一般日常高熱照料中使用，民眾對於冰敷治療疑慮不斷發酵。

　　不僅民眾，中醫界亦注意到西醫在冰敷法使用問題，如秦伯未（1901-1970）：

---

28 雲，〈關於產婦〉，《申報》（上海），1933年3月20日，第12版。
29 持佛，〈西瓜之藥用談〉，《申報》（上海），1932年8月10日，第17版。

西醫之病理，過拘於痕跡，而不能活潑潑地以觀其
變化，故熱則冰之，寒則火之，惟中醫知其不然。
在內經曰「其寒也非湯火所能溫，其熱也非冰水所
能涼。」然則正當使西醫之採取中醫學說以補其不
逮，何為使其故步自封乎？此西醫之不幸，尚亦衛
生局有以促成之也。[30]

　　秦氏以中醫學說對於熱症是否使用冰敷，已有較為
全面的瞭解，無被見熱即用寒法的思維所限，認為這正
是西醫可以學習中醫之處，西醫不參照中醫學說而有所
反思，可能與衛生醫療政策方向有關。

　　中醫沈仰慈則發表患者因冰敷造成病重不治的案例：

約在民國九年夏秋間，師山某生在滬求學，患溼熱
症，送某醫院治療，未旬日，其戚某君邀余往視，
見病者頭戴冰帽，身罩冰囊，手足挺直，仰臥病
床，不語如屍，病房中置冰盆，窗牖洞開，涼風習
習，而病者肺部高突，呼吸翕張，上下起伏，勢甚
喘促，腹部不動，呼之再三，目似微啟，喉音已
失，不能出聲，按其脈搏，沉數無倫，大肉消脫，
皮膚清涼，余問其戚屬曰病幾日矣，曰未滿旬日
也，初起症狀若何，曰頭痛發熱、胸悶、腹痛、惡
食、欲噁也。余曰，據此，則中醫所謂濕熱症也，

---

30 秦伯未，〈對於衛生局之疑問〉，《醫界春秋》，第19期（1928），
　　頁3。

何劇變若此？其戚曰：院長斷為流行性熱病，故用
冰罨療法，大便祕則灌腸，每日哺以牛乳雞汁，維
持其體質。⋯⋯余曰唉⋯⋯此積熱在肺胃，無所發
泄，外用冰罨，皮膚固已涼矣，其如裡熱不得發泄
何。吾醫所謂熱邪內攻，此症似之。⋯⋯翌晨五時
許，某君岔息涖余寓，歎曰：某生逝矣。[31]

沈氏描述親身所見西醫使用冰敷「頭載冰帽，身罩
水囊」，不是僅一處冰敷，而是全身式的冰敷處理，並
且在病房中置冰盆，開窗進風，維持病房低溫，與中醫
處理濕熱症方法全然相異，其認為西醫外用冰敷，僅能
降低皮膚溫度，體內之熱反而無法發洩，指出病人死亡
原因在於使用冰敷。

中醫馬岱雲亦提出病人不可冰敷：

七月中氣候不齊寒冷異常，清早出門，衣服又少
著，遂致冒寒作嘔，午間飯食即不思，晚間即腹痛
而瀉，一日夜吐瀉數十次，家人大恐，以為發痧急
用括痧等法，不效，遂請左近醫院甘西醫診治，某
西醫即以打診洞寒熱表詳細診察，診察數次謂其家
人曰，此病甚奇怪，余不能治，須請余友人某西醫
來，病家無奈，只能從命，請其友人來診治，診察
斯須，曰此為腸炎也，乃以冰袋一只置其腹部並以

---

31 沈仰慈，〈冷罨療熱病之感想〉，《中國醫學月刊》，第 1 卷第
5 期（1929），頁 37-38。

藥末一包令其吞服，不須臾而腹痛果減，但上吐下
瀉依然為故，且神志愈見倦怠。病家惶惶然莫知所
措，乃延余為之診法，按其脈沉而細，察其舌白而
膩，余曰此積寒症也，病家乃告余經過情形，余曰
是矣。高年陽氣本虧，清早出外少著衣服，寒氣內
伏，脾胃陽傷，升降失常則嘔吐，又食冷食，腸亦
愛寒，腸壁受寒，不能收攝津液則泄瀉，上下皆
寒，當治其中，乃以附子理中湯加半夏吳更，一劑
而吐瀉減，再劑而吐瀉止，令已在調理矣。夫冷罨
一法只能治有餘之熱症，豈可治傷寒之寒症，寒症
而用冷罨，是重傷其陽也。[32]

　　此案例經由馬氏用藥後，已治癒，其用藥思路認為
是積寒所致，使用附子理中湯加半夏吳茱。馬氏並非完
全否定冰敷法功用，但申明冰敷只能治有餘熱症，顯現
中醫學說在經過辨證後，判斷能否採用冰敷治療。冰敷
法在發生大規模爭論前，實已因西醫臨床使用冰敷法治
療效果不彰，民眾、中醫間引起不少爭議。

　　近代冰敷法使用爆發中、西醫界最大衝突是 1933
年發生，由律師田鶴鳴控告西醫俞松筠的訴訟案件。依
田氏刑事訴狀所載原委大致如下：田鶴鳴之妻於 1933
年 7 月 30 日晨 1 時 34 分在俞氏中德產科醫院分娩，
8 月 2 日上午 11 時，俞氏以產婦大便不通，用皮帶灌

32 馬岱雲，〈吐瀉病用冷罨法之謬誤〉，《中國醫學月刊》，第 1
　　卷第 6 期（1929），頁 20。

腸，8月3日上午11時許，俞氏以產婦乳脹，以冰袋
冰乳房，冰至8月4日晨3時，此時產婦欲腹瀉，方將
冰袋停止使用（產婦在睡眠中冰袋依舊置於乳房上）。
至8月7日止，產婦每日腹瀉各有五十次或七十次以上
之多，病狀為口渴而不思食，作嘔疝痛，心神不安，夜
不能眠，下部汙血停止。於8月8日晨6時因病勢日
重，搬出中德產科醫院，當日下午送往同德醫院醫治，
於8月16日逝世。

　　田氏認為其妻之死是由於俞氏業務過失，理由之一
即為使用冰袋，田氏論述如下：

> 產婦最忌受寒，被告更不應令產婦於睡眠中用冰
> 袋，且腹瀉隨冰袋而發生，足見冰袋足使產婦受
> 寒，並減低其抵抗力而利痢菌之繁殖。[33]

　　「產婦最忌受寒」為中醫產後調理的重要事項，[34]
俞氏因產婦乳脹將冰袋置於產婦乳房上，連續十六小
時，為受傳統中醫觀念影響的民眾無法理解，並認為病
人死亡與冰敷有極大關係。田氏在未經法院審理前，竟

---

33 田氏控訴理由有四，除使用冰袋外，其他三個理由分別為：使用
染有痢菌之灌腸皮帶、俞氏使用偽藥，「並以少量報多量」欺騙
病家、患者腹瀉數次甚多，俞氏未能查明病因，亦未委託他人檢
查有無痢菌。宋國賓編，《醫訟案件匯抄（第一集）》（上海：
中華醫學會業務保障委員會，1935），頁244。

34 如明代醫家武之望（1552-1629）於《濟陰綱目．論產後調理法》
中云：「厚鋪裀褥，遮圍四壁，使無孔隙，免致賊風。」風尚要
如此避之，更何況乎寒。（明）武之望《濟陰綱目》（臺北：昭
人出版社，1986），卷11，頁380。

將訴狀全文刊載於《申報》上，[35]昭告社會大眾周知，引發醫界一連串之爭論。

首先，余氏請律師江一平為文聲明保障名譽：

查該田顧氏於八月八日晨離院時，其夫田鶴鳴曾簽有保單，而查田顧氏身故日期又遠在離院一星期以後，若果如訴狀云，產婦因治療失當身亡，則在院時病態何以不先發生變化？田鶴鳴身為律師若果如訴狀內稱保單係被迫簽立，則何以事後又不立即依法謀求救濟？至該訴狀內所稱致死原因如冰袋利痾菌之繁殖、皮帶染有痾疾之毒菌，並使用偽藥貽誤時間等，又全與事實及醫理絕對相反，此種捕風捉影之攻擊，本不值識者之一笑，惟可異者，本案訴狀及法院傳票，迄今松筠以身為被告之人，尚未經合法之送達，何以今晨各報已登載殆遍，此種故違法令之行為是否含有作用，田鶴鳴身為律師當不致如此失檢，惟為保障個人名譽計，應請代為登報聲明等語。[36]

以田氏已簽保單，且病人在離院一週後死亡，認為所提之致死理由皆與事實及醫理相反。

---

35 田鶴鳴，〈律師田鶴鳴控俞松筠醫生業務過失致產婦染痾成疾少婦顧林一產後腹瀉致死〉，《申報》（上海），1933 年 11 月 1 日，第 15 版。

36 江一平，〈江一平律師代表俞松筠醫師為報載田鶴鳴訴狀全文事緊要聲明〉，《申報》（上海），1933 年 11 月 2 日，第 2 版、1933 年 11 月 3 日，第 2 版、1933 年 11 月 4 日，第 2 版。

其次，西醫瞿紹衡為文聲援俞氏，將意見發表於
《申報》上，以下摘錄與冰敷法相關之處：

民國二十二年十一月一日上海申報載有律師田鶴鳴
控俞松筠醫師之新聞一則，細讀全文其訴狀所述理
由可別為二點：（一）備責對於產婦（在產科學上
已產之後應稱褥婦）用冰之錯誤，（二）指其灌腸
器不消毒、以致染痢身亡之過失。……（一）乳脹
是否可用冰囊，乳汁由乳腺分泌，乳汁之多少，由
乳腺分泌機能之強弱而不同，其機能之強弱，原可
以人為的方法左右之，減退之法有二：（一）化學
的方法即應用藥物，（二）理學的方法，冰囊其一
例也。按冰囊在新醫方面應用甚廣，內科上用以解
熱清腦，外科上用以消炎止痛，產科上除內外科所
用範圍之外，尚有用以止血者。蓋人身皮膚，一遇
冰囊之冷氣，則血管收縮，血流遲緩，腫脹減退，
而神經所受之壓迫即減少，且神經本身，因受冷氣
之刺戟而鈍麻，以是其器官機能，遂亦減退，乳脹
時應用冰囊，於學理事實，均係合法，然而我國社
會人士，往往非難新醫之用冰囊者，一言以蔽之
曰：無科學（不明物理上熱之傳導及放散作用）常
識耳。（二）貼於乳部之冰囊，是否可以致成腹瀉
或減低全身抵抗？在平時感受風寒，則可引起腹
瀉，亦可減少抵抗，冰囊一物不當用，而用之，
則不無害處，且病人因感受不快，即不容其長時間
之放置，然若用之適當，則病人必感舒適，而不見

拒也。<u>顧林一女士八月三日上午十一時許起、冰至</u>
次晨（八月四日）三時，若有不適之感，必不容其
放置十六小時之久，用之既當，則絕無減少抵抗之
理，<u>若謂冰囊用於乳部，而冷氣可傳至腹部，則盲</u>
<u>腸炎、腸膜炎、胃腸出血時之直接放置於腹部者，</u>
<u>又將何辭以解</u>。[37]

　　說明乳脹時用冰敷法是符合醫理的，社會人士常非
難西醫使用冰敷法是因其無科學常識，雖同意冰敷法使
用不當亦有害處，但套用在本案，認為病人使用冰敷法
並無不適，亦非引起腹瀉原因，病人死亡與冰敷無關。
　　此一解釋引發中醫吳去疾著文反駁：

此在吾國，以傅青主女科之法治之，生化湯中重用
當歸，並加肉從容以潤其腸，而大便自通。至於
乳脹，一味麥芽煎服，可以立消。……以致瀉利不
止，引起種種敗象，而卒以不救，此則吾所大惑不
解者也。……至於乳脹用冰袋之法，此尤吾所不
解。<u>吾雖非西醫，然習聞西醫之法，其治熱病之</u>
<u>人，必以冰袋冰其頭，謂可以除大熱，詡為西醫絕</u>
<u>妙之方，其實此何足奇，此等寒能去熱之理，吾國</u>
<u>人早已知之</u>……然此等治法，非有真知灼見者，不
可輕試，故後世無傳焉。況人之身體，各有虛實，

---

37 瞿紹衡，〈瞿紹衡醫師發表田俞訟案之意見—就學理上立論—〉，
　《申報》（上海），1933 年 11 月 5 日，第 13 版

患病者之症狀，亦各有虛實，人實症實，正治無
妨，冰袋之寒以除熱，固有是理，設使人虛症實，
或人實症虛，即不宜用，其人虛症虛者，更無論
矣。……熱病有虛實之分，產婦之發熱，多半屬
虛，非盡人可用冰囊，況田顧氏產後並未發熱，不
過乳脹而已，西醫既自命為科學醫，豈有除冰囊而
外，竟無其他治法乎？[38]

申論產婦便祕、乳脹使用中藥即可處理，中醫早已
有冰敷觀念，僅因需經虛實辨證後才可使用，產婦發熱
多半屬虛，非可盡用冰敷，文中強調中醫比西醫更瞭解
冰敷使用之時機，暗諷西醫學理有缺、治療方向有誤。

隨後中醫黃敦漢則論證冰敷於乳房上會增加腹瀉
程度：

今俞○○博士對於新產而又已腹瀉之顧女士，竟以
冰袋冰乳房至十六小時之久，無論合乎何種科學
方法，而冰是冷物，其冷氣能以侵入皮膚，達於血
管，諒亦為科學所不否認，人之身前面，經過兩乳
上下行之大血管，中醫屬之胃經，西醫似乎稱為大
動脈。按中醫學說，則冰袋正當胃脈之上，其冷氣
由脈達胃，直捷便利，最少可以增加腹瀉程度，科
學當亦無反對之例，而且平人臍腹偶感寒氣，每成

---

38 吳去疾，〈田俞訟案之國醫立場觀〉，《神州國醫學報》，第 2
卷第 3 期（1933），頁 2-6

大便濃血之疾，顧女士新產血傷，大便結於前，灌
腸致瀉，胃氣陷於後，再益之以兩乳房冰袋十六小
時之侵襲，其轉成痢疾，實有萬分之可能。俞○○
博士身充慎重人命之業務，乃毫不加察，率依常
法，施用冰袋，似更不能不負應注意而不注意之過
失責任。[39]

就中醫經絡學理而言，乳房屬胃經，將冰袋放置乳
房上，冷氣會隨經絡下傳至臍腹增加腹瀉程度，黃氏直
指俞氏需負應注意而不注意之刑法過失責任。

中醫若定亦強調產婦最忌受寒：

過失理由──（一）產婦最忌受寒，被告更不准令
產婦於睡眠中用冰袋，且腹瀉隨冰袋而發生，足見
冰袋足使產婦受寒，並減低抵抗力，而利痢菌之繁
殖。……炒麥芽一兩、炒神麴一兩……用於奶管
不通之乳脹，及授乳婦斷乳時，經幾千年實驗，有
特效。[40]

申明冰敷足使產婦受寒，使腹瀉更為嚴重，產婦乳
脹不可使用冰敷，以「炒麥芽一兩、炒神麴一兩」研末
為散劑服用即可解決。余巖駁斥：

---

39 黃敦漢，〈田俞訟案之檢討〉，《神州國醫學報》，第 2 卷第 5
　　期（1934），頁 4-5。
40 若定，〈由西醫療法的涉訟再談到中醫療法──產婦乳脹便祕的
　　療法〉，《社會醫報》，第 204 期（1933），頁 4482。

> 丹溪以前，是沒有用麥芽治乳痛的，無論《金匱》、
> 《千金方》、《千金翼方》、《外台秘要》……總
> 不懂得若定氏會寫出「幾千年實驗」五個字，不是
> 誇大宣傳，就是無知妄說。……丹溪用麥芽治乳
> 脹，是從李兵部手集方，用麥芽治產後腹脹的方法
> 脫胎而來，但是麥芽的裡面有糖化素，用以消化穀
> 食積滯，還有點意思……我已用過數次，絕無影
> 響，丹溪把李絳的治腹脹變為治乳脹，真是妄作，
> 若定氏照例直抄，真是盲從。[41]

　　余氏從醫學史角度查找出丹溪以前是沒有用麥芽治
乳痛，若定氏「幾千年實驗」之說是荒謬的，認為是丹
溪誤將麥芽治腹脹變為治乳脹，依余氏自身經驗，用麥
芽、神麴治療乳脹是無效的，但直至今日，中醫以炒麥
芽治療產後乳脹仍有一定療效。[42]
　　中醫惲鐵樵（1878-1935）於〈醫學平議〉說明身
體發熱現象為外界寒逼為熱，若以冰祛熱違反身體對抗
外寒的反應：

> 陽明經症熱至百零四度以上（筆者按此為華氏），
> 則神昏譫語。神昏譫語為腦症，西法之用冰枕，所
> 以護腦也，然本是因外界寒逼而熱，熱所以祛寒，

---

41 余巖，〈駁若定氏「由西醫療法的涉訟再談到中醫療法」〉，《社
　會醫報》，第 204 期，1933 年，頁 4479-4480。
42 如《現代中藥藥理與臨床應用手冊》記載麥芽可以用於治療乳房
　脹痛，梅全喜主編，《現代中藥藥理與臨床應用手冊》（北京：
　中國中醫藥出版社，2016），頁 384。

今用冰，是專與體工之救濟為難矣。或曰陽明經
普遍性熱化，舊法用涼藥，舊醫稱涼藥治熱病為逆
折，固與用冰不同乎？曰：不同。所謂涼藥、熱
藥，非物理上有若何變化，入熱度表於白虎湯與四
逆湯中，其水銀柱之伸縮同也，惟病人飲白虎湯則
有消炎作用，飲四逆湯則有熱化作用，以是區別，
是藥之溫涼專在體工反應下觀察而得，非理化方
面事。用冰則非但不能消炎，且使體工起反應而增
熱，故涼藥不可與冰同論。[43]

　　惲氏除說明以冰祛熱違反身體自然外，亦強調中醫
以涼藥治熱病與用冰是不同的，用涼藥如白虎湯可以有
消炎作用，而冰不能消炎反而容易引起身體發熱作用。
　　中醫焦易堂（1879-1950）在〈為採行國醫條例告
國人書〉中，亦認為一般熱病是生理機能反應，應以藥
物助其反應，而非以冰敷方式處理，其以冰敷為例論證
中醫治療的靈活性：

「寒者熱之，熱者寒之」，雖然內經上也這麼說，
國醫對他卻不膠執，不料西醫妙語得之，我們知
道，一般熱病，那種高熱現象，往往是生理機能之
毒素為反應作用，正宜助之發揮充分，西醫居然會
用冰囊把他導散了去，高熱的現象分明低落，卻是

43 惲鐵樵，〈醫學平議〉，《惲鐵樵醫書合集》（天津：天津科學
　技術出版社，2010），頁 32。

生命也跟著危險起來。[44]

　　焦氏批評西醫用冰敷雖可降低高熱現象，但疾病亦
會隨之危急。余巖強烈反駁：

> 焦先生所說的「生理機能之毒氣的反應」這句理
> 由，在貴國醫們的書裡是沒有的，當然是科學醫說
> 出來的話，焦先生會知道這個理由，難道他們用冰
> 囊的西醫倒反不知道麼？既知道這個理由，卻會再
> 來用冰囊，當然那時候更有比這種理由更加適切病
> 情的條件在裡面，方才有用冰囊的必要。粗淺的講
> 給焦先生聽聽：第一是高熱發得時間長久了，腦子
> 裡面是要發生障故的！土話叫做「熱昏」尤其是小
> 兒和老人，更是當不起高熱。第二是高熱的時候，
> 心的工作也非常亢進，亢進過分了，是要疲倦衰弱
> 的！所以我們碰著長期間高熱的病人，就要顧慮到
> 病人的腦和心，務不使他因了高熱發生副作用，
> 來增加病態和喪失生命。但對付高熱和調節高熱
> 的法兒，最簡便的，最有效的，最無害的，最可以
> 操縱由我的，就是冰囊。國人的心理頂怕是風寒，
> 卻不曉得熱的可畏，在夏日裡害了熱性病，空氣的
> 溫度高至攝氏寒暑表三十六七度左右，病人的體溫
> 高至四十度左右，那時候卻還要謹遵著「風為百病

之長」的瞎話，緊閉著窗戶，不許空氣流通，把病
人蒸得昏厥過去，還不肯放鬆，社會上這種謬誤的
風習，無常識的舉動，我們是常常碰著的。這種社
會，教他洞開窗戶，流通空氣，已經是駭人聽聞，
若是教他用冰，豈不要嚇死呢？這真是「夏蟲不可
以語冰」的話兒了。想不到焦先生也會抱著這種觀
念，說出這種論調，似乎對於學理的推討，太膠執
而欠通達一點罷？[45]

　　余氏闡述西醫亦是在適切病情的條件才會使用冰敷
法，認為高熱的病人，退熱最有效、簡便、無害，可以
操之在我的就是冰敷法，批判「風為百病之長」是瞎
話，導致中國社會有不敢開窗吹風的陋習，更何況要民
眾使用冰。
　　西醫朱森基亦云：

西醫用冰囊散熱，致人於危，夫高熱誠為吾人生理
抵抗作用之表示，但謂生理機能之毒素為反應作
用，則吾不敏，不知其何說也。西醫以冰囊散導熱
度，乃救急處置，若熱度稍退，即當移去，此為物
理學療法，與熱罨，如電療，蓋同其意義，彼之謂
西醫以冰冰煞人者，皆鄉愚無智之言。[46]

45 余巖，〈評論：焦易堂為採行國醫條例告國人書之商榷（續）〉，
　《醫藥評論》，第 106 期（1933），頁 12-13。
46 朱森基，〈評論：讀「為採行國醫條例告國人書」後〉，《醫藥
　評論》，第 107 期（1933），頁 4。

　　朱氏表明西醫使用冰敷是急救措施，熱度稍退就移去，不會過度使用。此外，1934 年尚有一件因冰敷法引發醫病糾紛案件，石崧生之訴狀如下：

> 為玩忽業務過失致死請求重科刑以維法紀事。竊訴人之妻石郭氏，於本年六月四日患病，身體發熱，胸懷悶，延醫服藥，未見大效，亦無不良現象。同月二十八日，由翁慕宗判介紹西醫吳旭丹來家診察據云：病為傷寒，尚無他種複雜現象，又力勸將病人送入紅十字會醫院。自訴人因醫院對於身體發熱，往往用冰，不合華人體質，每致病狀加重。爰詢其入院後，是否用冰？該被告云：並不一定用冰……被告自開一方，並令看護婦用冰水洗濯病人全身。並用器械打大便，用冰袋覆頭部，此時猶鳥已入籠，必須聽其擺布，毫無自主之權矣。[47]

　　其妻於 1934 年 6 月 30 日身亡。「醫院對於身體發熱，往往用冰，不合華人體質，每致病狀加重。爰詢其入院後，是否用冰？」從這個疑慮來看，當時有些民眾對於西醫用冰有極大的不信任，雖不否認冰敷法的作用，但認為「不合華人體質」，也就是不適合用在華人身上。

　　因而西醫范守淵言：

---

47 宋國賓編，《醫訟案件匯抄（第一集）》（上海：中華醫學會業務保障委員會，1935），頁 63-64。

但凡在體溫過高的高熱時期，應用「冰袋」，確是一種很合理很「王道」的理學減熱法。我們的民眾，大大可以採納，斷斷不要為舊醫玄說所疑忌。[48]

范氏認為民眾之所以不採納冰敷法，是受到中醫不合科學的說法影響。又如西醫姚靄園亦替冰敷法訴冤：

……大腦受了高熱的刺激，病人的神志就昏迷了。所以新醫治病，除了探究病源，施以根本治療外，一方面當然還要使大腦的熱度迅速減退，以保神志的清晰，能使大腦的熱度減退，而全身受不到絲毫不良影響的，要算是冰袋。冰袋的退熱作用，可以說：「有百利無一弊」是極合科學原理的一種方法，但是中國的民眾對於冰袋的觀念怎麼呢？很奇怪的！他們比看見了虎狼還要害怕！這究竟是什麼緣故呢？一則當然是民眾們不明科學原理，一則是聽了一部分舊醫的反宣傳，因為他們不知冰袋的作用。但是很可笑的！越不曉得的人，越要充假內行。假使你問：對於發高熱的病人，可否施用冰袋？他一定要裝著很內行很明瞭的樣子，說出幾句反宣傳的話來：「人體發熱，一定要用『表』的方法，使其發洩（按一表字恐怕就是使之發汗），倘使一用冰袋，不是要把熱氣阻在裡面麼？」唉！這

---

48 范守淵，〈兩隻紅桃〉，《申報》（上海），1936 年 6 月 9 日，第 15 版。

幾句反科學的說話，在一般民眾們聽來，是何等動
聽！何等合理！誰不要受他麻醉呢？可是對於新醫
界的治療上，已受了一層莫大的阻礙！可惜魯迅不
在人間，倘使他尚在人間的話，一定又要說：「寧
願被西醫冰死，不願為中醫『表』好」。[49]

　　姚氏強調冰敷的退熱作用極合科學原理，百利無一
弊，奈何民眾較願信賴中醫「表」之方法，姚氏戲謔
式說明突顯傳統中醫觀念接受度在當時民眾間還是相
當高的。
　　由上述病者對於冰敷的控訴，與醫病間的爭論，可
以感受到病者對於冰敷恐懼懷疑的心聲，及中、西醫為
博取民眾信賴之用力與焦慮。西醫雖極力於報刊中宣傳
冰敷法的優點，然使用冰敷法治療病人後，卻常常出現
問題，形成另一種負面的宣傳，甚至演變成「冰囊不適
宜華人體質」的傳聞，從而發現，西醫發展在近代中國
社會裡的確遇到「障礙」，而這個「障礙」，西醫指向
因民眾習慣傳統中醫觀念，導致不瞭解或不易受西醫
觀念。

四、近代中、西醫在冰敷法上之反思

　　冰敷法爭議不斷上演，亦有西醫認識到冰敷法侷
限，於西醫雜誌刊載文章曰：

---

49 姚靄園，〈冰袋訴冤〉，《民生醫藥》，第 34 期（1937），頁 13。

對丹毒用冰囊，正如自昔至今之對哭泣嬰兒用乳，
然，一般認為適切乎！？余曾見4歲女兒，其下肢丹
毒，因某醫施以冰罨法，竟致大腿下部以下，陷於
壞死而脫落者。又有一學齡之女兒，受同樣處置，
足部全體致成壞死，不得已施行切斷。……丹毒
者，皮膚必兼有浮腫，易起血液循環障礙。若再極
度冷卻之，助長血液凝固，致起壞死，蓋當然耳。
身體之一部，數日浸於冰水中，當然發生凍傷，此
以常識亦可判斷者也。……Lexer氏之著書中，已於
20數年前，啟示吾人謂，凡有消炎作用之冰囊、貼
布，或冰罨法，於丹毒，有發生皮膚壞死之危險，
故宜排斥云。故余於此，舉悲慘之實例，而主張此
等丹毒局部療法之冰罨法，萬宜排斥者也。[50]

於丹毒時使用冰敷法，出現組織壞死甚至需要截肢
的病例，因此提醒西醫，若於丹毒使用冰敷法，會發生
皮膚壞死之疑慮，切勿使用。

西醫薛邦祺在治療消化性潰瘍時亦發現：

有許多醫生囑置冰袋於胃部，可以停止流血。此種
措置，亦須斟酌病情而行，如病人已呈休克現象，
或冰袋之應用而使病人發生寒戰，則結果非但無
益，而適得其反。[51]

---

50 櫻井明治朗，〈丹毒與冰罨法〉，《同仁醫學》，第8卷第2期
（1935），頁75。
51 薛邦祺，〈現代醫學上的消化性潰瘍治療（下）〉，《申報》，

使用冰敷法停止胃部流血措施，需斟酌病情使用，
提出若病人已呈現休克現象不可使用。

　　曾學習過西醫，內科從師於俞鳳賓博士，外科受教
於德籍名醫維都富爾，主張「中醫科學化、西醫中國
化」，曾為外科學教授余無言（1900-1963），[52] 在其
撰寫《實用混合外科學講義》云[53]：

　　西法中，另有所謂水治法者，謂以冷水冷卻身體，
　　能低降體溫，挽救危險，較藥力為大，故除身體
　　極端衰弱，或心臟衰弱者外，高熱時竊用之，法使
　　患者浴於比體溫低至八至十五度之冷水中，凡十分
　　至二十分鐘，不拭乾其身體，立即就褥安臥，投
　　以赤酒等興奮劑，或在胸腹部，用怕拉斯尼資氏
　　Preisnits 冷罨法，以冷卻之新布，頻頻交換，或用
　　費力克 Fenwick 氏之方法，將桐油紙佈於身體下，以
　　海棉在攝氏四十五度之微溫湯中浸濕後，洗滌全身。
　　以上數法，在西醫則言之鑿鑿，謂功效之佳，如何
　　如何，解熱之理，如何如何，然徵諸實驗，適得其

1946 年 10 月 18 日，第 10 版。

52 余無言於 1930 年應上海中國醫學院長包識生先生之請，擔任該
外科學教授。1934 年中央國醫館復增聘余氏為該館編審委員會委
員，負責草「外科病名表式」以頒布全國中醫界採用，獲得好評。
1936 年，應章太炎先生之請，擔任蘇州國醫學校外科主任，並應
聘上海中國學院、新中國醫學院教授，主講《傷寒論》、《金匱
要略》、《中醫外科學》等課程。詳參余瀛鰲，〈精參善教 澤被
杏林—紀念余無言先生誕辰 110 周年〉，《中醫藥文化》，第 6
期（2010），頁 20-22。

53 其寫作《實用混合外科學講義》表明中西醫學不可偏發，應「以
優劣為優劣，不當以中西醫分優劣，當以是非為是非，不當以科
哲分是非」，故以「混合」名之，嘗試平緩中西醫學之互相攻訐。

反，每見有創傷發熱者，一僅用冷水罨法，則必致
敗症而致死命，此種事實，親見親聞，已非一次，
證諸中醫學理，謂以冷水外逼，熱毒有內陷之險，
適不謀而合，故此種治法，殊屬蠻橫武斷，不足取
法，學者當棄之而別求良法可也[54]。

除闡發西醫冰敷法外，以其親見親聞，說明冰敷功
效往往適得其反，不如中醫學理考慮周全。
另外，余氏在論述慢性牙痛治療方法時云：

此症〔筆者按：骨槽風〕在西醫每認為慢性牙痛，
或慢性腮腺炎，每令含小冰塊，以止其牙痛，或外
用冰罨，或敷消炎之油膏，然每致敗事，與中醫之
服生地石膏，其害相同，此症不論初起日久，以用
全生集法為最妥，不可謂非中醫之長也。
治法：初起當用加味二陳湯加陽和丸煎服，或陽和
湯消之，倘遇潰者，以陽和湯犀黃丸，每日早晚輪
服，外用南星散搽之，內有多骨，以推車散吹入，
隔一夜，其骨不痛，自行退出，吹至次日，無骨退
出，以生肌散吹入，內服保元湯加肉桂、歸、芎、
芪、草，宜生，收功為止。[55]

---

54 余無言，〈實用混合外科學講義（八）〉，《醫界春秋》，第 71
  期（1932），頁 16。
55 余無言，〈實用混合外科學講義（二十二）〉，《醫界春秋》，
  第 87 期（1934），頁 23。

　　其同時批評慢性牙痛使用冰敷或服中醫生地、石膏皆是錯誤方法，反而應用中醫外科全生集中，提及偏溫熱之加味二陳湯和陽和丸煎服，或陽和湯治療才是，不可見發炎及用冰敷法或涼藥。

　　以上是西醫在使用冰敷法不斷遇到瓶頸後，開始反思冰敷的侷限與禁用之處。不僅是西醫對冰敷法有反省，中醫對於冰敷法亦有不同的檢討，如中醫沈仲圭云：

> 今且述一古事，以證冷罨對於熱病，確有偉效也。昔有程元章者，家本富有，僕婢甚眾，一婢曰梅香，忽病傷寒，醫治不愈，越數日，大熱如焚，口渴喜冷，胸次煩熱，手足躁動，粥飲不進，神志昏憒，元章謂不可治，舁入屋旁茅亭，以待絕命。明日天未曉，聞叩扉聲，群謂鬼物，莫敢啟，婢曰：我梅香也。病已無事，乞即歸家，眾辨其音，果然，乃啟門，驚問其病何以亟愈？婢曰：昨日午夜，髣髴見一黑物，將濕泥從偏罨我身，環繞三四匝，便覺心下開豁，四肢清涼，全無所苦，始知身在茅亭中，蓋茅亭傍池，池中多魚鱉，梅香於上年浴佛日，嘗購一大鱉放池中，含濕泥草罨其身者，即囊所放之鱉也。圭按：梅香所患，乃陽明熱盛之症。陽明者，胃也，胃之迷走神經，上通於腦，腦被熱灼，故現神志昏迷，手足躁動之象，據症論治，自以清熱為第一義，外罨濕泥亦退熱之一法，

事雖奇突，理實可信，此筆記之，告我同志。[56]

在諸多中醫評判冰敷法弊病叢生時，沈氏認為冰敷亦有可用之處，並舉古事為例，依故事中症狀描述，梅香所患為陽明熱盛之症，外敷濕泥，亦為退熱之法，沈氏以此證明冰敷法可以治肌表壯熱，但陸淵雷（1894-1955）則認為恐未必然，而言：

> 沈君所言，可以廣異聞，若謂冷罨法可以治肌表壯熱，恐未必然，特申鄙見如左……合肥李相國之孫，年十五，患強中，陽事勃舉，全身壯熱，延著名西醫六人會診，一律主張用冰，於是冰枕枕其頭，水囊罨其腹，病人熱度轉高，則開電扇扇之，如此二日夜，熱度低降，其人即死，可為殷鑑。沈君所引梅香之病，若有汗者是白虎湯證，白虎湯證恐非冷罨所能愈，特以事涉因果，未可以常理論耳。[57]

陸氏認為沈氏所舉故事，涉及佛家因果說，不是通常醫理可以說明，且另舉強中病案一例，認為肌表壯熱恐非冰敷可癒。

中醫陳伯濤分析不可只視冰敷害處而不敢使用：

---

56 沈仲圭，〈冷罨與熱病〉，《廣濟醫刊》，第 5 卷第 12 期（1928），頁 9。

57 沈仲圭，〈冷罨與熱病 陸淵雷附註〉，《廣濟醫刊》，第 5 卷第 12 期（1928），頁 10。

冰罨法，本極合科學思想之治病理法，自有其真正
精神，本身價值之所在，初不容淺嘗浮慕者，所可
得而評議也。奈今之習中醫輩，往往有其人焉，目
睹西醫之使用冰罨，用而不效，效而瀕危，因之動
輒詆冰罨法為必乎其必不可用，以為冰罨使用，能
致熱毒攻心而死，然而冰罨本放散多量之溫熱也，
熱毒攻心句，觀此便不攻自破矣。意者無知之徒，
不學之輩，不知冰罨之用必高熱，施必局部，使用
之注意當詳，時間之放置有準，率爾浪用，遂致患
者心臟衰弱，虛脫而亡，云熱毒攻心而死，誠不如
謂心臟衰弱而亡矣；西醫之使用冰罨動輒輕試，用
而不效，效而瀕危得失參半，功不掩過，故與人口
實以非論者，職斯故也，總之，冰罨法在中西醫界
上使用時的觀念，實各互有改錯之必要，中醫界失
之於徒知其冰罨法之病害，而忘卻其真理精神，西
醫界復專執迷其冰罨法之功益，而失之於輕易嘗
試，若徒知其前者，則謂之坐井觀天也可，若僅知
其後者，則謂之「茫不經心」也，亦無不可焉。[58]

　　陳氏指出中、西醫在冰敷使用上的缺失，中醫失之
於知其害處，而忽略學理精神及應用，西醫失於過分執
迷冰敷的益處，而太過輕率使用。
　　冰敷法論爭，不僅存在中、西醫間，亦存在中醫自

58 陳伯濤，〈冰罨論治及其利害觀：冰罨乃治療疾病方法之一種〉，
　《神州國醫學報》，第4卷第10期（1936），頁6-7。

身或西醫自身，如此促進中、西醫者對於冰敷法用與不用，逐漸有著多方向的思考與分析。

五、結論

冰敷法是中國醫學理論中早已存在的治療方法，但因為需要充分辨證，使用時機不多，且有其他方式可以取代，以避免可能造成的弊病，在中國社會較難見中醫使用，冰敷法似乎隨著時間流轉逐漸「消逝」在中國社會，直至近代西醫傳入後，西醫學理闡發此法的種種好處，認為可以運用於各種炎症，並於報刊中不斷推廣，民眾可學習使用，遇高熱或發炎時，皆可輕易拿起冰枕放置病者身上，於是在中醫眼中，用之不當即容易致危的冰敷法，開始在中國民眾間不斷「突顯」。

冰敷這個看似簡易且方便的方法，卻招致民眾多方置疑、歸咎，甚至因此興訟，應是西醫始料未及，但也因此顯現中醫傳統醫理的確在近代民眾中存有一定地位，民眾才會將病重或死亡原因歸罪於冰敷法。從這個角度，中醫確如余巖所言，為西醫推行「醫事衛生之障礙」，也難怪西醫欲藉由行政力量廢止中醫，且於教育體系中摒除中醫知識繼續傳承。

醫學施行於民眾之間，無法離開社會而存在，離開民眾、社會之醫學，只是紙上談兵，能獲得民眾接受，才能真正進行治療。近代中國西醫於社會中實踐受挫，面臨民眾常常無法完全接受其理論，因此治療難以順利開展。從冰敷法的例子可看出，西醫看待此現象時，常傾向譴責中醫落後，而少反省自身醫學理論的缺陷，

使其行動的方針在強勢地想藉由行政力量，根除中國本
地傳統醫學觀念與醫療慣習，來解決民眾與醫界間的紛
亂，如此反而造成中、西醫壁壘分明，無法相互溝通瞭
解、學習弊端。如秦伯未以冰敷法為例，建議西醫亦有
需要反思、吸收中醫學理之處，但西醫為何只有批評中
醫，而少於與中醫交流學習，秦氏提醒此或是「衛生局
有以促成之也」，即此種現象的產生，或與行政介入有
相當關係。

西醫欲獨斷摒除中醫理論、中醫生存的行為，其實
並不符合民眾對醫療衛生的期待，且同時傷害了中、西
醫學發展，與醫病間的信賴關係。就冰敷法而言，民眾
面對中、西醫兩者幾乎相反的醫理論述，該如何選擇？
也只能疑寶肆生，遇到病重、死亡困境時，除了責備醫
者治療方法不當，又如何能期盼病者瞭解醫者的用心與
醫學極限？民眾期待的是可以解決病痛的醫學，而非紛
爭四起、相互推諉的醫學。從西醫漸漸發現冰敷法無法
適用各種炎症，逐漸限縮其使用範圍，而中醫透過西醫
學理瞭解生理、病理另一種詮釋方法的景況，中、西醫
若在當時能平心靜氣相互研究討論、求精進，彼此協助
引導民眾正確的醫療觀念，或許可以讓民眾少些診察治
療疑懼，除可減少醫病間糾紛，構建醫病友善關係外，
病者身心亦可獲得較全面照護。

從「奔馬草」到「丹參滴丸」——丹參應用史考探

張亮亮
福建中醫藥大學醫史文獻學科講師

一、引言：良藥的盛世與迷失

提起中藥丹參（Salvia miltiorrhiza Bge），說它是當代華人最為熟悉的傳統藥物，可能絲毫不為過。

在臨床中，丹參是中醫師最常用的藥物之一。受過專業中醫訓練的中醫師，在提起丹參的時候，大都會脫口而出，「一味丹參散，功同四物湯」，視其為瘀血症或婦科調經的良藥。1999 年，中國國家中醫藥管理局老中醫專家學術經驗繼承工作辦公室，委託南京中醫藥大學成立專門課題組，對全國 1991-1997 年間國家人事部、衛生部、國家中醫藥管理局所確定的三三〇位名老中醫進行問卷調查。問卷中涉及「您最擅長應用的藥物」，據統計，以丹參作為最擅長使用藥物的有四十一位。在所有回答中僅次於黃芪（131），大黃（73），柴胡（52）排名第四。[1] 在臺灣，亦有報導稱丹參是臺灣傳統中藥單味使用量第一的藥材。[2]

---

1 濮傳文，黃煌，《方藥傳真》（南京：江蘇科學技術出版社，2002），頁 790。

2 陳志明，《丹參的奇效——遠離心腦血管疾病的威脅》（臺北：商周出版，2012）。

　　除了中醫師所開出的中草藥，近年來新開發的丹參製劑，作為心腦血管系統疾病的常用藥被臨床廣泛應用。2015年版《中華人民共和國藥典》中，以「丹參」命名的複方製劑有九個，《藥典》規定這九種製劑的使用範圍均為「活血化瘀，理氣止痛。用於氣滯血瘀所致的胸悶、胸痹、心悸、氣短；冠心病見上述證候者。」劑型涵蓋丸劑、片劑、顆粒、膠囊、氣霧劑、滴丸，[3]這九種製劑，目前約有八百家藥廠在生產。[4]在大陸地區絕大部分的此類疾病患者會常備這些藥物進行治療或作為日常保健所需，使用人群達千萬之多。[5]除此之外，未以丹參命名卻以丹參為主要有效成分的中成藥，還有十餘種。[6]

　　由上觀之，這個時代可以說是丹參的「盛世」。然而在丹參一時風行的背後，我們應該看到，近年來，丹參作為重要的活血化瘀藥，其應用卻有過度和泛化的傾向。從《方藥傳真》一書根據名老中醫的問卷調查總結丹參的疾病譜來看，大多集中在心腦血管、婦科、骨傷科等明顯與肉眼可見「血」相關的疾病，其使用指徵經匯總後，與現行中醫教材中瘀血證的指徵幾乎一模一樣。也就是說似乎辨為瘀血證，即可使用丹參，更有甚

3　國家藥典委員會，《中華人民共和國藥典》（北京：中國醫藥科技出版社，2015）。

4　林慧、桂小笋，〈瘋狂的丹參〉，《科技中國》，第2/3期合刊，（2009），頁66-69。

5　周政華，〈複方丹參滴丸副作用爭論〉，《中國新聞週刊》，第5期（2009），頁34-35。

6　閆希軍，《丹參大全·丹參藥理學分冊》（北京：人民衛生出版社，2008），頁49-72。

者，對於使用丹參的指徵有人填寫為「有血液流變學
障礙，微循環障礙，血液流變性異常，血小板聚集性
增加」；「心電圖 ST 段下降；血糖增高；血脂增高；
血黏度增高」；有使用體會為「有瘀必用，無瘀不濫
用」。對於使用丹參的禁忌證，相當大一部分醫師僅草
率給出「無瘀不可使用」，「沒有禁忌證」這樣的答
案。[7] 但若追問，丹參可以活血化瘀而選用之，那麼它
與三七、紅花有何區別，為何不選擇紅花、三七而選擇
丹參？或答丹參可祛瘀而生新，歸「參」之屬而尚有養
血的功效。繼續追問當歸亦可養血活血，二者有何區
別？作為活血化瘀藥的丹參，有何個性？恐怕很多醫師
會啞口無言。在民間，不知從什麼時候開始大陸很多地
區的老百姓有了所謂「沖血管」的新民俗。即冬天自發
到醫院或診所打吊針，要求通過輸液的方式輸入丹參、
川芎等活血化瘀製劑來沖血管。他們想當然地認為人老
了，血管會有垃圾堵塞，定期沖沖血管可以沖走垃圾讓
血管年輕。這種狀況已經引起了臨床醫生的憂慮。每到
冬天，科普性書籍或網路上，都會出現專家對民眾熱衷
「通血管」這一現象勸誡性的文章。在實驗室研究方
面，近年來圍繞丹參所進行的研究，也大都有意無意圍
繞著證明與解釋丹參活血化瘀或治療心腦血管疾病的作
用機制。如閆希軍編著的《丹參大全‧丹參藥理學分
冊》搜集了 2008 年以前關於丹參藥理學的研究成果，
雖然其藥理作用涉及循環系統、肝臟疾病、腎臟疾病、

---

7 濮傳文，黃煌，《方藥傳真》，頁 700、573、232。

呼吸系統疾病、抗腫瘤作用及對免疫功能的影響等，但從細目來看，絕大部分是圍繞該藥對血管、血液、微循環、血流變等方向開展。

在丹參使用最為普遍的年代，我們對它的應用並非更精細而是更為膚淺，或許這正是風行的代價。風潮的興起往往以簡化的方式進行，並以犧牲豐富性來交換。以史為鑒，可以知興替。當一味藥物的使用因簡化而風行，因風行而庸俗化的時候，我們便需要史學的回望，去重新發現並甄別丹參曾經的應用史，在今古之間形成必要的張力與平衡，以期對丹參的臨床使用作出更準確的把握，為丹參的研究帶來新的方向和思路。

鑒於此，本文以漢唐──宋金元──明清──近現代為斷代，對歷代使用丹參的狀況進行考查與分析，以期勾勒出丹參應用史之大略，探求背後的影響因素。

二、歷史的回望

（一）漢唐時期的丹參應用

丹參之名，首見於《神農本草經》，[8]《吳普本草》[9]云：「一名赤參。」其名曰「丹」曰「赤」，皆以其色而得。「參」古有作「薓」，或作「糸」[10]，又或作「蓡」，多以像人參之形，而作為象形字釋之。

---

8 尚志鈞，《神農本草經校注》（北京：學苑出版社，2008），頁 120。

9 吳普著，尚志鈞等輯校，《吳普本草》（北京：人民衛生出版社，1987），頁 27。

10 馬繼興，《神農本草經輯注》（北京：人民衛生出版社，2013），頁 69。

程超寰考證「參」的本意，從廣義上來說，是藥的意思；從狹義上來說，應該是對具有某種特徵的根類藥材的總稱。[11] 若此說可憑，則合二字之意，「丹參」、「赤參」的稱謂體現了藥物的顏色與入藥部位，一如宋代王應麟補注《急就篇》所言：「丹參，一名赤參，花紫根赤。」[12]《本經》載其又名郤蟬草，《吳普本草》載其又名木羊乳，此二名今不可考由何而得。丹參在這一時期還有「逐馬」和「奔馬草」的別名。陶弘景在《本草經集注》言稱：「時人呼為逐馬，酒漬飲之，治風痺。」[13]《證類本草》引唐時蕭炳云：「酒浸服之，治風軟腳，可逐奔馬，故名奔馬草，曾用有效。」[14] 陶弘景（456-536）為丹陽人，其活動範圍，偏於南方，蕭炳為山東滄縣人，生活於隋末唐初，[15] 二人相隔約百年，不約而同用丹參在當地的別名強調了它對風痺、風軟腳的奇效，可證這是丹參在這一時代非常主流的一個用法。

早期諸家本草文獻對丹參有如下記載：

《神農本草經》：「治心腹邪氣，腸鳴幽幽如走

11 具體考證見：程超寰，《本草釋名考訂》（北京：中國中醫藥出版社，2013），頁3，人參條。

12 史遊撰，顏師古注，王應麟補注，錢保塘補音，《急就篇》（北平：商務印書館，1936），頁281。

13 陶弘景撰，尚志鈞，尚元盛輯校，《本草經集注》（輯校本）（北京：人民衛生出版社，1994），頁275。

14 唐慎微撰，尚志鈞等校點，《證類本草》（北京：華夏出版社，1993），頁199-120。

15 尚志鈞撰，《中國本草要籍考》（合肥：安徽科學技術出版社，2009），頁146。

水，寒熱積聚，破癥除瘕，止煩滿，益氣。」

《吳普本草》：「治心腹痛。」

《名醫別錄》載：「主養血，去心腹痼疾、結氣，腰脊強，腳痺，除風邪留熱。久服利人。」

《本草經集注》在應用方面補充了：「時人呼為逐馬。酒漬飲之，治風痺。道家時有用處，時人服之多眼赤，故應性熱，今云微寒，恐為謬矣。」

除了本草文獻，這一時期丹參的主要使用情況主要由醫方來體現。由於中古時期存留醫方數量較多，且大方很多。當組方中藥物多到一定程度，大量寒熱溫涼藥物雜糅成方的時候，我們很難說整個方子的主治功效體現了其中某一味藥物的效用。故而以《方劑大辭典》[16]作為檢方索引，重點針對這一時期醫方中含有丹參且藥味數在8味以下的小方及以丹參命名的醫方進行考察。兩者結合，當能比較客觀地反應當時丹參的應用情況。

從小方的使用情況來看，丹參用於腰腳痛出現的頻率較高。此時多與生地黃、杜仲、桂心、牛膝、石斛等搭配，服用方式以藥酒為多，少量用丸散者。這種腰痛既可以是卒然的腰痛，如《外台》引《集驗》杜仲酒[17]，用杜仲、丹參、芎藭、桂心、細辛泡酒，隨多少飲之，療「卒腰痛」；也可以是當時的流行病腳氣，如《外台》引《延年》石斛酒，[18]藥用生石斛、牛膝、

16 彭懷仁等，《方劑大辭典》（北京：人民衛生出版社，1993）。
17 王燾撰，高文柱校注，《外台秘要方校注》（北京：學苑出版社，2011），頁527。
18 王燾撰，高文柱校注，《外台秘要方校注》，頁575。

杜仲、丹參、生地泡酒，「主風痹腳弱，腰胯疼冷」。
疼痛的範圍，不局限於腰部，可向下涵蓋整個下肢，如
《外台》所引文仲杜仲酒，用杜仲、獨活、當歸、芎
藭、乾地黃、丹參療「腰髀連腳疼」。婦人產後的腰
痛也同樣適用，如《外台》引《廣濟》生地黃湯，[19] 用
芍藥、甘草、丹參煮取汁加地黃汁、薑汁、蜜後再煮一
兩沸，「療產後三日患腰疼，腹中餘血未盡。」綜上可
見丹參被廣泛配伍應用於各種原因所引起的急慢性腰部
及以下的疼痛。「逐馬」、「奔馬草」之名正是這一經
驗的反映，《名醫別錄》將其總結為去「腰脊強，腳
痹」。陶弘景在《本草經集注》諸病通用方中，提及
丹參凡三次，其中「中風腳弱」、「久風濕痹」均與此
相關。[20]

　　從以丹參命名的醫方來看，可以發現此時還是倍受
外科重視常用藥物。《證類本草・丹參》[21] 引《梅師
方》僅以丹參一味加羊脂做成油膏，治療「治中熱油及
火燒，除外痛。」而同樣的組方，孫思邈《千金要方》
將其收錄於婦人面藥，謂其「滅瘢神妙」。這種用法提
示丹參有皮膚修復效果。丹參的作用不僅於表層皮膚的
修復，以丹參命名的諸多醫方，可通治外科的各種瘡
瘍。如《肘後備急方》丹參膏[22] 以丹參、蒴藋、秦膠、

---

19 《外台秘要方校注》，頁 1233。
20 《本草經集注》（輯校本），頁 56-57。
21 《證類本草》，頁 199-120。
22 葛洪原著，陶弘景增補，尚志鈞輯校，《肘後備急方》（合肥：
　　安徽科學技術出版社：1983）頁 187

獨活、烏頭、白芨等組方通治「惡肉，惡核，瘰癧，風
結，諸脈腫。」這種癰疽多表現為體表瘡瘍難以收口或
化膿性疾病，如《外台》引「古今錄驗」當歸貼[23]用當
歸、蠐螬、丹參、附子、蠟蜜、梔子、桂心、用膠做粘
合劑敷貼患處所治療的「諸癰瘡發背有膿血」。也可
以是內癰，如《劉涓子鬼遺方》所載丹參膏[24]，只用丹
參、芍藥、白芷三味，苦酒浸泡後加豬脂煎成油膏外
敷，治療「婦人乳腫痛」，類似於今天的乳腺炎。丹參
治療外科病，多採用膏敷或膏摩的方法。

由於癰疽和皮膚疾患病位相近，所以這些方在提及
治療癰疽時，也可針對皮膚瘙癢。如《劉涓子鬼遺方》
所載赤膏，[25]既可治療「諸惡瘡」、「鼠瘺、疽痔、
下血」，又可以治療「身體隱疹癢搔成瘡，汁出，馬鞍
牛領。」但以丹參治療皮膚疾患，並不是這個時期醫家
關注的重點，單純以丹參組方針對皮膚瘙癢的醫方，似
乎只有《千金要方‧卷二十二》記載的「治搔癢，皮中
風風虛方」[26]、《千金翼方‧卷二十四》記載的治「下
部癢如蟲行方」[27]及《外台秘要‧卷三十》引《集驗
方》中的「療疥及風瘙癢苦癢方」。[28]丹參治療皮膚

---

23 《外台秘要方校注》，頁 852。
24 劉涓子撰，龔慶軒編，于文忠點校，《劉涓子鬼遺方》（北京：
  人民衛生出版社，1986），頁 60。
25 《劉涓子鬼遺方》，頁 63。
26 孫思邈撰，高文柱編，《藥王千金方》（北京：華夏出版社，
  2004），頁 391。
27 《藥王千金方》，頁 821。
28 《外台秘要方校注》，頁 1074。

疾患，多採用散劑酒服的方法。

　　這一時期丹參在婦產科也有較多的使用，主要於胎前產後。產前主要用以養胎，如《千金要方》收錄丹參膏，[29] 以丹參、芎藭、當歸、蜀椒四味酒浸，加以豬膏，製成膏劑，每服取少量入酒中服之，囑「不可逆服，臨月乃可服，舊用常驗」，可「令滑易產」。《醫心方》亦有丹參膏，[30] 較上方多了人參和白术，與《千金要方》中諄諄囑咐「不可逆服」，即不可提前服用的謹慎不同，這張方「妊身七月便可服，至坐臥忽生不覺。」同時還可以治療胎漏，「若有傷，動見血，服如雞子黃者，晝夜六七服之，神良。」產後則以解決腹痛、腰痛及出血等。又可治「生後餘腹痛。」單味的丹參治療胎墮下血不止的經驗，被《千金方》和《醫心方》所收載，[31] 以丹參十二兩清酒煮取三升，每服一升。通過適當的配伍，丹參還用於治療產後腰痛，如前曾提及的《外台》所引《廣濟》生地黃湯。《千金要方》有丹參酒[32] 取艾葉、地黃、忍冬、地榆搭配治療各種「產後餘疾」，又有五加酒[33] 以丹參與五加皮、枸杞、乾地黃、杜仲、乾薑、天門冬、蛇床子、乳床合用治療「產後癖瘦玉門冷」這類現代少關注的產後問題。除了胎前養胎，產後諸疾，丹參也用於月經病的治

29　《藥王千金方》，頁 39。
30　丹波康賴撰，高文柱校注，《醫心方》（北京：華夏出版社，2011），頁 2011。
31　《藥王千金方》，頁 43；《醫心方》，頁 451。
32　《藥王千金方》，頁 78。
33　《藥王千金方》，頁 64。

療，如丹參酒還可「崩中去血」，但整體上來看，用於
胎產為主要目標。

在今天，小兒不是丹參使用的目標人群。然而在漢
唐醫方中，小兒也常用到丹參，所見四方[34]均與雷丸相
搭配，或膏摩，或浴兒用於「小兒寒熱」，「少小心腹
熱，除熱」。如《千金要方》所收錄配方最簡的丹參赤
膏，以丹參雷丸二藥，苦酒浸泡後加豬油同煎做成膏
劑，需要時「以摩心下」。這種用法應該是《名醫別
錄》中所提及丹參「除風邪留熱」的體現，似乎提示丹
參有今日的解表的效果，但現已不傳，這是一種比較值
得注意的用法。

最後，早期本草著作均強調了丹參針對「心腹」的
作用：《神農本草經》謂其「治心腹邪氣，腸鳴幽幽如
走水」，《名醫別錄》謂其「治心腹痛」，《本草經集
注》謂其「去心腹痼疾、結氣」。然而從醫方來看，針
對「心痛」的醫方非常少，只有《外台》所引《延年》
「療患腹內氣脹雷鳴，胸背痛方」[35]主治涉及「胸背
痛」，其餘均針對消化系統疾患，其使用的指征是「不
能食」和「腸鳴」。如《千金要方》所載平胃丸，[36]用
於「凡身重不得食，食無味」，《外台》載延年薯蕷
酒[37]主「頭風眩不能食」。餘《外台》所引《延年》丹

---

34 《藥王千金方》，頁90，以「丹參赤膏」命名的計2方；頁96，
    雷丸湯、茜草湯。
35 《外台秘要方校注》，頁223。
36 《藥王千金方》，頁271。
37 《外台秘要方校注》，頁505。

參湯[38]和「療患腹內氣脹雷鳴，胸背痛方」[39]均以「腸鳴」為指徵。雖然相關醫方所占比例較少，但陶弘景在《本草經集注》諸病通用方中，除了「中風腳弱」和「久風濕痺」之外，唯一提到的便是丹參可療「腸鳴」。[40]似乎也提示這一用法有不容忽視之處。

綜上所述，漢唐時期丹參的應用與現在有較大不同，主要集中在腰腳痛、瘡癬（包含少量皮膚瘙癢）、胎前產後、小兒的外感寒熱，腸鳴不能食等。根據病種的不同，靈活採用藥酒、膏摩、散劑、湯劑或洗浴等方法。

（二）宋金元時期的丹參應用

宋金元時期，丹參的醫方主要保存在《太平聖惠方》和《聖濟總錄》兩部大型方書中。筆者依然整理了使用丹參且藥味數在八味一下的小方，從這些的醫方來看，宋金元時期丹參的使用經驗上承漢唐，對其療腰腳痛、癰疽、小兒寒熱、胎前產後及腸鳴不能食均有繼承。但繼承之中有以下三個較為突出的特點：

首先，丹參療腰腳痛的醫方，依然占相當大的比重，廣泛應用於「五種腰痛」、「卒腰痛」、「冷痺」、「風濕腰痛」「腰痛強直不能舒展」等。

其次，丹參之用於兒科外感寒熱等，繼承中還有長足的發展，顯示在唐宋之間，一直在民間傳承並在實踐

---

38 《外台秘要方校注》，頁 224。
39 《外台秘要方校注》，頁 223。
40 《本草經集注》, 頁 66

中加以改進。因此才會出現諸多含有丹參的配方，用於治療小兒外感中的「寒熱」、「鼻塞不通利」、「驚癇」。在使用方法上膏摩的比重有所降低，洗浴的方法增多，兼及口服、納鼻等。如《太平聖惠方》所載丹參散，[41] 以「丹參半兩 鼠糞三七枚（微炒）上件藥，搗細羅為散，每服以漿水調下半錢，量兒大小，加減服之。」，主「治小兒汗出中風，身體拘急，壯熱苦啼」，這個配方中不再搭配兒科常用的雷丸，僅以丹參和鼠糞兩味藥成方，可以認為是對丹參外感寒熱療效的肯定。

最後，也是丹參應用中最鮮明的特色：以丹參療瘡癰的醫方與之前相比大大減少，取而代之的是療風瘙疥癬之類以瘙癢為主的皮膚疾患醫方爆發式湧現。這些皮膚疾患除了唐方中的「婦人陰癢」，還包括小兒的「天火丹」「五色丹」，如《幼幼新書》引張煥丹參散，[42] 以丹參、桑根白皮、甘菊花、莽草煎湯浴兒，治療「治丹發遍身，赤如絳色，癢痛甚者乃名天火丹」。除此之外，相關醫方的主治幾乎涵蓋小兒及成人的各種皮膚疥癬，如《太平聖惠方・卷六十五》載苦參散，[43] 以苦參、丹參、蛇床子三味為散，外洗患處兼外敷，言可「治一切疥及風瘙癢，搔之成瘡」。接近

---

41 王懷隱等編，鄭金生，汪惟剛等校點，《太平聖惠方》（北京：人民衛生出版社，2016），頁 1804。

42 錢乙，劉昉著，李志庸主編，《錢乙劉昉醫學全書》（北京：中國中醫藥出版社，2015），頁 884。

43 《太平聖惠方》，頁 1388。

現代診斷麻風病的「惡風」也包括在內，如《太平聖惠方・卷二十四》載石榴浸酒，[44] 以酸石榴七枚、甜石榴七枚、人參、苦參、沙參、丹參、蒼耳子、羌活等治療「大風，頭面熱毒，皮膚生瘡，面上生結，及眉落者」。

　　丹參治療皮膚疾患的特點如此鮮明。筆者整理這一時期以丹參命名的醫方，其中治療瘙癢性疾患的超過四分之一。更能說明問題的是，以「五參」命名，即組成中含有丹參、玄參、人參、沙參、苦參的醫方，在唐方中就已出現，只有二首。一首為《千金翼方・卷十二》所載五參丸，[45] 以上述五種參做成丸藥，治療「心虛熱，不能飲食，食即嘔逆，不欲聞人語」。另一方為《千金翼方・卷十九》所載調中五參丸，[46] 在五種參的基礎上，增加了蜀椒、附子、乾薑、葶藶、大黃、巴豆、䗪蟲，治療「十年嘔，手足煩，羸瘦面黃，食不生肌膚，傷飽食不消化。」從以上兩方的主治來看，唐以前的「五參丸」側重於治療虛弱性疾病，伴有「不能飲食」「傷飽不消化」的消化系統表現。但到了宋朝，見於《太平聖惠方》《聖濟總錄》中的五參丸（散），絕大部分是用於治療疥癬等皮膚疾患，如「肺臟風毒，皮膚赤癢，生瘡腫疼」[47]、「小兒肺風，瘙癢癮疹，疥

44 《太平聖惠方》，頁 447。
45 《藥王千金方》，頁 687。
46 《藥王千金方》，頁 762。
47 《太平聖惠方》，頁 107。

癬」[48]、「疥癬」[49] 等，用丹參以療疥癬的特色有此可見一斑。

宋金元時期丹參的使用仍然承漢唐之餘緒，但在經驗積累的側重中，又有新的發展。

（三）明清時期的丹參應用

明清時期的醫方可以分為兩部分，一部分依然屬於對前代經驗方的傳抄繼承。但從數量上來看，儘管明代也有《普濟方》這樣的大型方書，經由傳抄前代而保留的醫方數量仍是大大減少。宋金元以前，由此類醫方所承載的丹參比較主流的應用，如腰腳痛、瘡癰、風瘙疥癬、小兒寒熱、胎前產後、腸鳴不能食等隨著這些醫方的減少而逐漸沒落。

另一部分是明清出現的新方。在理論指導下新方的創制在宋代已萌芽。金元四大家從理論到實踐做出新的探索並大力提倡。但由於丹參並非像人參、附子、大黃、柴胡等屬於古代臨床實踐中第一梯隊用藥，因此大量以丹參入藥的自製醫方，到清代才顯現出來。明清醫家中最喜用丹參者，莫過於清朝的陳士鐸和費伯雄，《陳素庵婦科補解》[50] 也出現較多使用丹參的新

---

48 趙佶敕編，鄭金生、汪惟剛等校點，《聖濟總錄》（北京：人民衛生出版社，2013），頁 2052。

49 《聖濟總錄》，頁 1556。

50 關於《陳素庵婦科補解》一書成書年代，是原題：「宋·陳素庵著，明·陳文昭補解」，張志斌認為書中內容與宋代學術發展水準不相符，經考證認提出此書並非宋代陳沂（素庵）所作，也並非其九世孫明代的陳諫所作，而是後人的偽作。從書中使用丹參的特色來看，的確顯出清代的用藥特色，故以張志斌所考為是，

方。我們可以借由這些醫方的配方去一窺明清時期丹參的應用心法。

陳士鐸《辨證錄》中，用丹參者凡二十八方，所治症候多有不同，涉及汗症、燥症、口舌生瘡、耳鳴、勞瘵、健忘、狂症、目翳等等不一而足。考其內在的邏輯，丹參之用，「清心（或心包）之火」可一言以蔽之。如《辨證錄・卷之六・火熱症門》玄丹麥冬湯，用玄參、丹參、麥冬各一兩水煎服，治療「口舌紅腫，不能言語，胃中又覺饑渴之甚」，陳士鐸認為「此火乃心包之火……治法清其心包之火」，[51]《辨證錄・卷之四・狂病門》解妄湯，用人參、黃連、茯神、柏子仁、玄參、丹參、生棗仁、甘草、肉桂、水煎服，治療「易喜易笑，狂妄譫語，心神散亂，目有所見」，陳士鐸認為其病因為「心熱發狂……治法必以清心為主，心清而狂自定矣。」[52] 總之，辨為「心火」而導致的病症，多用丹參。

費伯雄《醫醇賸義》中自製方用丹參者亦二十八方，所治涉及舌腫、躁狂、不寐、中風、小腸燥熱溲溺澀痛、吐血衄血等。考此二十餘方的組方思路，費伯雄用丹參，多取其補血活血養心清心。如自製養心潤燥湯，[53] 以松子仁、柏子仁、天冬、丹參、當歸、犀

放在清代進行討論。見張志斌編著《古代中醫婦產科疾病史》（北京：中醫古籍出版社，2000），頁 413-418。

51 陳士鐸著，柳長華主編，《陳士鐸醫學全書》（北京：中國中醫藥出版社：2015），頁 825。

52 《陳士鐸醫學全書》，頁 789。

53 費伯雄編著，徐相任校，朱祖怡注，《校注醫醇賸義》（上海：

角、生地、人參、茯神、甘草、藕汁同用，治療「心受
燥熱，渴而煩冤」，費氏之徒朱祖怡釋此方病機為「此
方重在渴而煩冤。心主生血，心受燥熱，則不能生血，
而心失養。渴而煩冤者，心不得受邪，一受邪則如銜冤
而無門可訴，形容心之痛苦，呼之欲出矣。」這裡丹參
之用，是「以丹參、茯神、柏仁、當歸、人參養心」。
自製大澤湯，[54] 以天冬、生地、人參、龜版、麥冬、茯
神、柏仁、蛤粉、丹參、石斛、燈芯、藕，治療「舌
色絳紅，邊尖破碎，舌有血痕而痛者」，是「以丹參、
柏仁、茯神、藕、燈芯養血涼心」。

　　二人使用丹參所治疾患，常伴隨精神失常，這種失
常多被認為是「心熱」所引起，如前引陳士鐸解妄湯，
治療「易喜易笑，狂妄譫語，心神散亂，目有所見」，
《醫醇勝義》自製養心潤燥湯所主「心受燥熱，渴而
煩冤」。對此，明清醫家多有闡發，認為「心藏神而主
血，心火太動則神不安，丹參清血中之火，故能安神定
志，神志安則心得其益矣。」[55]

　　綜合以上陳士鐸、費伯雄使用丹參的思路，可以發
現，丹參已不是針對某種症狀或病症，所涉及的疾病是
圍繞著中醫的「心」相關的心開竅於舌、與小腸相表
裡，心主神明，心主血脈而展開。

　　婦科方面，《陳素庵婦科補解》中應用丹參計十八

　　上海科學技術出版社，1959），頁 46。
54 《校注醫醇勝義》頁 186。
55 王秉衡撰，樓羽剛，方春陽占校《重慶堂隨筆》（北京：中醫古
　　籍出版社，1987），頁 52。

方，多是四物湯加味，整體上看用於產後雜症較多，包括產後頭痛，產後血虛，產口驚狂，經行身痛、經水乍多乍少、婦人似懷孕而實非胎者等等，結合方解，考其使用丹參的目的，以養血、祛瘀為主，蓋產後多血虛血瘀之意。如大調經丸，[56] 以四物東加丹參、川斷、香附等，治療「婦人血虛，四十左右，經血先絕，肌熱面黃，飲食 減少，脈左寸兩尺澀而細」，方解中明確指出使用丹參的目的為「補血」，轉舌湯[57] 以四物湯加茯神、棗仁、丹參等，治療「產後心血虛，敗血、痰火、瘀血沖心，心神恍惚博畏，乍見鬼神」，方解釋丹參用來「去瘀生新」。此外方解中雖未曾強調丹參安神的效果，但所主疾病與神志相關者凡七方，似乎也可以體現出作者重視丹參的這一功效。

結合其他散在的丹參方，還發現此時期以丹參調理月經的醫方增加。這種調理不再是唐方中「崩漏下血」之類泛泛而言，開始關注月經的週期和血量。如《萬氏女科》加減八味丸[58] 以八珍湯去地黃加陳皮、丹參、香附、丹皮治療「經行或前或後」，《魯府禁方·卷三》調經四物湯[59] 以桃紅四物湯加丹參、青皮、陳皮、川烏等治療「血氣不調，或前或後，或多或少。」

---

56 陳素庵著，陳文昭補解，上海中醫學會婦科學會文獻組整理，《陳素庵婦科補解》（上海：上海科學技術出版社，1983），頁 188。

57 《陳素庵婦科補解》，頁 155。

58 萬密齋著，《萬氏女科》，見萬密齋著，傅沛藩主編，《萬密齋醫學全書》（北京：中國中醫藥出版社，2015），頁 362。

59 龔廷賢著，田代華等點校，《魯府禁方》（天津：天津科學技術出版社，1999），頁 93-94。

三、歷史的探研

通過以上梳理，我們不難發現歷代丹參的應用各有重心，與近現代的認識與應用有相當大的不同。那麼造成這些重心變化的原因是什麼？這就需要我們借助史學的眼光去進行深入的探研。

（一）瘡癰：死亡陰影下的經驗探索

任何時代的臨床醫學，一定是優先關注對當時生命威脅最大的疾病。丹參之普遍應用於癰疽，就是最好的例證。李燕捷根據傳世文獻和墓誌，對唐人的死因進行研究，得出唐人五種主要死亡原因是人為死亡、腦血管疾病、傳染病、瘡瘍、服長生藥的結論。[60] 于賡哲則認為，李氏的研究存在史料來源的局限，其結論傾向當時的精英人群。於是以《新菩薩經》和《勸善經》為切入點，對一般大眾的死亡進行探討，認為對當時民眾存在威脅的疾病，主要包括傳染病、心腦血管疾病（如風病，中風等）、消化系統疾病（水痢、風黃病等）、泌尿系統疾病（如腫病）、難產及其他圍產期疾病、皮膚化膿性疾病、新陳代謝疾病（主要可能是糖尿病）。[61]這些主要致死原因的疾病，也必定是當時醫家的研究方向。在此歷史背景下看漢唐時期的丹參主治疾病譜，便不難理解為何丹參在瘡癰、胎前產後和腳弱（涵蓋一部

---

60 李燕捷，《唐人年壽研究》（臺北：文津出版社，1994），頁255。

61 于賡哲，《唐代疾病、醫療史初探》（北京：中國社會科學出版社，2001），頁19。

分心腦血管疾病後遺症）等疾病中的廣泛使用。

　　這一時期所講的瘡癰，包括體表的外傷、癤腫化膿性疾病及深部的膿腫。也許在今天來看，瘡癰並非大病，但是兩位歷史學者的研究結果均表明，在唐代，不論是精英階層，還是普通的民眾階層，瘡癰都是主要死因之一。結合醫學常識分析，在衛生條件差，缺乏感染相關知識的古代，各種原因造成的化膿性感染引發敗血症毒血症極易導致死亡。《靈樞》中列專篇對癰疽進行探討。[62] 元大德年間梅溪書院重刻《千金翼方》，其《校正千金翼方・後序》評論道：「夫疾病之至者有三：一曰傷寒，二曰中風、三曰瘡癰。是三種者，療之不早，或治不對病，皆死不旋踵，孫氏撰《千金方》，其中風、瘡癰，可謂精至……」[63] 可見是古代醫家的首要研究課題。

　　在此背景下，丹參療瘡癰未被同時代本草文獻提及的應用，在醫方中卻首先被重視，並在統計中出現較高的頻率，不難理解這是一種基於死亡陰影籠罩下的醫學探索。無獨有偶，李貞德對當歸的研究，也有類似的結論，研究顯示早期當歸治療外傷者甚多，還用於紓解各種癰瘍疼痛。[64] 這些具有時代特點的臨床探索方向，都與早期古人對外傷、瘡癰的恐懼有關。丹參之療瘡癰

---

62 南京中醫藥大學編著，《黃帝內經靈樞譯釋（第三版）》（上海：上海科學技術出版社：2011），頁 629。

63 《藥王千金方》，頁 894。

64 李貞德，〈女人要藥考──當歸的醫藥文化史試探〉，《中央研究院歷史語言研究所集刊》，第 88 本第 3 分（2017），頁 546-550。

必定是經過反復臨床驗證。但這種用法，為早期本草所
不載，至五代《日華子本草》才強調了丹參「排膿止
痛，生肌長肉」的功效，歸納其可用於「惡瘡癬疥，
瘻贅腫毒，丹毒」。[65] 有意思的是，用丹參療瘡癰的經
驗，似乎是曇花一現一般，在漢唐盛放，就迅速的沒
落，隱沒於歷史的暗夜中，取而代之的是另一個曇花一
現式的應用──治療皮膚的風癢疥癬。直到西元 2010
年才被寫入《中華人民共和國藥典》，[66] 也算是獲得了
正統的確認。

（二）從瘡癰到風癢疥癬：不同著述視角下的經驗
存留

丹參在中古時期應用的重點在於瘡癰，僅有少量醫
方涉及皮膚癢癢。然而到了宋代，相關醫方中治療癰疽
的比例大大下降，除了少量的醫方沿襲漢唐方所謂療
「癰腫」、「惡肉」、「惡瘡」的描述，更多是「瘰
癧」、「痔腫生核」此類具體的外科疾病。另一方面出
現大量以丹參治療「風癢癢」、「濕癬」、「疥癬」、

---

65 日華子，韓寶昇著，尚志鈞輯《日華子本草（輯釋本）‧蜀本草（輯
複本）》，（合肥，安徽科技出版社，2005），頁 49。

66 縱觀歷代《中國藥典》對丹參的描述，1963 年版為「去瘀生新，
活血調經，清心除煩」，1977 年版為「祛瘀止痛，活血調經，養
心除煩」，1985 年版 - 2005 年版為「祛瘀止痛，活血通經，清心
除煩」，至 2010 年版變為「活血祛瘀，通經止痛，清心除煩，涼
血消癰」，最新 2015 年版延續了這種說法，未再改變。見國家藥
典委員會，《中華人民共和國藥典》1963 年版，頁 50；1977 年版，
頁 114；1985 年版，頁 58；1990 年版頁 62,；1995 年版，頁 62；
2000 年版，頁 57；2005 年版，頁 52；2010 年版，頁 70；2015 年版，
頁 76。

「癮疹」、「大風」、「惡風」、「丹發遍身，赤如絳色，癢痛甚」之類皮膚瘙癢的醫方。

我們可以確定的是，在這一歷史時期，丹參針對皮膚瘙癢性疾病中的療效得到臨床的重視，否則不會有如此多醫方井噴式地出現。與方書中大量醫方的出現相對應，總結唐末及五代時期用藥經驗的《日華子本草》也提及丹參這一用法，謂其可治療「癬疥」，但我們關注的是，這種明顯轉變的背後的原因是什麼，是風瘙疥癬的發病率升高了？還是瘡癰所造成的死亡威脅降低了？尚需加以進一步的探討。

風瘙疥癬類疾病和瘡癰一樣，都是在醫學發展早期就受到關注的疾病。羅寶珍對戰國秦漢時期的疥疾進行了考證，認為疥之記載可上溯至殷商時期。[67]《五十二病方》中，有痂二十四方，幹瘙八方，皆屬此類。史書中有不少以瘙疥做比喻的例子，如《全後漢文·卷七十三》將瘙疥與癑疽並舉「邊陲之患，手足之疥瘙也；中國之困，胸背之癑疽也。」[68] 但是為什麼在目前可見的漢唐醫學文獻中，此類疾病沒有像瘡癰被特別的關注？除了危害性較低，筆者認為很可能是醫方著述者視角的不同。

丹參的漢唐醫方多出自《千金》、《外台》，宋金時期醫方則主要出自《太平聖惠方》、《聖濟總錄》。

---

67 羅寶珍，〈戰國秦漢疥疾考〉，《中華醫史雜誌》，2014：5，頁259-263。

68 （清）嚴可均輯，《全後漢文（下）》（北京：商務印書館，1999），頁741。

于賡哲認為在書籍傳播受限的中古時期，著作者會不自覺地針對特定讀者決定書籍的內容和體例。《千金》和《外台》的著作者在顧及社會大多數人所罹患的主要疾病種類時，某些篇章會不自覺地流露出對士人階層的偏重。[69] 我們現在所看到丹參針對的主要疾病如瘡癰（包括易引發瘡癰的消渴）、腳弱等，都是士大夫階層的多發病，因受到唐代方書著述者的重視，其治療經驗得以被重點收集而保留並凸顯出來。

唐以後，服石之風逐漸衰落，由於服石所致的瘡癰、腳弱等逐漸減少，但瘡癰對古人健康的威脅並未減弱，有學者統計，《宋史》中僅因發背而亡者，計十五人，《金史》計二人，《元史》計一人。[70] 明代著名醫家薛己著述《外科發揮》、《外科心法》、《外科樞要》等，不可謂不擅長治瘡癰者，其本人卻以「瘍亡」。[71] 鑒於此，醫家在這一方面的研究和探索也並未止步。《太平聖惠方》中涉及瘡癰的內容，凡十卷；《聖濟總錄》中涉及瘡癰的內容，凡二十卷。宋金醫方中使用丹參治療瘡癰的經驗，也並非毫無建樹，同樣在積累中進步。如丹參、芍藥、白芷加豬脂同煎而成的丹參膏，在《劉涓子鬼遺方》中僅言及治「婦人乳腫

---

69 于賡哲，〈中古醫籍受眾淺論〉，《唐代疾病、醫療史初探》（北京：中國社會科學出版社，2011），頁 55-74。

70 潘務正，〈疽發背而死」與中國史學傳統〉，《文史哲》，第 6 期，（2016），頁 136-145。

71 沈啟原，〈刻外科樞要序〉，見薛己撰，盛維忠主編，《薛己醫學全書》（北京：中國中醫藥出版社，1999），頁 233。

痛」，而《太平惠民和劑局方》[72] 則增補為「乳腫，乳癰，毒氣焮作赤熱，漸成攻刺疼痛；及治乳核結硬不消散。通順經絡，宣導壅滯」，強調了辨證論治的內容，使選方用藥更為準確。但也許正是因為這種進步，以丹參為主組方泛泛言通治「惡肉、結核、瘰癧，脈腫、氣痛」之類的描述減少，更多針對某一種特定疾病如「瘰癧」、「痔邊生核」等。也可以看作是在瘡癰範疇之內，隨著時代變化、學術發展所帶來的醫家視野中對疾病認識的精細化。

疥癬一類從常識來判斷，是與衛生狀況高度相關疾病。古人很早就意識到民生的安逸與這種疾病的發病率相關。《春秋左傳正義·卷六·恒三年，盡六年》云：「民力適完，則六畜既大而滋也，皮毛無疥癬」，孔穎達疏曰：「民力普存又致第三不有疾病疥癬。所以然者，由民力普存，身無疲苦，故所養六畜飲食以理，埽刷依法，故皮毛身體無疥癬疾病。」[73] 認為民力普存，「埽刷依法」則六畜不生疥癬，雖然這裡講的是六畜，人亦同理。因此推測古代此類疾患在王公貴族中發病率較低，屬於普通民眾階層的常見病與多發病，尤其在戰亂的年代會更為多發。也就是說，這是一種平民病。因此在著述角度側重於貴族階層的唐方中，對其重視程度不如癰疽，但並不代表民間沒有此類經驗的積累

---

72 宋·太平惠民和劑局編，劉景源整理，《太平惠民合劑局方》（北京：人民衛生出版社），頁 219。

73 晉·杜預注，唐·孔穎達等正義，《春秋左傳正義》（上海：上海古籍出版社，1990），頁 110-112。

和傳承。

及至宋代《太平聖惠方》之編撰「設官賞金繒之利，購集古今名方與藥石診視之法，國醫詮次，類分百卷」，[74] 借助朝廷的力量，徵集了大批唐後期及五代的珍稀醫藥資料，收載了很多《千金方》、《外台秘要》等書所不曾收載的內容。[75]《聖濟總錄》同樣是「詔天下以方術來上，並禦府所藏頒之」，[76] 選方重在實用。在這樣更為廣闊的編撰背景下，一些雖然不致命，但足以影響生活品質，更具有平民性的疾病便凸顯出來。因此《太平聖惠方》和《聖濟總錄》中收集到較多以丹參治療皮膚疾患的醫方，使得其治療瘡癰的效用退而居其次，便不足為怪了。

可惜的是雖然《日華子本草》總結丹參可療「癬疥」，後世本草也多有引用，但似乎也僅限於此，在其後的臨床醫方並未廣泛地付諸實踐，至今它還只是靜靜地湮沒宋代的大型方書中，等待後世的知音。

（三）膏敷、膏摩與浴法：技術邊緣化中的經驗失傳

在丹參早期的應用中，有幾種失傳的經驗，均由外治法所承載。這些外治法帶有鮮明的早期醫學的特色，包括膏敷、膏摩與藥浴法，主要出現在治療瘡癰、皮膚

---

74 丹波元胤著，郭秀梅，岡田研吉整理，《醫籍考》（北京：學苑出版社，2007），頁 330。

75 《太平聖惠方》，前言頁 4。

76 《醫籍考》，頁 351。

疾患及小兒外感寒熱、皮膚五色丹等疾病的醫方中，但是這些經驗在宋以後便逐漸沒落。筆者最初思考這一問題時，認為這種沒落尤其是在兒科屬於臨床療效不佳而導致的自然淘汰，[77] 經過數年的思考，目前更傾向於宋以後技術的邊緣化帶來的經驗失傳。

膏劑，是最古老的劑型之一。《五十二病方》中有四十種外敷的軟膏。[78]《本草經集注》已對膏劑製作方法進行了詳細的描述。《肘後備急方・治百病備急丸散膏》收錄了包括丹參膏在內的十張膏藥方，[79] 最早的外科專著《劉涓子鬼遺方》有七十九個膏劑，其中軟膏七十六個，以豬脂為基質的六十五個。[80]（？）[81] 與今天的油膏劑僅外用不同，當時的油膏有多重用法，可以口服，可以塗敷傷口，也可以針對小兒外感或其他肢體疼痛等，在體表塗上油膏加以按摩，還可以納鼻、點眼。但更多的還是用於外敷和膏摩，即將油膏塗敷於肌表，或輔以按摩的手法促進藥物吸收。膏摩之法，至唐而鼎盛，《千金方》中不僅收錄了大量的外科用膏摩方，還收錄了很多兒科膏摩方。宋金時期，膏摩不僅仍是臨床常用的方法，還逐漸發展成為按摩的一部分。《聖濟宗錄・卷四・治法・按摩》云：「可按可摩，

77 張亮亮，〈漢唐時期丹參應用考探及古人認識差異反思〉，見《中華醫史雜誌》，第 6 期（2013），頁 327-330。

78 《中藥簡史》，頁 124。

79 晉・葛洪原著，梁・陶弘景增補，尚志鈞輯校，《補輯肘後方》（合肥：安徽科學技術出版社,1983），頁 352-358。

80 《中藥簡史》，頁 124。

81 《本草經集注》，頁 43-44。

時兼而用，通謂之按摩。按之弗摩，摩之弗按，按止以手，摩或兼以藥，曰按曰摩，適所用也。」[82] 也就是說，在「摩」的過程中，有時候需要使用藥物，而這裡的藥物，就是「膏」，「膏者，謂摩傅之藥」[83] 我們收集到的丹參的醫方，多有以丹參為主藥做成藥膏治療瘡癰及兒科疾病者。

藥浴法，也是醫學發展早期而生的古老外治法，《禮記‧曲禮》就有「頭有瘡則沐，身有瘍則浴」[84] 的說法。早期的浴法不止用於瘡瘍，疥癬等表層的疾患，內科疾患也可使用，《素問‧玉機真臟論》云：「肝傳之脾，病名曰脾風，發癉，腹中熱，煩心出黃。當此之時，可按、可藥、可浴」。[85] 我們所看到的《千金方》中所收錄的以丹參和雷丸為基礎方治療小兒發熱的醫方可上溯至《五十二病方》中的療「嬰兒病癇方」[86]《千金方》、《外台秘要》及至《太平聖惠方》、《聖濟總錄》均收錄了大量的小兒膏摩方和藥浴方，是小兒外感病寒熱、瘡疥及癇症的首選治法。這些都表明在唐宋之間，藥浴和膏摩是一種兒科常用的醫療手段，且持續蓬勃發展。

然而，宋金元以後，醫學的形態逐漸發生了變化，

---

82 宋‧趙佶敕編；鄭金生等校點，《聖濟總錄（校點本）》（北京：人民衛生出版社，2013），頁 117。

83 《聖濟總錄（校點本）》，頁 100。

84 錢玄等注譯，《禮記（上）》（長沙：岳麓書社，2001），頁 25。

85 南京中醫藥大學編著，《黃帝內經素問譯釋（第四版）》（上海：上海科學技術出版社：2009），頁 196。

86 《馬王堆古醫書考釋》，頁 371。

從民間經驗的收集逐漸過渡到儒醫的理論探索。用梁其姿的話來說，「宋代以後，醫家逐漸把體現在扁鵲身上古代醫學的傳統丟棄給民間醫者，而偏好學術性勝過技術性的醫學……文人醫家也通過越來越多地涉足文本和認為診脈、處方才是正確方法的理論，把自己和目不識丁的從醫者拉開了距離。」[87]這種變化從宋代開始，潛移默化影響直至今日。

由於文人的醫家的處方，多以內服湯方調理為主，其直接後果，便是經驗積累過程中的基於外治法，和技術性療法的經驗被忽略，唐以前醫方文獻中所體現出重視劑型和給藥方式的特色逐漸淡化。不管是膏敷，還是膏摩，還是藥浴法，在宋金元以後「正統」的醫學文獻中，逐漸退居次要的地位。與此相伴的，是蘊含其中用藥經驗的失傳。如丹參在外科治療瘡癰，在兒科治療小兒寒熱抽搐，這些都是最古老的應用，經歷過長期的實踐檢驗，本來不應該被湮沒的，但是面對這種時代潮流的浩浩蕩蕩，也只能長歎一聲「古曲雖自愛，今人已不彈。」

（四）從醫學到文學的「奔馬草」：理論歸納中的經驗閹割

在宋代以前，丹參「奔馬草」的別名一直實至名歸。早期經驗方在使用丹參治療腰腳痛方面，積累了相

---

87 梁其姿，〈宋代至明代的醫學〉，見梁其姿，《面對疾病──傳統中國社會的醫療觀念與組織》（北京：人民大學出版社，2011），頁 1-28。

當豐富的經驗。雖然漢唐時期，貴族服石及腳氣病的流行，可能是促使這一經驗積累的推手。但是到了宋朝，醫方收集者的視角由貴族轉向平民的時候，依然有大量的相關醫方被收集。蓋貴族多腳弱，平民也多有因感冒風寒濕之氣或勞損而導致的腰腳疼痛，丹參對兩種情況都有療效，因此相關的醫方在臨床實踐中歷經驗證，輾轉傳抄。然而，到了明清，丹參療腰腳痛的醫方卻大大減少，醫家在理法的指導下創制的新方，更是鮮有體現丹參這一特長。

是否這一時期，醫家已不知丹參有「奔馬草」、「逐馬」的別名？事實並非如此。種種跡象表明，即使對於普通的文人，這一知識似乎也屬於一種通識性的存在。如《鏡花緣・卷七十七》描繪了諸才女「鬥草」為戲的情形，即以對仗的形式互報花草名，文中曾兩次以「逐馬」、「奔馬草」為對，[88] 清《欽定熱河志・天章》開篇收錄了一篇康熙所作的萬字的長文，其中有描述丹參的語句「穗象郗蟬，性著逐馬，丹參曾試，蕭炳非假……」[89]。文人用典，尚且如此信手拈來。更何況丹參療「腰脊強腳痺」的經驗、「逐馬」的別名是由陶弘景記載於《本草經集注》。明清醫家研究本草，有「開鑿經義」之風，[90] 不可能對此視而不見。但也正是

---

88 清・李汝珍著，錦文標點，《鏡花緣》（長沙：岳麓書社，1998），頁 456-457。

89 清・和珅，梁國治著，承德民族師範高等專科學校點校，《欽定熱河志 校點本1》（天津：天津古籍出版社，2003），頁 12。

90 清・張璐，〈本經逢源・小引〉，見《張璐醫學全書》（北京：中國中醫藥出版社，1999），頁 771。

在「開鑿經義」，發掘闡釋《神農本草經》義理的過程
中，諸如此類理論不易闡釋的經驗，常面臨異常尷尬的
境地。

　　我們不妨對比早期本草與清代本草中對丹參的論述
方式：《神農本草經》之「主心腹邪氣，腸鳴幽幽如走
水，寒熱積聚，破癥除瘕，止煩滿，益氣。」《本草經
集注》補充了：「去心腹痼疾結氣，腰脊強腳痹，除
風邪留熱。久服利人。……時人呼為逐馬，酒漬飲之，
治風痹。」清代影響頗大的《本草備要》論丹參則是：
「氣平而降，味苦色赤，入心與包絡。破宿血，生新
血（瘀去然後新生），安生胎（養血），墮死胎（去
瘀），調經脈（風寒濕熱，襲傷營血，則經水不調。先
期屬熱，後期屬寒。又有血虛、血瘀、氣滯、痰阻之不
同。大抵婦人之病，首重調經，經調則百病散），除煩
熱，功兼四物（一味丹參散，功同四物湯），為女科要
藥。治冷熱勞，骨節痛，風痹不隨（手足緩散，不隨人
用。經曰：足受血而能步、掌受血而能握），腸鳴腹
痛，崩帶癥瘕（音「征加」。癥者有塊可征，瘕者假
也，移動聚散無常，皆血病），血虛血瘀之候。又治目
赤、疝痛、瘡疥、腫毒，排膿生肌（鄭奠一曰：丹參
養神定志，通利血脈，實有神驗）。畏咸水，忌醋。
反藜蘆。」[91]

　　《神農本草經》和《本草經集注》文字質樸，重在

---

91 清·汪昂撰，謝觀評校，《全圖本草備要》（重慶：重慶大學出
　　版社，1996），頁 58。

記錄其所主病症，但記其當然而不強辨其所以然，病症
之間似漫無關聯。蓋藥物學發展早期，醫家注重的是藥
物功效的積累，所記載多屬樸素經驗，且彼時藥效苦
少，有效必錄，並不追究各功效之間的內在聯繫，也未
遑甄別是非，闡釋產生藥效的原理。及至金元醫家從
《素問》等早期醫學理論著作汲取營養，建構起相對完
善藥理體系，氣味厚薄陰陽、引經歸經、五臟苦欲補
瀉、升降沉浮、藥物「法象」等內容使得本草學中原本
簡單的四氣五味理論變得層次繁複。[92]《本草備要》是
在這些藥理理論的指導下，一方面將丹參所有的功效以
色紅、入心、養血袪瘀為線索進行了一以貫之的論述。
通過這種推演，丹參的使用範圍擴展了，諸多血虛血瘀
症狀皆可使用，更成為女科要藥。另一方面《本草備
要》中增加了諸多解釋性的文字，務求將《本經》中所
涉及的無法直接統歸於臟腑論框架的經驗，從理論上解
釋清楚。

　　理論是對客觀經驗的概括與昇華，是對經驗背後規
律的探求，本是學術進步的表現。但明清醫家以經典為
歸依，注不破經疏不破注式的中藥理論化卻是努力在不
否定經典的情況下，將經驗塞進既定的理論框架中。對
於不能被既定理論框架所解釋的經驗，或並非出自經典
的應用，科學的態度是承認經驗，更新理論。明清醫家
此時卻往往選擇否定經驗。如張山雷就曾經對《日華子

---

92 鄭金生，《藥林外史》（桂林：廣西師範大學出版社，2007），
　頁 35-59。

本草》所載丹參的經驗進行極其嚴厲的鞭撻，認為書中
所收載的「治冷熱勞、熱溫狂悶，破宿血，生新血，安
生胎，落死胎，止血崩帶下，調婦人經脈不孕，惡瘡疥
癬，瘦贅丹毒，排膿止痛，生肌長肉等語，雜亂無章，
全憑虛構。雖此等無稽之言本不足辨，止以今日俗書尤
一例採錄，不加辨證，又何怪乎汪訒安、吳儀洛輩之附
和盲從耶！」[93] 張山雷否定《日華子本草》的理由，是
因為：「考《日華》是書，全由採集而成，本非有真知
灼見可以闡揚醫理。」因為不曾闡揚醫理，就否定了經
驗，殊不知《日華子本草》之所以珍貴，恰恰在於保留
了唐宋間的臨床用藥經驗，為本草的藥物效用增添新的
功能。[94]

　　丹參何以可療風痹不遂，也是明清《本草》注家認
識甚為混亂的一個問題。《本草備要》釋之以「足受血
而能步，掌受血而能握」，認為丹參發揮養血之功，以
理推之適用於血虛型腰痛。而在此之前明末醫家繆希
雍為解釋這個問題，不惜一改《本經》中丹參「微寒」
的性味，認為丹參所主痹痛乃「腎虛而寒濕客之，則腰
脊強腳痹」，丹參之所以有效在於「味苦平微溫，入手

---

93 張山雷著，程東旗點校，《本草正義》（福州：福建科學技術出
　　版社，2006），頁 43。
94 鄭金生認為，唐宋之間最能反映醫家臨床用藥經驗的著作是《藥
　　性論》和《日華子本草》，見《藥林外史》，頁 44-47；尚志鈞認
　　為，《日華子本草》是我國五代時一部著名的民間本草，該書總
　　結唐末及五代時的藥學成就，內容豐富，學術價值大，深受宋代
　　本草學家重視，該書和陳藏器《本草拾遺》有同等價值。見《中
　　國本草要籍考》，頁 168-174。

足少陰、足厥陰經，……入三經而除所苦。」[95] 也就是說，丹參所主為腎虛寒濕腰痛。至清末張山雷則認為丹參可「利關節而通脈絡，故腰脊健而痹著行」，[96] 強調丹參發揮活血之功。諸家解釋的混亂，使得原本無須質疑的經驗也變得不確定。《中華人民共和國藥典》1963年版對丹參的相關主治規定為「骨節疼痛」，此四字蓋承襲《日華子本草》「骨節疼痛，四肢不遂」，但不知為何 1977 年版卻刪除了這四個字，1985 年版又增補「熱痹疼痛」四字，至今未再更改。何以強調熱痹？似乎不如此無法與丹參「味寒」相呼應，國家《藥典》尚且搖擺如此，更何況強調「言不順則事不成」的儒醫。

　　紙上談兵式的理論推導爭吵之餘，卻鮮有人跳出理論去查證臨床文獻。殊不知從漢唐至宋金元大量的醫方顯示，彼時古人應用從不糾結「為什麼」的問題，丹參所主的腰痛腳痹，既有實性的「卒腰痛」，又有虛性的「腳弱上氣」，更不乏「冷痛」、「風寒濕痹」。但可惜的是，鮮活的經驗就在理論的困境中被削足適履地刪減，和有意無意的忽略了。早期本草所提及一些丹參經驗的失傳，如「除風邪留熱」、「腸鳴幽幽如走水」，它們共同的特點都是與色紅——入心——養血祛瘀的邏輯不甚相符。於是從漢唐至明清，奔馬草之名依然還在，卻從療病癒疾的切實經驗淪為文人吟詩對句的素材，及到現代，連名也鮮為人知了。

---

95 繆希雍著，任春榮主編，《繆希雍醫學全書》（北京：中國中醫藥出版社，2015），頁 131。

96 張山雷著，程東旗點校，《本草正義》，頁 43。

（五）從胎產到調經：學術進步中的經驗拓展

丹參在早期，多用於胎產，至明清漸多用於調經。我們應該如何看待這種差異？是丹參在治療胎前產後病的功效突出，所以在漢唐時期首先被關注；還是丹參在胎產病的治療效果不盡如人意，逐漸被淘汰，而調經功效在臨床驗證中逐漸凸顯？兩種理解所帶來的取捨是大相徑庭的，關乎胎前產後丹參的選用，針對這一困惑結合歷史來解讀。

縱觀漢唐時期的婦人病方，發現此時醫家最重視的問題是求子、保胎和產後的各種問題。翻檢《外台秘要》和《千金要方》婦人方的相關篇章，調經的方藥只占相當小的比例：《外台秘要・卷三十三・婦人上》計三十七門，涉及求子、養胎、妊娠病及難產，《外台秘要・卷三十四・婦人下》計四十八門，多論及產後病及陰瘡、交接出血等婦科雜病，涉及月經病僅三門。[97]《千金要方》婦人方三卷計二十一門，上卷九門專論胎產，中卷八門論雜病，下卷四門，一門論虛損，僅三門論月經病。[98]

此時醫家重視胎產問題，首先是生產對古代婦女來說具有相當高的風險。于賡哲認為難產及其他圍產期疾病，是威脅唐五代時期人們健康的主要疾病。[99]

其次產育問題與社會發展密切相關，孫思邈直將婦人方列於全卷之首，後世研究者常以此為後世婦科學之

---

97 《外台秘要方校注》，頁 1170-1269。

98 《藥王千金方》，頁 50-68。

99 《唐代疾病、醫療史初探》，頁 16-20。

濫觴，為婦科形成專科奠定了學術基礎。[100] 孫思邈的編排，除了「夫婦人之別有方者，以其胎妊、生產、崩傷之異故也。」[101] 除了醫學角度，更有出自社會意義的考量：「生民之道，莫不以養小為大，若無於小，卒不成大。……故今斯方，先婦人小兒，而後丈夫、耆老者，則是崇本之義也。」[102] 可以說，女性在胎產中能夠順利懷孕，保得住、生得下，不僅是一個人的問題，對家庭、家族和社會都有舉足輕重的意義。[103]

最後從中醫婦產科學的整體發展水準來看，早期的中醫婦產科學尚未分化為獨立的專科。與求子、保胎、應對難產及產後的諸多問題相比，當時的醫家對婦人的月經病還沒有足夠深刻的認識。從調經方可以看出，此時對月經相關疾病的認識和治療手段粗疏。如《千金要方．卷第四．婦人方下》所涉及月經週期的問題，僅簡單歸納為「月經不通」，或「月水不通」，一方可通治「月經一月再來，或隔月不來，或多或少，淋漓不斷，或來而腰腹痛，噓唏不能食、心腹痛，或青黃黑色，或如水，舉體沉重。」[104] 月經量的異常則通歸於「崩中

---

100 馬大正著，《中國婦產科發展史》（太原：山西科學教育出版社，1991），頁 112；廖育群等，《中國科學技術史．醫學卷》（北京：科學出版社，1998），頁 248。

101 《藥王千金方》，頁 31。

102 《藥王千金方》，頁 83。

103 對此李貞德有較為詳盡的論述。見〈求子醫方與婦科濫觴〉，李貞德著，《女人的中國醫療史》（臺北：三民書局：2012），頁 53。

104 見《千金要方．卷第四．婦人方下．月水不通第二》，桃仁湯、芒硝湯、乾漆湯，《千金要方．卷第四．婦人方下．月經不調第四》白堊丸，杏仁湯等，《藥王千金方》頁 70-74，80-82。

漏下」，這裡的「崩中漏下」並沒有後世經血非時暴下
為崩中，淋漓不盡為漏下的清晰區分。二者常常混稱，
「漏下」不僅包含大量出血，即後世崩中的概念，甚至
還包括一部分白帶的異常，如常合稱為「女子漏下赤白
不止」。[105]

　　古代婦產科學開始重視調經，並對月經病的病因病
機進行理論化的探討，是宋朝以後的事，婦女以血為
本的觀點也在此時方才形成並強化。如陳自明《婦人
大全良方》開篇謂：「凡醫婦人，先須調經，故以為
初。」[106]《普濟本事方》指出「男子以精為主，婦人
以血為主。」[107] 伴隨著這些認識的形成並成為普遍共
識，醫家對月經疾病的觀察才逐漸細化，從最初的「月
經不調」涵蓋各種臨床問題，到開始詳細區分月經的先
期與後期，經量的增多與減少等，進而精細化地分別
給出治療方案。張志斌將這過程稱為「病症分化」。[108]
伴隨著「病症分化」的進程，丹參臨床使用重心才逐漸
地從胎產轉移到調經，即使在胎產中的使用，也會具體
到產後頭痛、產後汗出、產後身痛等某一具體疾病。

　　因此，丹參在婦科使用中疾病譜的變化，並不是優
勝劣汰的結果，而是醫學發展帶來的藥物使用範圍的隨
之擴展。及至《本草綱目》引用《婦人明理論》的論

---

105 關於崩中漏下、月經不調、帶下等概念的演變，張志斌有較為詳
　　盡的考證，見《古代中醫婦產科疾病史》，頁 40-47。
106 《陳自明醫學全書》，頁 13。
107 許叔微撰，劉景超主編，《許叔微醫學全書》（北京：中國中醫
　　藥出版社，2006），頁 160。
108 《古代中醫婦產科疾病史》，頁 331-333。

述：「四物湯治婦人病，不問產前產後，經水多少，皆
可通用，惟一味丹參散，主治與之相同。」[109] 可謂是
丹參臨床普及的一個推手，「一味丹參，功同四物」
以口訣相傳，到明清時期，丹參便成為婦科調經方中的
常客。

（六）心腹──五臟之「心」──心腦血管：經典解讀中的取我所需

最後，當我們梳理丹參歷代的應用史，再連繫當代
丹參最常用於胸痹心痛，會驚奇的發現，這種用法在清
代以前幾乎是看不到的。但這不妨礙有些研究者引用
《神農本草經》謂丹參「主心腹邪氣」，《吳普本草》
言其「治心腹痛。」《神農本草經集注》謂其「主心腹
痼疾」來試圖證明早在一千多年前，古人已發現丹參與
「心」的關聯，證明現代以丹參治療心腦血管疾病的正
確性，而且這種關聯看起來似乎並不是那麼違和。這種
轉變又是如何開始的？我們就從中古時期所講的「心
腹」究竟是什麼開始探求。

查《神農本草經》言及「主心腹……」的藥物凡
二十四味，包括紫石英、柴胡、麥門冬、六芝、蒲黃、
丹參、石龍芻、酸棗、五加皮、蕤核、龍骨、阿膠、石
蜜、蜂子、大棗、苦參、石龍芮、紫草、紫參、鱉甲、
蛇魚甲、樗雞、蜚蟲、茵芋。表述為「心腹邪氣」凡六
味藥有丹參、石龍芻、蕤核、石蜜、大棗，石龍芮、紫

---

109 《本草綱目》，頁 508。

草、檉雞。其中有些藥物現代並不常用，但顯而易見的是，即便是其中的常用藥，如酸棗仁、大棗、龍骨、阿膠、五加皮，都與解剖的心臟無涉。

再從《千金要方·卷第十三·心臟·心腹痛第六》所列二十九方醫方來考查「心腹痛」，比較明確屬於心臟疾患的只有療「心痛徹背，背痛徹心」的烏頭丸，其它描述為「心腹中痛」、「心腹冷痛」、「久心痛、腹痛積年不定」、「心腹蘊蘊然痛」、「心腹絞痛如刺」等，[110] 均指各種表現的腹痛，接近於今天《中醫內科學》的胃脘痛和腹痛。

這一時期含有丹參的醫方，並沒有以丹參為主治療心痛例子，甚至沒有醫方可以對《本草》中的「心腹痛」、「心腹邪氣」、「心腹痼疾」進行佐證，只能推測或許其所主的「不能食」、「腸鳴幽幽如走水」等會伴隨疼痛的症狀。

要之，在漢唐時期，「心腹」就是一個質樸而直觀的部位指示，而不是具體指某一解剖器官。鑒於古人無法正確區分心和腹，心腹痛的概念雖然包含了今天的急性心絞痛發作，但實際更側重於腹痛。

然而，隨著中藥藥理體系的建構，受法象藥理[111]的影響，李時珍在《本草綱目》中，將五參與五臟相

---

110 《藥王千金方》，頁 242-245。

111 鄭金生將《聖濟經·藥理篇》中的藥理說歸納為「性味」和「法象」兩部分，其中「性味」藥理說稱謂「經驗藥理」，把「法象」稱之為「文化藥理」。後者著眼於藥物外部特徵或附屬的文化特質（由象形比類產生的各種思維聯想），其內容經常隨不同時代的文化薰染而變更。見《藥林外史》，頁 48。。

配，言「丹參入心曰赤參」，「丹參……入手少陰、
厥陰之經，心與心包絡血分藥也。」。[112] 其後醫家在
「開鑿經義」的時候，一方面，將「心腹」直解為臟腑
辨證之「心」來解釋本草文獻中丹參的一些功用。如託
名於葉天士的《本草經解》：「心腹者，心與小腸之區
也……心與小腸為表裡，小腸者心火之去路也，小腸傳
化失職，則心火不能下行。鬱於心而煩滿矣。」[113] 另
一方面，有些醫家以丹參入心來解釋丹參為何可以主
「心腹邪氣」，如《本經崇原》：「丹參色赤，稟少陰
君火之氣，而下交於地，……丹參上交於下，而治心腹
邪氣，寒熱積聚……」[114] 在創制新方的時候，制方的
思路也是圍繞著丹參入心與心包的思路而展開。依據心
主血，主神志，開竅於舌的知識網路，丹參的適用範圍
有了極大的擴展。不僅用於婦人病以養血活血，更是被
廣泛用於治療汗症、燥症、口舌生瘡、耳鳴、勞瘵、健
忘、狂症、不寐、目翳、溲溺澀痛等諸多可被辨證為心
火的病症。

　　中共建政以後，從 1950 年代中期開始主張在繼承
發揚中醫藥工作中，推行中西醫結合，並鼓勵西醫學習

---

112 《金陵本本草綱目新校正》，頁 507-508。

113 葉天士撰，張淼等點校，《本草經解》（北京：學苑出版社，
　　2011）《本草經解》署名葉天士，但據曹禾《醫學讀書志》卷下
　　陳念祖條下謂本書為「姚球撰」，後為書商易以葉桂之名。見趙
　　法新等主編，《中醫文獻學辭典》（北京：中醫古籍出版社，
　　2000），頁 81。

114 張志聰著，劉小平點校，《本草崇原》（北京：中國中醫藥出版
　　社，1992），頁 59。

中醫。[115] 在這場轟轟烈烈的帶有某種政治運動和群眾
色彩的學術活動中，對瘀血證與活血化瘀的研究是其中
最活躍的領域。丹參作為「破宿血生新血」的活血化瘀
藥得到充分的研究。其中，以第一批西學中學員陳可冀
所作出的貢獻尤為突出。陳可冀帶領課題組根據傳統中
醫學瘀血證的理論、病症結合，將冠心病發病的主要西
醫病理同中醫理論聯繫，認為冠心病無論虛實，皆「心
血脈瘀滯，不通則通」，首先宣導用活血化瘀方藥治療
冠心病、心絞痛、心肌梗死等疾病，[116] 經篩選集體選
定冠心 II 號方作為研究目標，經臨床驗證有效後，迅
速輻射中國，[117]，丹參是冠心 II 號方的主要成分之一。
1977 年，上海中藥製藥二廠研製出主要成分為丹參、
三七、冰片的複方丹參片，1985 年便被載入《中華人
民共和國藥典》，[118] 逐漸進入尋常百姓家，成為家喻
戶曉的心腦血管疾病常用藥。十年後，複方丹參片的改
良劑型複方丹參滴丸被載入藥典，[119] 以溶出率高、生
物利用效度高、服用劑量小、療效顯著等優勢，成為臨

---

115 陳可冀，〈中西醫結合四十年〉，見：陳可冀著，陳維養主編，
　　《陳可冀醫學選集 七十初度》（北京：北京大學醫學出版社，
　　2002），頁 34。

116 趙玉男主編《中西醫結合的未來 從聯合走向融合》（上海：上海
　　科學技術出版社，2016），頁 67-68。

117 陳可冀著，《師道師說 陳可冀卷》（北京：東方出版社，2016），
　　頁 81。

118 見國家藥典委員會，《中華人民共和國藥典》（北京：人民衛生
　　出版社，1985），頁 437。

119 見國家藥典委員會，《中華人民共和國藥典》（北京：人民衛生
　　出版社，1995 年版，1998 年增補本），頁 18。

床應用最廣泛的丹參製劑。[120] 複方丹參片和複方丹參滴丸以巨大的普及和社會影響力，形成丹參與心的聯繫，使一些不求甚解的閱讀者理所當然地將「心腹」理解為「心臟」。這段歷史，可以說是中西醫結合發展過程中，以西醫之「文」「化」中醫之藥實例，但是很多人包括現代中醫並不瞭解。

透過這段歷史，我們可以看到時代精神對藥物應用方向的巨大的影響。如果說丹參治療腰腳痛的失傳，是理論對經驗的拋棄，那麼對「心腹」的理解由五臟之「心」到心腦血管之「心」，則是在強有力的中西醫結合理念下對臨床新經驗的發現，最終又反過來重塑世人對傳統的理解。

四、總結及瞻望

針灸文獻學家黃龍祥曾指出，中醫理論研究久攻不破的關鍵不在實驗室，而在進入實驗室之前對中醫理論的「解讀」、「分解」、「轉換」、「發掘與表達」，只有將其中的經驗事實準確地分離出來，然後再準確的轉換成實驗室能夠有效處理的符號系統，中醫理論的實驗研究才有望取得突破，其中「解讀」、「分解」必須由一流的史學家完成。[121] 不止中醫理論的研究如是，中藥、方劑的研究亦應如是。中醫學是一部史，不同時期的中醫學都有相應時代的烙印，各個時期的政治、經

---

120 《丹參大全‧丹參藥理學》，頁 26。

121 黃龍祥，〈中醫現代化的瓶頸與前景——論中醫理論能否以及如何有效進入實驗室〉，《科學文化評論》，2004：3，頁 5-20。

濟、文化、習俗及其社會心理在醫學中都會有所折射，
必須將不同時期的經驗放到相應的時代背景下研究，才
能得出客觀的結論。

始自 1920 年代的中醫存廢之爭中，從最初的「廢
醫存藥」，到「廢醫驗藥」，再到近年來有學者提出
「存醫驗藥」，[122]「存藥」也好，「驗藥」也罷，對
數千年流傳下來的中藥應用經驗，抱持肯定的態度，但
是「存」什麼，如何「驗」，尚無定論。筆者認為，不
管是臨床的療效驗證、還是實驗室的現代藥理的佐證，
在進入臨床和實驗室驗證之前，必須對藥物的應用史進
行系統的梳理和解讀。因為歷史上很多特定藥物特定功
效的異軍突起，某些曾經走紅的臨床經驗沒落，並非都
是醫學問題，而是醫學、社會、歷史的交織。也就是說
大量的臨床文獻，不只需要中醫學者的專業審視，同樣
需要歷史學者結合自身素養對文獻進行梳理，去偽存
真，滄海拾珠。本文正是基於此的一種嘗試。

從丹參的結果來看，可以分為兩個階段：宋金元之
前主要是經驗的紀錄；宋金元以後，是在中醫或中西醫
結合理論指導下的應用拓展。經驗的價值在於真實，卻
不免散亂而易於失傳；理論指導的價值在於擴大應用思
路，但一方面易盲目擴大適用範疇而陷入濫用，另一方
面對不能納入理論的經驗拒之門外而加速流失。

基於以上回顧，提出臨床和進一步研究的問題做為

---

122 陳琦，張大慶，〈存醫驗藥：傳統醫學的現代價值〉，《自然辯
　　證法通訊》，38:1（2016），頁 25-31。

參考：

1. 在經驗的吸取方面，宋金元以前已失傳的應用，值得重視。時代已改變，但長期積累的經驗並非無用武之地，如丹參可療瘡癰的最古老應用。雖然隨著抗生素的普及，傳統的瘡癰發病率和致死率已減少，但周圍血管疾病、慢性難愈性潰瘍、糖尿病足、各種手術後竇道、瘻管的發病率卻有增無減，皮膚病更是從未消失。這些疾病現代醫學的的干預也不理想。而對這些疾病，早期中醫學累積相當豐富的經驗，其經驗成果並不局限於丹參，都值得去重新審視加以利用。再如丹參膏摩治療小兒外感寒熱驚癇的經驗，提示了丹參的鎮靜作用，小兒透皮吸收即可有較好的療效，可以開發製劑應用於近些年非常熱門的小兒推拿中。

2. 在辨證用藥方面，早期的應用經驗，彌補目前中醫臨床中辨證指徵模糊的弊端。可以嘗試加入早期的應用經驗，觀察是否可加強用藥的精準，如不只是辨為瘀血證即用丹參，而是以辨為瘀血證合併腰腳痛，或腸鳴等指徵進行臨床的對比和觀察。

3. 明清以後在理論指導下新興的經驗，如治療口瘡、舌腫、小便淋澀等，由於臨床驗證時間短，有重新進行審視和驗證之必要。

4. 突破「丹參色紅入心」或「丹參活血化瘀」的思維定式，對既往經驗進行重新的審視。如《名醫別錄》中記載丹參「除風邪留熱」，古代又有大量丹參治療風瘙疥癬的經驗，「除風邪留熱」從中醫角度有

疏風解表的效能；丹參療癰疽和皮膚病的經驗從現代醫學來說，應該是提示有較好的組織修復能力。這些都可以作為切入點進行更精細的文獻梳理、臨床驗證與實驗設計。

　以上是筆者對進一步的研究方向提出粗淺的看法，更多的假說希望更高水準的臨床工作者和科學研究者參與。丹參只是中醫學發展過程中一個普通的例子，實際上大量的中藥流傳至今，都存在與丹參類似的經驗失傳、指徵泛化的問題。需要臨床、科學研究和史學工作者的通力合作，通過審慎的文獻回顧，以發掘中藥傳播過程中失傳的功效，繼承歷經驗證療效確切的功效，客觀審視可能存在的被拔高的功效，突破中藥藥理學的局限，為中藥的合理與發展應用尋找新的突破口。

附論　臺灣手抄本醫書內容初探

李健祥

中國醫藥大學中醫學系兼任副教授

一、臺灣手抄本醫書的內容分析

（一）外、傷科資料特別豐富

　　早期臺灣居民由大陸移居，以墾荒、務農、開啟山林為主。大多為戶外之工作，冒風雨，曝曬炎日，且勞力繁重。因此，外傷出血、扭傷、骨折、僕跌，甚至蛇蟲咬傷等等外科疾病特別多，而這些疾病往往事發突然，所以在治療上，經常使用容易取得的民間藥材。

　　此外，由於防治盜匪，或不同族群之間的衝突械鬥，習武之風甚為流行，因而引起的傷科疾病屢見不鮮。現代所傳許多手抄本醫書，書名常冠有「銅人」，或「少林銅人簿」等書名，如中國醫藥大學蘇奕彰教授珍藏的手抄本醫書，就有《裁取內外科銅人經驗方・楊賢德》、《楊賢德外科打傷銅人》、《中醫楊長堤內外科銅人簿》、《內外科銅人簿楊賢德，外江好友傳授》；另有陳炳瑜著《少林寺祕本，國術銅人寶卷》、《正宗少林銅人簿》。此外尚有一些雖重新排印出版，但應是以手抄本傳世者，如顏添壽編撰之《少林寺祕方銅人簿》等，數量甚多。就算沒有以「銅人」、「少林寺」命名的手抄本醫書，如書名《清末臺灣民間醫方》、《塘山祕傳後代鎮家世寶》的手抄本醫書，其中

傷科的資料，也占了全書很大的篇幅。

　　關於武術傷科的資料，大都承襲內地少林武術傷科的傳統。韋以宗主編《少林武術傷科祕方集釋》中，所提出少林武術傷科有以下四點：1. 武醫同術，2. 重視穴位時辰致傷，3. 善用民間草藥，4. 各種急救經驗。這四個特性也都在臺灣手抄本醫書中保存下來。在《正宗少林銅人簿》的序言中即云：「此書，正宗少林銅人簿，乃祖師的真傳，內容主要將身體各部位的器官，用銅人代表，配合血行的時辰、八卦、春夏秋冬等節氣來開藥方，藥方多利用天然植物和少數爬蟲類配製而成，內服外用各有其效；不但可以治療內外傷各種百病，更是治療武打傷痛的祕方……。」而這些臺灣手抄本醫書的傷科也大都符合如此條件，有「十二時辰血行部位圖」、「全身穴位圖」、「八卦部位圖」等圖像及文字解釋，其下更附有各種情況的方藥。

　　而這些方藥，尤其是成方，來源大都自傳統醫書，最早應可到明朝的《普濟方》、《萬病回春》、《壽世保元》、《外科正宗》，再者則為清朝的《醫宗金鑑》、《醫方集解》等書，以及流傳於清朝至民國初期的各種傷科書籍（包含了很多以銅人簿，少林銅人簿為名的醫籍）。但是，其中也有很多使用臺灣民間藥的單方及成方，是臺灣手抄本醫書的一大特色。

（二）外傷科外其他各種疾病資料齊備

　　除了外傷科的資料是臺灣手抄本醫書的重點之外，其實內容十分廣泛也相當豐富，舉凡內科、婦科、兒

科、五官科、皮膚科均有大量的單味藥及成方。就算是
以《銅人簿》、《少林銅人》為書名的手抄本，也或多
或少包含了這些資料，在中國流行的少林寺或其他傷科
書籍中也有同樣情形，或許是一種通例。

　　以《唐山祕傳後代鎮家世寶》為例，該書的內容將
痛症作了相當詳細的分類，包括：皮膚等諸症、腫毒
症、中風症、婦人症、小兒症、腦震盪、補腎方、眼睛
症、鼻孔症、齒嘴症、猴內症、耳瘡症、心臟症、肺部
症、肝炎症、肝膽症、膽腫症、腰只症、脾臟症、胃臟
症、腸仔症、下消症、返骨症、龜嗽症、痔瘡症、血氣
症、吐血症、雀斑症、致風症、骨科症、八卦方、生疔
症、生癩症、生蛇症、被蛇咬傷、家畜症、保安符……
等四十一類，而每一類各有十至數十個藥方，內容極為
完備。

　　此外，如《中醫本草百病傳統醫籍》蒐集了上萬個
方子，其中將所有疾病分為頭痛病、眼病、耳病、鼻
病、喉病、口腔病、血液病、肝病、心痛、肺病、胃
病、腸病、泌尿病、外科病……等約十五大類。而每大
類再予以細分，總計又分成超過一百二十個小類；如
「眼病」下又分白內障、流目油、視力不清、長針眼、
眼紅腫痛、飛蚊、眼乾刺痛、眼球長肉疙、黑眼圈、眨
眼症、青光眼、紅眼症、視神經萎縮、眼疾諸症……等
十二小類。每小類之下各有數個至數十個的方子，資料
非常豐富。而分類之細，與處方之多，當更可在臨床或
保健上提供大量的資料。

　　又如《裁取內外科銅人經驗方》也收了包含內、

婦、外、兒、傷、五官科等成方的一千多方。《內外科銅人簿‧楊賢德》，雖然內容較偏重跌打傷外科，但也包含少許婦、內、兒等科之處方，約一千多種。其他的手抄本醫書亦有如上所述兼容並收的現象。

（三）豐富而多樣的圖像資料

　　另外珍貴的地方，是臺灣手抄本醫書保存了很多圖像。如書名《達摩祖師‧正宗銅人簿》一書中，繪製了「十二時辰血行部位圖」、「身體前後部位及三焦圖」、「十二月氣血運行圖」、「不同部位接骨法」、「八卦銅人穴位圖」等。署名陳子琳編輯的《少林療傷秘笈》書中，詳細的繪出三十一幅人身體全身穴道位置圖；該書的「眼科藥」集全科中，也有四十三幅眼睛疾病的位置和病況的圖像。陳子琳編輯的手抄本《跌打損傷秘方》中，有「人身八卦圖」、「四季八卦部位圖」、「十二經絡打傷部位」、「諸穴法圖」和打著身體全身各部位，如頭部、心部、心肝、胸前、胸部、心肝頭、肝膽、脾胃、小腸、大腸、丹田、小肚、大肚、肚下、左手、右上、手骨、腰骨、血攻心、心窩、中心、肝經、左脇、右脇、兩脇、背後心、右背、背後、乳部、手骨、骨折筋斷、腳骨、兩腳骨、跌打致死、遍身疼痛流血、積血、吐血、年久積血、血攻心、吐血不止、喀血，出血嗽不止；婦人打傷，胎前咳嗽不止等等傷科圖像五十多幅，分類極為詳細。此外，《楊賢德外科打傷銅人》也有不少類似圖像；在《中醫楊長堤內外科銅人簿》的圖像，更是將人身體皮膚外部疾病，如各

種癰疽、皰疹、癀症、瘰癧、疔瘡、喉娥、花柳等症發生部位，詳細繪圖標明。這些都對後來醫治時，不論是用目視觀察，或按摩診斷，都有極高的參考價值。

反觀現存中國出版的傷外科醫書，如韋以宗《少林寺傷科秘方集釋》所輯的二十一種傷外科醫書中，只有《少林寺秘方銅人簿》有四張圖；《龍源家傳跌打秘方》有二張圖；《少林寺真傳跌打刀傷藥本》有七張圖而已。另在《中國佛教醫藥全集》叢書的第三十冊和第三十一冊，收錄二十五種所謂「佛家傷科」的醫書，其中也只有《少林寺傷科》附有圖像三十七幅。

由此可見，中國出版的傷科醫書，所存圖像已十分稀少時，臺灣手抄本醫書中的這些圖像，將更具有保存和參考的價值。

二、臺灣手抄本醫書的地域特性

臺灣不管是在地理位置上，或是在歷史上均有其特殊之處。在地理上它是一個海島，亞熱帶型氣候，在地形上高山、丘陵、平地、海岸兼具。因此植物的分佈，又兼具熱帶、亞熱帶、溫帶的各種植被，且也更多樣性。不管是採用民間植物藥單味治病，或是多味民間植物藥合用成方，或是民間植物藥與傳統藥之配合使用，都十分的普遍。

再者，早期移居臺灣的住民多數來自福建、廣東；因此所使用的語言，大都以閩南語（即臺語，以下皆同）、客家語為主，因此，不管是在醫療之是地流傳，或者是與病患的溝通上，大量的使用方言，也是臺灣手

抄本醫書的特色。

因此本文即將其一，臺灣手抄本醫書大量使用本土藥材；其二，臺灣手抄本醫書在語言文字使用上的特色，作為本文第二部分敘述的重點。

（一）大量使用本地藥物資源

王孟英在《溫熱經緯》一書中，敘述東坡「聖散子」時說：「……昔東坡謫居黃州時，其地瀕江，多卑溼，而黃之居人所感者，或因中濕而病，或因雨水浸淫而得……。」通常某地區所易發生的疾病，往往與其地理、氣候有關，在臺灣亦然。臺灣在某些季節高溫多雨，因此罹患的疾病，甚為常見；而此疾病特徵常是發炎、紅腫、疼痛、發燒。這些症狀在臺語稱為癀，或稱瘡（瘡、癀一音之轉），這種症狀稱為發癀，如喉嚨腫痛發炎稱喉癀，症狀消失為退癀，能解除症狀的藥草就通稱為「○○癀」。而「○○癀」的民間藥在臺灣手抄本醫書中，至少有四、五十種之多，而且出現的頻率極高，茲舉例如下：

1. 大丁癀：刺果衛矛或疏花衛矛（衛矛科）
2. 向天癀：白花菜（白花菜科）
3. 珍珠癀：銅錘玉帶草（桔梗科）或紅絲線（茄科）或黃水茄（茄科），或同蕊草（苦巨苔科）
4. 蕹菜癀：土半夏（天南星科）
5. 八卦癀：球形仙人掌（仙人掌科）
6. 虎咬癀：金錢薄荷（唇形科）
7. 菅草癀：野菰（列當科）

8. 柳枝癀：鹹蝦花（菊科）

9. 龍舌癀：刀傷草（菊科）

10. 鼠尾癀：鼠尾黃（六角英，爵床科）

11. 雞舌癀：定經草（玄參科）

12. 虎舌癀：毛葉紫金牛（紫金牛科）

13. 蛇舌癀：白花蛇舌草（茜草科）

14. 鴨舌癀：石莧（馬鞭草科）

15. 茶匙癀：白花草（唇形科）或菁芳草（石竹科）

16. 雞骨癀：土牛膝（莧科）

17. 雞爪癀：伽藍菜（景天科）

18. 竹節癀：狗肝菜（爵床科）

19. 狗咬癀：豨薟草（菊科）

20. 天竹癀：天竹黃（禾本科）

21. 臭天癀：魚針草（唇形科）

22. 千根癀：一枝黃花（菊科）

　　以上所舉不過是較常見「癀」的植物，而我們觀察科屬：包含了白花菜科、衛毛科、唇形科、苦苣苔科、天南星科、列當科、菊科、爵床科、玄參科、紫金牛科、茜草科、馬鞭草科、莧科、景天科、仙人掌科等不同的科屬，它們的形態也各異。而其性味大都為寒涼，味苦，可見民間的用法是以其性味、歸經、主治為取捨的標準。而這些稱癀的草藥，不僅是內服，而且可外敷，甚至可以和傳統藥合用。

　　當然，除了以上「○○癀」為例的藥草，臺灣藥用植物的資源十分豐富，以邱年永、張光雄合著《原色臺灣藥用植物圖鑑》已出版的六集中，蒐羅了一千五百種

藥用植物。據悉尚有完稿未出版的第七、八冊，收五百
種藥用植物，如是則有二千種之多。故知，臺灣藥用植
物種類應在二千種以上。

即以手邊的臺灣手抄本醫書粗略統計，常用及罕見
的藥用植物，亦至少在七、八百種以上。而這些藥用植
物或單味用，或多味成方；成方時或純用民間藥植，或
與傳統中藥合用，適用範圍又幾乎涵蓋所有疾病。這些
都大大的豐富了醫療內容，也為後來研究民間藥用植物
的學者或臨床醫師，提供大量的參考資料。

（二）臺灣手抄本醫書在文字使用上的特性

手抄本醫書不管是在臺灣或大陸其他地區，流傳大
都在民間，故而文字夾雜許多當地方言。韋以宗在《少
林寺武術傷科秘方集釋》校釋《少林寺張大周秘傳良
方》時，提到：「據書文中有廣東、廣西方言……。」
因而得知此書出自廣東的少林武術傷科學者。書中並引
用一些名詞，如：

「脫筍」註：指脫位，廣東、廣西地區方言。

「逞熱吃」註：趁熱服，逞，趁之義，南方方言；

「百滾湯」註：即煮沸之開水，南方方言，開水稱滾水；

「損傷斷出筍」註：這裡指損傷露出的骨折端，筍，即
竹筍，為廣東、廣西方言，將突出部稱筍。

「斷根」註：斷絕根源，指無後遺症之意，南方方言。

這些使用方言的情況，或因係當時當地流行用語，
或因易與病患溝通，故而常存在於許多手抄本醫書中，
其中以骨傷科最常見。

　　如前所述，現存醫書中以閩南語為主流，客語少數草藥為客家稱謂，如㯿麻（磨盤草）客語稱帽子頓草，魚腥草稱狗貼耳，黃荊稱牡荊、不驚等，除此之外並不多見，其他則需尋找更多資料，以待查考。

　　陳炳瑜編著《國術銅人寶卷》幾乎全書須用臺語閱讀，甚至書中例言、感懷詩都是用十分優雅的臺語表現，茲舉其中一首感懷詩為例：「編輯銅人救世宜，悠悠旦夕用心機，七旬老邁三翻繹，幾過光陰一部書，四海亦知前路闊，百年誰悟後空虛，同人不棄才戔陋，卻費精神今敢辭。」《清末民初臺灣民間醫方》中的符咒（屬祝由科），在正統醫書如《醫宗金鑑》、各種民間手抄本醫書中不乏見。而在《清末民間醫方》書中有一止血咒，就需用閩南語閱讀：「手出鳳毛赤尾草，斬斷江山血路口，煞山童子到」。

　　另外，醫療術語、藥物名稱亦有許多使用閩南語方知其義者，整理如下：
1.「朕」：臺語讀之即「燉」之義，常見。
2.「水二礑煎一礑」：礑，臺語杯子。
3.「焝」：煮滾。
4.「哺幼」：嚼碎。
5.「搥幼」：搗碎。
6.「切對平」：切成對半。
7. 小兒夜間「青驚」：突然驚醒。
8. 小兒「放尿如乳」：放尿，小便。
9. 治「粒子無名腫毒」：粒子，瘡疔，臺語讀。
10.「齒岸」：牙齦。

11. 治「腳究筋」：究筋，抽筋。

12. 「目睭吐雷」：眼球突出。

13. 胃「夭飽」痛方：不論肚子餓或飽。

14. 「皮肉破空」：傷口未癒合。

15. 「塗牙皁」：塗在牙齦上。

16. 「空皆」：傷口。

17. 「治咒齒」：蛀牙。

18. 「呼神食」、「雨神食」、「胡蠅翅」：以閩南語
讀之都是豆科三點金（胡蠅翼）。

19. 「蟑蟋」：蟾蜍。

20. 「度猴」、「杜猴」：一種蟋蟀。

21. 「粉鳥」：鴿子。

22. 「杜引」：蚯蚓。

23. 「博子草」：苦蘵（茄科）、（炮仔草）。

24. 「甘蔗樸」：甘蔗渣。

25. 「松加」：松膠。

　　以上是臺灣手抄本醫書中較為常見且易解讀的一部
分，其他還有許多術語或是藥名，雖以閩南語讀之仍難
理解，有待更多的專家學者共同參與。

結語

　　臺灣的手抄本醫書，其起源大約在清朝中晚期，直
到現代仍有人從事這樣的工作。故而現存的手抄本醫書
估計有超過數百種；雖然有些內容因互相傳抄，難免雷
同；但仍然保存了上萬種的方劑、藥物、傷科，甚至
祝由的民間醫療史料。對於研究醫療史、社會史、文化

史，以及植物學史的領域，都有極大的參考價值。不僅
如此，手抄本醫書中出現如骨傷科手法、民間草藥的應
用，在臨床使用上，也同樣具有很高的參考價值。

　　對於臺灣手抄本醫書的研究和解讀，需努力進行的
工作應可包含以下兩個部分：其一，繼續努力蒐集更多
的手抄本醫書。其二，集合不同領域的學者專家，甚至
民間人士，對於手抄本醫書做更多全面且詳細的解讀。

（一）全面蒐集更多的手抄本醫書

　　據筆者現所知手抄本醫書來自臺北、臺南、苗栗、
宜蘭等地，但從《中醫本草百病傳統書籍》書末所載方
劑（邯鄲方），所註明地區有：「和美勇伯藥方」、
「新莊許太太藥方」、「后里內埔大廟後免費藥方」、
「彰化鄭先生藥方」、「花蓮藥方」、「花蓮花小姐藥
方」、「臺中車籠埔骨刺藥方」、「雲林余阿地方」、
「三重蘇先生方」等，幾遍及全台。此外，更多是只標
示「某先生方」，如《裁取內外科銅人經驗方》，有某
些方劑標明地區某人「鬥六堡○○先生傳」、「潭墘
莊丁傳後先生」、「西門外蔡姑爺」、「麻豆社陣新
民」、「下淡水內黃阿綿」等等，在其他手抄本醫書中
亦不乏見。而我們認為這些人之資料，因其實用性，祇
擁有少數方的應不多。而且應該絕大多書以手抄本方式
保存。

　　然而這些資料如前所述，一則其後人不再操此行
業。二則是可能因現代醫學發達，以傳統民間藥治病已
非大多數民眾所接納。故而這些手抄本醫書不再被認為

有保存價值，亡佚者不在少數。而亡佚的數量與速度與日俱增，如何將倖存而散落各地的手抄本醫書努力蒐集，是做研究與解讀的首要工作。

（二）做更多全面且詳細的解讀

如上所述，臺灣手抄本醫書內容之特色是大量使用本土民間藥，對藥名、病名，或其他資料常需以閩南語或客語閱讀敘述，這兩點在解讀手抄本醫書時，亦往往碰到很多困難，茲分別敘述如下：

在解讀民間藥時最困擾的問題：

1. **異物同名**：以「珍珠癀」為例，有同蕊草（苦苣苔科）、銅錘玉帶草（桔梗科）、紅絲線（茄科）、蛇莓（薔薇科）等等。「龍舌癀」有蔓莖葫蘆茶（豆科）又有刀傷草（菊科）俱稱之，因此當方子出現藥名時，往往不知是何種植物，諸如此類者甚多。

2. **同物異名**：很多藥用植物除學名外常有許多別名，如魚腥草，其來源為三白草科之蕺菜。但因地域不同，有很多別名，如閩南話稱臭瘥草，客家話稱狗貼耳，除此之外尚有狗心草、折耳根、狗點耳等別名不下二十種。手抄本醫書中，若出現一個不常見的別名，會增加辨識上的困難。但有時亦可從別名推斷方子中出處。又如黃荊（馬鞭草科），臺灣閩南聚落稱埔薑，但客家地區往往稱布荊、不驚；這種同物亦名的現象，有時會造成解讀上的困擾。

其次在解讀手抄本醫書時用閩南話，方能知其為何物，如「夜子花」，如只看字面不知其為何物，但如用

臺語讀「夜子」就是蝴蝶，因而可知「夜子花」即是鳶尾科射干（俗名紅蝴蝶或蝴蝶花）。諸如此類在手抄本醫書中常見，有些則難以辨認。

在李約瑟主編，李學勇翻譯的《中國植物學史》一書中（為中國科學史叢書之一部），由於內容涵蓋了本草學、藥學史、植物學、藥物化學、醫史文獻，甚至病蟲害學的領域。故在撰寫時網羅不同領域的中外學者，方克成其事，現今要做臺灣手抄本醫書解讀，亦非少數人或少數領域的專家能臻完善。應包含如：臺灣史學者、臺語文學者、客語學者（若之後能蒐集客家地區手抄本醫書應加入）、中醫中藥學者、文獻學者、民間藥學者等不同領域的專家，做跨領域的研究。也要延攬青草藥業者、民間藥園種植者，及所謂跌打損傷的拳頭師父等等，互盡所長，互補不足，方能盡其全功。

民國論叢 12

走過「廢除中醫」的時代：
近代傳統醫學知識的變與常

Change and Unchange: Through the Era of
Traditional Chinese Medicine Abolition

主　　編　皮國立
作　　者　皮國立　魯　萍　張孫彪　王　珂
　　　　　劉士永　王尊旺　張田生　陳光華
　　　　　游智勝　吳國聖　曾宣靜　張亮亮
　　　　　李健祥
總 編 輯　陳新林、呂芳上
執行編輯　林育薇
封面設計　溫心忻
排　　版　溫心忻
助理編輯　詹鈞誌、李承恩

出　　版　🛡 開源書局出版有限公司

　　　　　香港金鐘夏愨道 18 號海富中心
　　　　　1 座 26 樓 06 室
　　　　　TEL：+852-35860995

　　　　　✾ 民國歷史文化學社 有限公司

　　　　　10646 台北市大安區羅斯福路三段
　　　　　　　37 號 7 樓之 1
　　　　　TEL：+886-2-2369-6912
　　　　　FAX：+886-2-2369-6990

http://www.rchcs.com.tw

初版一刷　2023 年 3 月 17 日
定　　價　新臺幣 700 元
　　　　　港　幣 200 元
　　　　　美　元 28 元
ISBN　978-626-7157-79-4（精裝）
印　　刷　長達印刷有限公司
　　　　　台北市西園路二段 50 巷 4 弄 21 號
　　　　　TEL：+886-2-2304-0488

國家圖書館出版品預行編目 (CIP) 資料
走過「廢除中醫」的時代：近代傳統醫學知識的
變 與 常 = Change and unchange : through the
era of traditional Chinese medicine abolition /
皮國立主編 . -- 初版 . -- 臺北市 : 民國歷史文化
學社有限公司 , 2023.03

　　面；　公分 . -- (民國論叢 ; 12)

ISBN　978-626-7157-79-4 (精裝)

1.CST: 中國醫學史

410.92　　　　　　　　　　　　112003248